a cama
na rede

Regina Navarro Lins
autora de *A Cama na Varanda*

a cama na rede

o que os brasileiros pensam sobre amor e sexo

CIP-BRASIL. CATALOGAÇÃO-NA-FONTE
SINDICATO NACIONAL DOS EDITORES DE LIVROS, RJ.

L733c Lins, Regina Navarro, 1948-
 A cama na rede / Regina Navarro Lins. – Rio de Janeiro: Best*Seller*, 2010.

 Inclui bibliografia
 ISBN 978-85-7684-412-9

 1. Amor. 2. Sexo. 3. Comportamento sexual. 4. Relação homem-mulher. I. Título.

10-3698   CDD: 306.7
                                    CDU: 392.6

Texto revisado segundo o novo Acordo Ortográfico da Língua Portuguesa.

Título original
O LIVRO DO AMOR E DO SEXO
Copyright © 2009 by Regina Lúcia Navarro Lins

Capa: Mari Taboada
Projeto gráfico de miolo e diagramação: editoriârte

Todos os direitos reservados. Proibida a reprodução,
no todo ou em parte, sem autorização prévia por escrito da editora,
sejam quais forem os meios empregados.

Direitos exclusivos desta edição adquiridos pela
EDITORA BEST SELLER LTDA.
Rua Argentina, 171, parte, São Cristóvão
Rio de Janeiro, RJ – 20921-380

Impresso no Brasil

ISBN 978-85-7684-412-9

Seja um leitor preferencial Record.
Cadastre-se e receba informações sobre nossos lançamentos
e nossas promoções.

Atendimento e venda direta ao leitor:
mdireto@record.com.br ou (21) 2585-2002.

Sumário

1. Você já foi infiel? Por quê? 9
2. A mulher experiente assusta o homem? Por quê? 23
3. Ciúme faz parte do amor? Qual foi a pior cena de ciúme que você já fez? 35
4. Com o tempo o tesão pelo(a) parceiro(a) diminui? Por quê? 43
5. É normal ter fantasias sexuais? Quais são as suas? 52
6. Você já amou duas pessoas ao mesmo tempo? Por quê? 62
7. É possível ser feliz sem ter um par amoroso? Por quê? 70
8. Você já fez sexo no primeiro encontro? Por quê? 78
9. Existe algo no sexo que você gostaria de experimentar? O quê? 84
10. Existe cantada irresistível? Como foi a melhor cantada que você recebeu? 94
11. Existe diferença entre amor e paixão? Qual? 102
12. Existe diferença entre o orgasmo clitoriano e o orgasmo vaginal? Qual? 109
13. Existe felicidade sexual? O que te faria feliz sexualmente? 114
14. Existe uma idade ideal para iniciar a vida sexual? Qual? Por quê? .. 125
15. Homens e mulheres são incompatíveis? O que um mais teme na relação com o outro? 130
16. Muitas mulheres fingem o orgasmo? Por quê? 138
17. O amor acabou? Por quê? 145
18. O casamento é o melhor caminho para a vida a dois? Por quê? ... 155
19. O tamanho do pênis influi no prazer da mulher? Por quê? 163
20. Os homens se desesperam quando broxam? Por quê? 173
21. Os homens se queixam das mulheres no sexo? Em quê? 180
22. Sexo sem amor pode ser ótimo? Por quê? 184
23. Você aceita o sexo anal? Por quê? 191
24. É possível viver bem tendo vários parceiros sexuais? Por quê? 201

25. O machão está em baixa? Por quê? 209
26. Você gostaria de ser amarrado(a) na cama? Por quê? 214
27. Você já transou com uma pessoa casada? Por quê? 223
28. Você já foi trocado(a) por outro(a)? Como foi? 234
29. Você transaria com alguém do mesmo sexo? Por quê? 242
30. Você já viveu alguma decepção amorosa? Como foi? 250
31. A bissexualidade é o sexo do futuro? Por quê? 268
32. A mulher deve dividir a conta do motel com o homem? Por quê? .. 274
33. Existe alguma coisa que lhe desagrada no sexo? O quê? 283
34. É possível misturar sexo com amizade? Por quê? 290
35. Um namoro pode resistir a distância? Como? 295
36. Existe algum benefício em ter uma relação extraconjugal? Qual? ... 306
37. É possível se separar sem sofrer? Por que dói tanto o fim de uma relação? 319
38. Existem pessoas que sabem fazer sexo melhor que outras? O que é ser bom de cama? 323
39. A mulher se frustra quando o homem broxa? O que ela sente? 330
40. Os homens são mais frágeis do que as mulheres? Por quê? 344
41. Você gostaria de fazer sexo a três? Por quê? 347
42. Você acha natural pessoas casadas se masturbarem? O que você sentiria se flagrasse seu(sua) parceiro(a) se masturbando? 360
43. Você já utilizou algum objeto de sex shop com seu(sua) parceiro(a)? Por quê? 364
44. Os homens gostam de transar com prostitutas? Por quê? 370
45. Na hora da cama, gordura, flacidez ou barriga atrapalha o tesão? Por quê? 378
46. Você faz sexo bem? Por quê? 385
47. Você já saiu com alguém que conheceu pela internet? Por quê? 392
48. Os homens sentem prazer com a estimulação anal? Por quê? 397
49. Você já fez sexo virtual? O que você acha disso? 402
50. É possível uma pessoa educada pelos padrões tradicionais modificar sua maneira de pensar e viver? Por quê? 422

Introdução

Os usuários do site Cama na Rede, na web de 2000 a 2009, são os elementos constitutivos desta amostragem sobre o que pensam as pessoas a respeito de amor e sexo. O interesse em acessar um veículo especializado é suficiente para qualificar as opiniões.

Desde a criação do site, fui reunindo material sobre aspectos delicados e objetivos em torno destas questões-chave do convívio humano. São 50 perguntas dirigidas aos internautas. Algumas delas: "Existe diferença entre amor e paixão? Qual?"; "Homens e mulheres são incompatíveis? O que um mais teme na relação com o outro?"; "O casamento é o melhor caminho para a vida a dois? Por quê?"; "Você já foi infiel? Por quê?"; "Existe algo no sexo que você gostaria de experimentar? O quê?"; "Você já foi trocado(a) por outro(a)? Como foi?"; "A mulher se frustra quando o homem broxa? O que ela sente?"; "Você gostaria de fazer sexo a três? Por quê?"; "Os homens sentem prazer com a estimulação anal? Por quê?"; "Você já fez sexo virtual? O que você acha disso?"; "Existe alguma coisa que lhe desagrada no sexo? O quê?"; "Você já amou duas pessoas ao mesmo tempo? Por quê?".

Escolhi algumas respostas para cada questão. Elas traçam um arco que surpreende muitas vezes pela ousadia das propostas, assim como pelo seu oposto, na resistência a um mundo em transformação. A ideia de que o amor é imutável e obedece características estabelecidas pela divindade é colocada por vários usuários, mas nos índices perde para aqueles que acreditam que o ser humano é dono de seu destino e pode construir a própria felicidade mudando sua visão do mundo e, consequentemente, seu comportamento.

Espero que este livro seja um passo em direção ao futuro e a um convívio de mais harmonia e prazer no amor.

Você já foi infiel? Por quê?

Placar

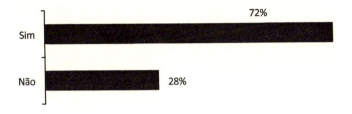

Comentários

Sim
Porque ele se achava o máximo e não me dava atenção alguma. Isso foi o que me influenciou nessa minha escolha.

Sim
Porque sou lésbica e sou casada com um homem. Quando bate o tesão por mulher, sinto um fogo incontrolável. Não consigo resistir. É duro ter que representar o tempo todo algo que eu não sou...

Sim
Infidelidade não existe. Nós, humanos, somos seres essencialmente poligâmicos por natureza e só não demonstramos isso abertamente porque nossa cultura, sistematicamente, nos molda, dia a dia, desde os primórdios de nossa existência, reprimindo nossa sexualidade. Isso apenas porque alguém, em algum lugar, em algum momento, achou que agindo assim, ou seja, reprimindo nossa sexualidade e nossas fantasias sexuais, nossa existência seria "moralmente" melhor. Um completo absurdo. O amor é fraternal e deve ser cultivado por todos em relação a todos, mas nada tem a ver com a nossa sexualidade. A monogamia é, na realidade, reflexo de nosso egoísmo de achar

que uma pessoa, alguém (assim como alguma coisa) deve ser só nosso. Não fosse a repressão, seríamos muito mais felizes e capazes de fazer muito mais pessoas felizes.

Sim

Eu estava precisando mostrar a mim mesmo que ainda era a tal.

Sim

Depois de vinte anos casada (meu marido foi meu primeiro homem) e com 37 anos, 35 na época, meu casamento esfriou... O problema é que ambos somos casados e nos apaixonamos. São peças que a vida nos prega, meu amante tem 14 anos de casado, e atualmente vivemos um grande conflito. Não queríamos nenhum envolvimento, mas estamos apaixonados e sem coragem de encarar nossa separação, assim como também não queremos magoar nossos companheiros.

Sim

Porque depois de quase vinte anos de casada, vi que, apesar de amar meu marido e de o respeitar muito, estava indo contra alguns desejos meus. Sexo só de quinze em quinze dias, aquela coisa mecânica. Vi que desejar outro corpo, outro cheiro, outra boca não ia fazer mal nenhum ao meu casamento, e sim melhorá-lo. Parei de perseguir meu marido e procurei um homem que me satisfaz sexualmente, e só. É puro tesão, e só posso dizer que adorooooo!!!

Não

Porque acho que na vida tudo é opção. Ser infiel é uma atitude autodepreciativa; não é o outro o desmoralizado, e sim quem é infiel. Além disso, ninguém é obrigado a permanecer com alguém que já não o interessa mais como antes. A obrigação existe no respeito com o outro e principalmente consigo mesmo em agir honestamente.

Sim

É muito bom variar. Não entendo como alguém pode ficar anos com uma pessoa e fazer sexo só com ela.

Sim

Porque não dispensaria uma boa transa e acho que isso até ajuda no casamento.

Sim

Por puro desejo sexual, nada mais!

Não

Acho que se você escolheu estar com determinada pessoa, deve respeitá-la. Se está com ela é porque gosta, e não há necessidade de procurar outra. Se não está satisfeito, então acabe o relacionamento e vá em busca de outra pessoa.

Sim

Não sei se o fato pode ser considerado como traição. Acontece que fui para um show, bebi muito e tive que ser levada para casa. O rapaz que levou eu e a minha prima me agarrou e me deu um beijo. No dia seguinte, e ainda hoje não me lembro direito, quem me contou tudo foi a minha prima, que havia bebido menos do que eu. Acabei contando para o meu namorado, e ele me perdoou. Mas foi muito difícil para ele e para mim também.

Sim

Porque queria experimentar algo diferente; meu marido não era bom de cama.

Sim

Porque comecei a perder a confiança que tinha na minha parceira.

Sim

Sempre gostei de homens mais velhos. Meu marido arrumou um amigo que me interessou. Na época eu tinha 23 anos, meu marido, 36, e meu amante, 48 anos. Nosso caso durou apenas dois meses, mas foi a coisa mais intensa que já vivi na vida. Meu marido descobriu e me botou pra fora de casa, e meu amante, que também era casado, não quis saber de mim, depois de muitas juras. Após um ano, voltei com meu marido, sou feliz com ele, mas ainda fantasio com meu amante, pois os melhores orgasmos de minha vida atingi com ele. Me excito só de pensar nele. Preciso esquecê-lo, mas está muito difícil.

Sim

Porque ele não me dava segurança na relação.

Sim

Não sei... aconteceu!!!!! Foi a passagem mais feliz da minha vida!

Não

Não fui infiel porque sou sincera e honesta para admitir que a relação acabou. Digo adeus, dou um tempo e parto para outra.

Sim

Às vezes a oportunidade bate uma só vez na nossa porta. Foi com um homem que jamais eu me imaginaria... Não pensei duas vezes.

Não

Acho isso uma canalhice. Pra mim, uma pessoa dessa, não tem caráter; se for pra trair, fique sozinho.

Sim

Não estava mais satisfeita com nosso relacionamento. Hoje, porém, percebo que teria sido melhor acabar sem trair, pois não suportaria ser traída.

Sim

Porque voltei a me apaixonar por um ex-namorado ao encontrá-lo anos mais tarde, e foi muito bom. Ficamos juntos por um tempo. Foi uma época maravilhosa na minha vida, apesar do desconforto e dos conflitos de não estar sendo honesta com meu marido. Não me arrependo. Hoje ele está separado e eu também, mas nem nos falamos. Sei que jamais vou ter outra pessoa como ele. Nem ele.

Não

Acho que por questão de "foro íntimo". Não acredito que pudesse me olhar no espelho depois disso.

Não
Fidelidade é o "mínimo" que uma relação entre duas pessoas deve ter. Tenho a opinião de que "se quero estar com outra", nem que seja só por um dia, uma hora, então nem deveria estar namorando/casado... amor é algo para duas pessoas compartilharem uma com a outra.

Sim
Porque depois de quatro anos de relacionamento muito intensos, minha mulher "esfriou" comigo, eu tentei de tudo para reacender a "chama", mas não adiantou. Hoje, tenho uma amante fixa para realizar todas as minhas taras e que eu sustento para ter a comodidade de não precisar me expor em motéis. E tenho a minha esposa em casa, que é a mulher que a sociedade vê.

Sim
Porque é gostoso conhecer outros corpos, gosto disso. Mulher é a melhor das criações de Deus. Não traí por desrespeitar a minha noiva, traí porque precisava dar uma apimentada em nosso relacionamento.

Sim
Dar e receber prazer sexual não é traição, muitas outras coisas, sim, podem ser traição (querer o mal do outro, por exemplo). Engraçado como as pessoas justificam suas escapadas ou casos, tipo: estava infeliz no casamento, ele(a) não me dava atenção, ele(a) me traiu etc., o que não passa de uma grande bobagem, pois as pessoas necessitam entender que a exclusividade é apenas falácia e não precisariam ficar justificando uma coisa tão natural como sentir desejo por outras pessoas que não seus parceiros fixos.

Sim
Fiz o que jurava que não faria nunca, mas, depois de ter sido traída, a ideia começou a amadurecer. Demorou um tempo, mas fiz consciente do que queria, e foi ótimo. Bastou uma vez, a curiosidade resolvida, e nunca mais fiz. Apenas sei que valeu a pena.

Sim
Porque comer feijão todo dia enjoa...

Sim

Porque senti vontade de ficar com outra pessoa e não acho que isso prejudica minha parceira, desde que ela não saiba.

Sim

Na verdade, acho que fidelidade é um conceito a ser discutido... de preferência entre cada casal... Acho que se houver cumplicidade e conversa, o conceito de fidelidade, tal qual o conhecemos, fica um pouco ultrapassado... Traição passa pelo que se espera da outra pessoa, o que se propõe a oferecer a ela. Se meu(minha) parceiro(a) fica com outra pessoa, mas isso não me causa dor ou angústia, e não me afeta, pela situação em que isso tenha ocorrido, e vice-versa, não considero isso uma traição, mas uma liberdade da relação. Acho que a infidelidade passa pelo "contrato" feito entre as duas pessoas (ou três... heheh) e não pela ideia que todos temos, preconcebida, sobre a traição.

Sim

Considero que a traição faz parte do crescimento da vida conjugal.

Não

Nunca tive coragem e hoje em dia me arrependo muito. Gostaria de ter conhecido outros homens além do meu marido.

Sim

Ela era jovem, bonita... eu, um homem de 35 anos, casado há 11 anos, com muita vontade de viver uma louca paixão novamente.

Sim

Porque só assim ele percebeu que eu existo. Melhorou 100%.

Sim

Porque quis experimentar o novo. Fui assediada e não resisti... Amo meu marido e nossa vida sexual é 1.000. Mas mesmo assim quis experimentar...

Sim

Acho um absurdo passar a vida só fazendo sexo com uma pessoa. Quem disser que aguenta ficar dez, vinte anos transando com um único parceiro está mentindo.

Sim

Porque me envolvi com uma pessoa e valeu a pena. Foi uma paixão, um amor, uma descoberta de mim mesma, de coisas que eu queria fazer e não fazia, queria sentir e não sentia. Foi bom demais... é bom demais.

Sim

E não tenho arrependimento. Eu amo meu marido, mas também gosto de estar com uma outra pessoa. Ele é casado, sabe que eu sou casada também. Me sinto superbem com ele na cama e acho que me sinto mais à vontade com ele. Pode ser porque eu queira coisas diferentes, e com meu marido acho que tenho mais pudor.

Sim

Já fui infiel, e foi a época em que fui mais feliz na minha vida. Foi sublime, prazeroso, me encheu de energia e vontade de viver.

Não

Até hoje não, só virtualmente; sou uma puta no sexo virtual.

Sim

E várias vezes, inclusive sou casada de um segundo casamento há cinco anos, e estou com um outro há dois anos. Adoro os dois; sempre fui volúvel. Dizem que quem é de gêmeos é assim, queria saber por quê. Mas vivo bem.

Sim

Não existe um porquê para ser infiel, sempre nos desculpamos dizendo que algo estava faltando na relação, mas não acredito que esta seja a verdade. Eu traí porque senti vontade, porque fiquei atraída pelo outro, porque estava só naquele momento, e não me arrependi, porque foi gostoso. Faria novamente.

Sim

Por vingança.

Sim

Acho que ninguém tem que reprimir seus desejos por causa do parceiro. Uma coisa não tem nada a ver com a outra.

Sim

Porque senti atração, curiosamente senti vontade de sentir a pele daquela mulher na minha. Deu oportunidade, inventei uma desculpa para sair. No terceiro encontro transamos. Foi uma explosão, cada vez era melhor, era intenso e sincero. Suas mãos, sua boca, sua meiguice, enfim, seu jeito animal, sem deixar de ser mulher. Tudo nela me atraía. Após um ano e meio, concluímos que não tinha mais novidades, ela foi embora. Depois eu me separei. Foi muito legal mesmo, jamais a esquecerei...

Sim

Porque melhora minha autoestima e transo melhor com minha mulher. Quando passo muito tempo sem traí-la, fico mal-humorado e de mal com a vida.

Sim

Porque acho que devemos aproveitar os momentos de nossas vidas, é o que realmente fica em nossa memória. Se isso é ser "infiel", paciência!!!!!!!!!!!!!

Sim

A sensação de perigo é algo excitante e prazeroso. Sem contar que serve para apimentar a relação conjugal, tão desgastada pela rotina.

Sim

Sou casada há três anos e amo o meu marido de paixão, mas mesmo assim já lhe fui infiel, pois eu acho que ele tem o pênis pequeno. A outra pessoa com quem o traí tem a medida que me satisfaz. Acontece que morro de medo de que o meu marido descubra e ponha em risco o meu casamento. Me ajude: o que fazer para esquecer isso e nunca mais ser infiel, pois eu sempre desejo a outra pessoa para fazer sexo?

Sim

Fui procurar o que me faltava... comprei um estimulador clitoriano e deixei o marido me ver usar. Não sei se era melhor arranjar um amante de carne e osso...

Sim

Embora esteja com meu parceiro há alguns anos, gosto muito dele, tenho cuidados com ele, o admiro, me preocupo, mas não o amo, entende? Mas esse não é o principal motivo, é que ele é desinteressante na cama, muito morno, e, quando conversamos a respeito, diz que o problema está comigo. Só para ilustrar, ele na hora H solta as frases: "Faça sexo oral em mim" ou "Quero te penetrar", tudo de uma forma tão didática que me sinto participando de uma aula sobre sexo, onde não se pode nem se deve usar alguns termos. Por isso procuro outras emoções.

Sim

Porque eu amo demais meu marido, só que todos nos sentimos atraídos pela beleza, então eu traí meu marido pela beleza desse outro. Não foi uma infidelidade muito forte, pois foi apenas uma atração física, e com meu marido é uma necessidade, é a cumplicidade, o costume.

Não

O nosso corpo é um templo. Se nós o entregamos para qualquer pessoa só por prazer, é porque não temos mais nada de bom dentro de nós.

Sim

Porque tive tesão por outra pessoa e não achei que isso seria um problema ou impediria que eu continuasse minha relação com a pessoa que amo.

Sim

Porque após 13 anos de casada meu marido precisou ir trabalhar em outro estado, aí descobri que a distância, ou sei lá o quê, acabou com meu tesão. Como meu marido só pensa em "crescer profissionalmente", descuidou do sexo comigo. Eu adoro sexo. Conheci meu amante em uma sala de bate-papo da internet, alguém que queria o mesmo que eu... ser amado e desejado. Nos encontramos e estamos felizes um com o outro, isso já dura seis meses. Continuamos com nossos casamentos, descobrimos o quanto temos para dar um ao outro. Estamos vivendo uma frenética história de amor e paixão recheada de muito tesão.

Sim

Tinha decidido não mais responder a perguntas abordando este assunto, mas vejo um número tão grande de respostas idiotas que não resisti. Primeiro: minha própria resposta não significa que traí alguém, pois traição é coisa de mente, e não de corpo. Segundo: não se precisa justificar por que cedeu aos impulsos do corpo, conforme uma maioria de idiotas o fez, na maioria do sexo feminino. Terceiro: amor e sexo são impulsos diferentes, não é preciso amar pra sentir desejo e prazer com outra pessoa. Por que será que ainda resiste esta idiotização coletiva se, mesmo com todas as falsas justificativas, o número de pessoas que já tiveram experiências fora de seus relacionamentos é cada vez maior???

Sim

Porque ele se acha muito gostosão e acredita que jamais uma mulher o trairia, pois diz ser muito bom na cama. Então provei a ele que não estava com essa bola toda. E não me arrependo, não gosto de homens convencidos.

Sim

Descobri que meu casamento era uma fachada quando me derreti pelo primeiro homem interessado em mim. Ele não era nada do que eu queria para mim, mas me apaixonei perdidamente só pelo interesse dele.

Sim

Meu atual e recente namorado (apenas três meses de namoro) ainda ontem me questionou com relação à traição. Como resposta, obviamente, respondi que nunca traíra, quando na verdade o que ocorre é o contrário; nunca fui cem por cento fiel a nenhum dos relacionamentos que tive, alternando apenas os motivos que "justificavam" o ato: na maioria das vezes, traía mais por vingança (não porque eu também era traída, mas pelo fracasso de tentar resolver os problemas com diálogo e não conseguir, e tendo traído uma primeira vez, sentia vontade de trair mais, até que o sentimento acabava e só restavam mágoas e remorso). Em casos isolados, para evitar um maior envolvimento, principalmente no começo do relacionamento, depois de um certo tempo, a possibilidade de trair se tornava mais remota. Como eu e meu namorado estamos juntos há três meses, e ele oficializou o namoro apenas de um mês pra cá, quase utilizei novamente esse argumento para traí-lo com um colega de serviço que estava embarcando para o exterior, e só não o fiz porque eles se conheciam. Ainda bem que ambos oficializamos o namoro, e pretendo que ele seja o primeiro a entrar para a minha história como o único a não sofrer com minhas crises de infidelidade. Pois, apesar de tudo, no fundo no fundo, nunca concordei ou gostei de trair, caso contrário nem me sentiria incomodada com o sentimento de culpa que me vem depois, e por este mesmo motivo, pretendo ser mais honesta com os meus e com os sentimentos do outro.

Sim
Minha esposa já comentou sobre fazer trocas de casais. Achei interessante e até fiz a proposta de ela transar com mais de dois homens para vê-la e dar-lhe todo o prazer que ela merece. Ela tem a curiosidade de como deve ser um pinto grosso.

Sim
Pelo prazer, pelo tesão, pelo desejo, pela fascinação, pela transgressão. Amo meu marido, não me vejo envelhecendo sem ele, sua amizade, seu companheirismo e até mesmo nosso sexo burocrático, calmo, conhecido. Mas adoro sexo com um corpo novo!

Sim
Pelo fato de que também fui traída. Então resolvi traí-lo com o irmão dele, que gostava de mim. Trair foi a melhor e mais completa vingança que já realizei.

Sim

Porque senti atração por outro, senti desejo. E depois disso percebi que posso sentir isso por outros homens e continuar amando o meu marido, que por sinal me satisfaz, e muito, na cama. Temos seis anos de casamento e nos damos bem sexualmente até hoje.

Não

Não no real, no virtual sim, é muito estranho o que está ocorrendo comigo: estou apaixonada por um amor virtual, prestes a encontrá-lo, porém amo meu marido e minha vida está superestruturada. Não sei se vou ter coragem de terminar com essa vida equilibrada que "vivia" até hoje, pois tenho sentido um carinho acima do normal por essa pessoa, e talvez terminemos mesmo por nos encontrar, e não sei o que vai acontecer. Eu que estou casada há 21 anos, amo meu marido e continuo a amá-lo... realmente preciso estar com essa pessoa... olhá-lo, tocá-lo, senti-lo, perceber seus olhos e senti-lo em meu interior. E isso é o que está me deixando assim neste conflito.

Sim

Perdi o encanto por meu marido, após 16 anos de casada, sem contar os nove anos de namoro. Vivíamos superbem, mas mesmo assim, aconteceu.... me apaixonei por um colega de trabalho, começamos a namorar, até que chegou a um ponto em que tínhamos que tomar uma decisão. Me separei do meu marido, e meu namorado também se separou. Ficamos juntos por quatro anos, e foi maravilhoso, mas até hoje me sinto culpada, porque meu ex-marido é uma pessoa fantástica, ele é médico, excelente profissional e também excelente ser humano. Ninguém entende como eu me desencantei, sendo ele uma estrela.

Sim

Por uma questão de sobrevivência. É o mínimo de autonomia que todos deveriam ter. Quem quiser que passe a vida reprimindo os próprios desejos e desperdiçando oportunidades de levar uma vida, digamos, menos óbvia e mais excitante. Essas pessoas acabam, mais tarde, se arrependendo da mesmice da vida que levaram, mas aí (quase sempre) já era. É incrível, mas tem muita gente que acredita em amor eterno, exclusividade genital (ou monogamia), até que a "morte os separe" etc. Tem gente que sofre na vida e não sabe por quê...

Sim

Por mais que eu goste de alguém, não consigo ser fiel. Quando vejo outros homens bonitos, acontece algo dentro de mim que não posso controlar. Depois de tudo, me arrependo. Será que isso é doença? Ultimamente não tenho saído, só porque sou apaixonada pelo meu namorado e tenho medo de traí-lo.

Sim

Acredito que infidelidade não é algo que tenha necessariamente que ir parar na cama, transando com outro homem; no momento em que me vejo flertando com o outro, permitindo-me ser paquerada e cortejada com jogos de palavras e olhares, desejando o outro e ao mesmo tempo fugindo dele, estou sendo infiel ao meu marido. Nesse sentido, eu já traí algumas vezes com pessoas que me interessaram e me despertaram desejos sexuais, porém o meu lado capricorniano, pé no chão, conservador e ao mesmo tempo racional e comedido nunca me permitiu seguir adiante. Confesso que gostaria de ter podido me soltar o suficiente, em algumas ocasiões, com pessoas por quem efetivamente me senti atraída, tanto física quanto intelectualmente, só que nunca tive coragem!!!

Sobre esta questão

Acredito que existe um equívoco generalizado ao se identificar fidelidade com sexualidade. Conheço mulheres que nunca tiveram uma relação extraconjugal, mas não suportam o marido. Permanecem com eles só por dependência financeira, criticando-os e desvalorizando-os para as amigas. No entanto, são consideradas fiéis...

Alguns não concordam com a ideia de posse, que é a tônica da maioria das relações estáveis. Para eles a fidelidade está no sentimento recíproco que nutrem e nas razões que sustentam a própria vida a dois. Mas isso não tem nada a ver com ter ou não relações sexuais com outra pessoa.

De maneira geral, numa relação estável as cobranças de fidelidade são constantes, e é natural sua aceitação. Severa vigilância é exercida sobre os parceiros. Entretanto, todas as restrições impostas e aceitas com naturalidade ameaçam muito mais a relação do que a infidelidade. Reprimir os verdadeiros desejos não significa eliminá-los. Quando a fidelidade se traduz por concessão que se faz ao outro, o preço se torna muito alto e pode inviabilizar a relação.

2. A mulher experiente assusta o homem? Por quê?

Placar

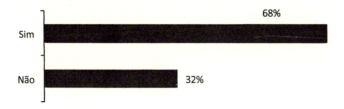

Sim 68%
Não 32%

Comentários

Não
As mulheres são atrizes natas, e os homens, trouxas por natureza!

Não
Só consigo ter tesão por mulheres experientes e com a capacidade de relatar suas experiências. Susto? Não! Só tesão...

Não
Por que só nós homens temos que mostrar que sabemos de tudo quando no fundo temos que aprender e muito com as mulheres? Qual seria a pessoa ideal para nos mostrar a melhor maneira de chegarmos juntos ao orgasmo ou à felicidade se não for uma pessoa que tenha mais experiência ou a mesma que você? Uma pessoa que se conheça por dentro e por fora. Somente sendo uma pessoa experiente, o que a torna ainda mais interessante, pelo menos pra mim!

Sim
Porque acho que as mulheres experientes têm a tendência de serem pouco valorizadas. Uma mulher que transou muito, se ela for legal, tudo bem. Mas se for convencida pode prejudicar o parceiro com coisas do tipo: "ah, fulano era melhor..."

Não

Entendo a relação sexual como partilha, carinho e amor. A experiência, seja de que parte for, acrescentará aos parceiros.

Não

Elas conhecem bem os homens e o que ambos (elas e eles) querem. O entendimento é mais aberto e pode se aproximar (nunca chegar) à franqueza e ao melhor para os dois.

Sim

Os homens se assustam, sim, pois querem sempre estar por cima de tudo. Quando as mulheres expõem o que querem, eles perdem o controle e às vezes até a iniciativa, se assustam e não conseguem nem mesmo continuar o que estavam fazendo. Experiência própria.

Sim

Acho que o homem é muito machista e quando pega uma mulher experiente fica assustado.

Não

Depende de que homem estamos falando e também de que experiência. Acredito que seja a sexual, já que tudo gira em torno desse assunto nesta página. Dizer que se tem experiência em pode ser apenas nível quantitativo, que nada prova. Talvez a mulher seja totalmente frustrada, insatisfeita, e tem experiência, e daí? Talvez isso a coloque até em desvantagem. O homem não deve se deixar levar pelo exterior, e sim pelo conhecimento interior da pessoa.

Sim

Por mais que o atraia para aventuras sexuais marcantes, na hora de assumir um relacionamento, os homens ainda preferem as "Amélias". No fundo, eu acho que eles se sentem ameaçados.

Não

Porque a mulher experiente sabe administrar todas as situações, seja o homem experiente ou não.

Sim

Nem realmente sei por quê. O que me ocorre: 1 — você se considera à vontade num relacionamento social qualquer se a outra pessoa é mais experiente que você? 2 — se a relação for — e a pergunta só é verdadeiramente pertinente nesta hipótese — sexual ou amorosa, ou de alguma maneira implicar uma intimidade, a maior experiência da mulher, acho eu, tende a deixá-lo inseguro. Entretanto, considere também que a relação com uma prostituta por definição envolve uma relação com uma mulher experiente, e, diria mesmo, mais experiente que você. Assim mesmo, é uma relação procurada pelo homem que é sabedor disso.

Sim

Não sei por quê, também gostaria de saber, só sei que vejo isso na minha experiência com os homens... sou separada, com três filhos... isso já pode significar muita experiência pra alguns.

Sim

O modelo cultural vigente (machismo) leva a esse comportamento da maioria dos homens.

Sim

Medo de que ela queira fazer o que faz comigo com alguma outra pessoa!

Sim

Porque em geral o homem gosta de tomar conta da situação querendo assim ter sempre uma mulherzinha submissa.

Não

Não entendo como algumas pessoas inventam coisas e as discutem como se fossem verdades absolutas. Que tipo de homem se assustaria com uma mulher experiente? Isso me parece conversa de mulher que envelheceu, mas continua imatura e cria uma cortina de fumaça, fingindo acreditar que seus insucessos com os homens vêm do "medo" que eles teriam de toda a sua "experiência", "vivência" ou qualquer outro nome que elas deem ao conjunto de seus fracassos. Tive a sorte de conhecer mulheres, de fato, experientes, muitas eram mais velhas que eu, e digo: sabem tratar um homem, sabem se valorizar e não esperam que o homem fique tentando adivinhar qualquer bobagem que lhes passe pela cabeça. São fascinantes em si mesmas sem precisar fazer "joguinhos", como dizer "não" a um homem que as interessa apenas para vê-lo insistir. Já vi algumas amigas que se acham muito experientes e "poderosas" desfazerem-se em lágrimas por perder uma paixão porque o cara entendeu a negativa como real e se mandou.

Sim

Porque aumenta a insegurança. Percebendo que a mulher é experiente, surge uma necessidade de satisfazê-la, mas, dada a menor experiência do homem, ele se assusta e acaba achando que será incapaz de ter uma boa atuação.

Sim

Porque eles pensam que, por fazer várias coisas, elas transaram com vários homens, e eu, por exemplo, aprendi muito vendo filmes pornôs.

Sim

Assusta, sim! E como assusta! Engraçado é que homem vive falando que não quer mulher pegajosa, dependente etc. Mas quando encontram uma que é desencanada, independente e consegue viver sem fazer deles o ar que ela respira, pronto! O cara encana, fica no pé ou então nem encara, sai correndo na primeira... Bom, fazer o quê, né? não se pode viver sem eles...

Sim

Existe uma certa dificuldade do homem lidar com essa mulher que exige olhar mais maduro e participativo na relação a dois. Mas nada que impeça a cooperação nesse novo e criativo relacionamento, do homem que queira investir de verdade na melhora da relação. Não há medo que resista a uma boa cumplicidade...

Sim

Assusta, porque o homem cresceu ouvindo que é ele que tem que ter o controle na vida (no trabalho, na família, nas relações...) e, ao se deparar com uma mulher experiente que sabe mais que ele (e ele não sabe o quanto ela sabe mais do que ele...), se sente inseguro...

Sim
A exclusividade é importante para o homem.

Sim
Eles esperam sempre encontrar uma mulher que seja submissa, pelo menos sexualmente, que eles tenham que fazer tudo, "ensinar", não admitem encontrar uma mulher experiente, que esteja ali porque deseja estar, porque sabe até onde pode ir e o quer de verdade.

Sim
Porque geralmente os homens gostam de ficar no comando na hora do sexo.

Sim
Porque o homem acha que ela já transou com todo mundo e isso não é bom, né?!

Sim
Uma questão cultural. O homem sempre se imagina o detentor da experiência, o guia, o mestre; quando esbarra em alguém que sabe tanto ou mais do que ele, sofre, teme...

Não
É mais fácil lidar com pessoas que sabem o que querem.

Sim
Homem tem uma herança cultural machista que diz que ele deve tomar iniciativas, e, se a mulher tem esse comportamento, ele já imagina mil coisas.

Sim
Ele fica com medo de não poder chegar perto do que ela precisa.

Sim
Acredito que a princípio, sim, pois os homens estão acostumados a liderar, colocando sempre a mulher no papel de submissa. A mulher experiente sabe sobre as coisas que gosta ou não, e esta bagagem faz com que ele ponha em dúvida o seu desempenho.

Não

Pelo contrário, qual o homem que não se sente maravilhado tendo uma "deusa" na cama, que faz tudo o que gostam?

Sim

Olha, nós pensamos que sabemos tudo, que somos tudo etc.; e quando vem aquela mulher com mais entrosamento, que tem uma magia na língua e no corpo e passa a mão com mais jeitinho e nos deixa mais arrepiados é bem diferente, e é nessas horas que aprendemos que precisamos aprender sempre.

Não

Depende de muitos fatores... Experiente não significa ser mandona, autoritária etc.

Sim

Homem gosta de manter controle sobre todas as situações... e quando aparece uma mulher sagaz e experiente... eles se sentem ameaçados. Acham que mulher experiente é vagabunda: o fim de tudo.

Sim

Depende do tipo de homem. Os mais maduros, não.

Sim

A insegurança atual dos homens e o papel da mulher hoje em dia fazem com que eles se sintam diminuídos, perdendo o poder de controle e decisão.

Sim

Consideram-se pouco necessários. Abala o instinto de proteção.

Sim

Porque eles foram acostumados culturalmente a dominar a relação. E enquanto as mulheres mudaram os seus códigos de conduta (até por questão de sobrevivência), eles ainda não conseguiram dar esse salto de qualidade na vida deles (e na relação com as mulheres). Ainda é difícil para o homem viver uma relação homem x mulher de igual para igual.

Sim

Porque o homem sempre se considera o caçador, e não a caça...

Não

Porque ela é muito mais gostosa que as não experientes, claro! Óbvio! Obs: gostosa em todos os aspectos, não só o sexual.

Sim

Não só a experiente, como a mulher bem-sucedida, pois com ela o homem perde a sua capacidade de dominar, se sente inferior! Acha que não pode colocá-la em suas mãos, ela é autossuficiente e sabe como ter prazer, tem seu próprio dinheiro... Não precisa dele!

Sim

Porque ele se sente pequeno perto dela e acha que não sabe nada e tem muito que aprender. No fundo, ele não quer demonstrar, mas por dentro treme...

Sim

Talvez porque ele passe a pensar que ela saiba mais que ele, podendo assim ficar com receio de fazer ou perguntar algo!

Sim

Nós vivemos numa sociedade machista, cuja maioria dos homens tem medo das mulheres que tomam a iniciativa.

Não

Porque o que não dá é mulher paradona. A mulher na cama tem que ser louca!

Não

Muito pelo contrário, acho que deveria ser encarado como uma coisa muito boa.

Não

A transa é melhor. Adoro mulher que faz de tudo e sem frescuras!

Sim

Porque muitos homens são preconceituosos e ficam esperando uma mulher que se faça de idiota, para alimentar o ego machista deles.

Sim

Imagino que esse "experiente" esteja se referindo à experiência sexual. Sendo assim, eu acredito que o homem, sempre habituado a "dirigir" o ato sexual e a ser sempre aquele que "sabe mais", quando encontra uma mulher que também "sabe" bastante, e talvez até por isso mesmo queira atuar muito ativamente, ele deve sentir sua "soberania" (muito ligada, aliás, à sua masculinidade) seriamente comprometida. Evidentemente, com uma mulher experiente, esse homem terá que ter uma "boa atuação", pois sabe que ela terá meios de comparação e, acima de tudo, sabe dizer se tiveram um bom sexo ou não; isso já não acontece com a mulher inexperiente que, a princípio, é mais passiva e menos exigente.

Sim

Porque somos ativas, decididas, sabemos como queremos o sexo.

Não

Não vejo motivo para "susto". Pelo contrário, a chance de viverem momentos deliciosos são maiores.

Sim

O homem fica obcecado para transar com ela toda vez que a vê... E na hora que faz sexo pela primeira vez se assusta sim...

Sim

Porque a sociedade brasileira é machista; para um homem assumir, reconhecer que ele sabe menos que a mulher seria assustador, ou melhor dizendo, seria uma humilhação.

Não

Uma mulher experiente só tem a ajudar num relacionamento. Não haverá timidez entre o casal e a transa se tornará mais gostosa.

Não

Mas não assusta mesmo. A mulher com experiência sabe exatamente o que quer, não se inibe e participa efetivamente da transa, partilhando com o parceiro os melhores momentos...

Sim

Porque o homem quer sempre estar à frente da mulher em tudo. Ele não aceita ser ensinado por ela.

Sim

Porque coloca em dúvida a sua performance, deixando-o inseguro. Uma mulher experiente é mais criteriosa e também exigente. É por isso que todo machão adora uma virgenzinha.

Sim

Assusta porque, na maior parte das vezes, assimila a impaciência masculina e só aceita relacionar-se com alguém do seu "nível". E, no meu entender, o verdadeiro amor exige desprendimento, humildade, abnegação. É como a relação de Lennon com Yoko Ono. Mas poucas mulheres teriam a maturidade de Ono.

Sim

Porque o homem se sente inseguro ao saber que uma mulher pode estar com ele simplesmente por prazer e que a qualquer hora pode dar o fora, pois ela é independente, esperta, não é facilmente enganada e não depende dele pra nada... Ela se valoriza, se ama e é capaz de atrair outros homens que podem ameaçar a posição de macho que ele só sabe manter quando pega uma mulher submissa.

Sim

Tudo tem que ser bem pensado, você não pode ser uma prostituta na cama nem uma santa, o homem gosta de seduzir mais que a mulher e na realidade não gosta de saber que a mulher sabe tudo. Acho que tem que ficar sempre um clima de mistério.

Sim

Às vezes, porque eles pensam que você é do tipo inexperiente pelo seu modo de ser tímida e calma, mas aí chega na hora H e você quase mata ele de tanto prazer; ele nunca imaginaria que você iria dar uma bela canseira nele.

Sim

Ainda estamos em fase de mudanças. Culturalmente, a liderança pela jornada sexual era do homem. Colocado fora deste papel, ele ainda não sabe como se comportar.

Sim

Parece interessante, mas conheci um homem do tipo poderoso, conquistador (risos) muito bom mesmo, seria perfeito se não fosse casado. Resultado: me parou na rua sem mais nem menos e simplesmente me deu um beijo que me deixou tonta o dia inteiro... me ligou mais tarde e nos encontramos, tenho 29, ele, 34. Não somos mais crianças, ele queria sexo e eu também, mas acho que ele está acostumado com aquele tipo de mulher mais submissa. Só sei que depois de ver aquele homem "poderoso" parecendo um gatinho bem mansinho fiquei imaginando que apesar do instinto de muitos homens, eles ainda se apavoram quando encontram uma mulher mais "decidida".

Sim

Porque o homem na sociedade patriarcal não aceita se encontrar em qualquer posição que ao menos sugira sua inferioridade ou submissão à mulher.

Sim

Porque o homem traz consigo o conceito de machismo incutido nele há várias gerações, fazendo com isso que goste de se sentir como o senhor superior em qualquer relação. Quando encontra uma mulher que já traz certa experiência, esta normalmente é uma mulher que se pode dizer independente, então acho que fica com medo de ser comparado com outro(s) e com isso poderá vir a se sentir inferior, e isto vale para todos os setores (afetivo, financeiro, sexual etc.).

Sim

Na cabeça dos homens, uma mulher experiente para eles é porque: ela já foi ou é garota de programa ou ela já teve muitos homens. E quando a mulher já teve muitos homens, eles têm um certo preconceito, e isso os assusta.

Sim
Eles parecem ficar expostos às suas fragilidades.

Não
O bom é ser explorado por uma linda mulher. É ser acariciado, somente uma mulher experiente pode proporcionar isso, o chato é sair com uma sem iniciativa, parada; aí não esquenta.

Não
A surpresa da investida o agrada, mexe com sua autoestima. Ele se sente cobiçado e aproveita o embalo.

Sobre esta questão

Muitas mulheres costumam se queixar dos homens com frases: "Os homens estão sempre pensando em sexo!" À primeira vista fica difícil entender do que elas estão reclamando. Sexo não é bom? Não dá prazer? Então, qual é o problema? Além do mais, hoje todo mundo sabe que não são somente os homens. As mulheres também estão sempre pensando em sexo. Não confessam, é verdade. Tentam disfarçar, fingir que não dão muita importância ao assunto, mas não convencem mais ninguém. Por que, afinal, se lamentam tanto?

Para o homem, sempre caiu bem o papel de garanhão insaciável, que não podia ver um rabo de saia, como se dizia antigamente. Tinha que estar pronto o tempo todo: tomar a iniciativa, conduzir com segurança a aproximação sexual e, persistente, se esforçar para a mulher não resistir à sua sedução. Entretanto, se ela cedesse, corria sérios riscos. Para se resguardar, precisava deixar claro que era inexperiente, jamais tendo permitido tanta ousadia. "Nunca fiz isso com ninguém", era o argumento sussurrado pela moça para, quem sabe, ter alguma chance de não ser rotulada de galinha e descartada logo depois.

A ideia corrente era a de que necessitar e gostar de sexo fazia parte da natureza masculina. Ao contrário do que ocorria com a mulher, que, segundo se afirmava, não ligava muito para isso, além de considerar inadmissível desvincular sexo de amor. Claro que essas teorias, criadas pelos homens, mascaravam seu objetivo real: limitar a liberdade e o prazer sexual das mulheres, para que continuassem passivas e inexperientes. Só assim os homens poderiam continuar seguros e confiantes numa área tão vulnerável como a sexualidade.

Enfim, após tanto tempo de limitações impostas às pessoas, observa-se um processo de profunda transformação. A fronteira que sempre demarcou com rigor a divisão entre masculino e feminino se dilui. Homens e mulheres se tornam mais livres para usufruir da troca de prazer sexual em nível de igualdade, longe dos papéis estereotipados anteriormente exigidos. Acreditam cada vez mais que sexo é um aprendizado e, quanto mais experiente for cada um, melhor para os dois. Mas como é impossível todos mudarem sua visão de mundo ao mesmo tempo, assim como sua forma de sentir e pensar, nos surpreendemos, nos períodos de transição, com comportamentos totalmente díspares convivendo lado a lado.

Os homens inseguros quanto ao seu desempenho ficam assustados com a mulher experiente, que propõe e deseja novas formas de prazer. Acostumado a dirigir o ato sexual, se sente pouco à vontade se não puder impor seu padrão sexual à mulher inexperiente. Esta, por sua vez, ainda presa à ideia de que deve agradar ao homem para ser aceita, se mostra o mais passiva possível. Não havendo continuidade na relação, se frustra, sente-se usada e faz severas críticas ao homem por pensar sempre em sexo. Parece que para os dois o encontro não tem nada a ver com prazer sexual mesmo. Ele busca se afirmar como macho, e ela, encontrar um parceiro fixo e estável. Na verdade, de alguma forma se completam.

Ciúme faz parte do amor? Qual foi a pior cena de ciúme que você já fez?

Placar

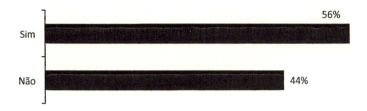

Comentários

Sim

Eu estava na praia com o meu noivo de 33 anos (eu tinha 26); isso já faz dois anos. Uma sirigaita, com um biquíni do tamanho de um fio dental (de higiene bucal) pediu para que o Luís passasse bronzeador nas costas dela. Isso foi na minha frente! Morri de ódio! Chamei-a de vagabunda e todos da praia me aplaudiram. O Luís quase morreu de vergonha, e ela, atrevida, apontou o dedo na minha cara, dizendo que eu não dava conta do recado e que eu era um canhão, que o meu noivo precisava era de alguém como ela. Apesar de ter escutado aquilo daquela despeitada, dei um safanão naquela magrela que ela quase foi parar em cima de um coroa que estava deitado numa canga. O Luís ficou me olhando com aqueles olhos arregalados, e ainda virei para ele e disse: "Escuta aqui, ô Luís, você acha mesmo que eu sou aquilo o que essa vadia aqui falou? "Claro que não, eu te amo, Ju." Eu dei um beijo tão ardente no Luís que a sunga dele quase rasgou! Todos da praia nos aplaudiram, e eu e o Luís saímos correndo da praia direto para um motel. Hoje temos um filho lindo que é a cara do meu marido. Morro de paixão pelos dois amores da minha vida e, acho, sim, que ciúme faz parte do amor.

Sim

Infelizmente, o ciúme pode estar presente em todo tipo de amor, seja entre marido e mulher, entre namorados, amigos, pai e filho e até de objetos. É devido ao medo de perder ou de ser preterido. Quando eu sinto ciúmes, não faço cenas, procuro conversar depois, longe de outras pessoas.

Sim

É claro, nós sentimos ciúme do que é nosso, mas cena de ciúme eu nunca fiz, sou mais moderada. Meu namorado é ciumento até a raiz dos cabelos, ele já fez várias cenas e eu compreendo porque o amo.

Sim

Embora seja muito ciumento, consegui interiorizar este meu sentimento, pois acho horroroso e nunca fiz nenhuma cena de ciúme.

Não

Meu marido e eu estávamos separados, tentando a reconciliação, mas ele estava terminando um caso. Dizia-me que já não tinha nada com a outra, mas eu descobri uma mensagem dele no bip dela (mulheres traídas têm expediente). Mandei uma mensagem para o bip dela como se fosse ele, pedindo para ela ligar para onde estávamos. Ela ligou prontamente e ele ficou com cara de besta. Aí eu fiz aquela cena. A nossa crise e o caso dele duraram cerca de dois anos, entre idas e vindas dele e muito sofrimento para ambos. Voltamos a ficar, de fato, juntos, há quase dois anos. Comemoraremos sete anos de casado daqui a uns dias.

Sim

Foi quando meu namorado prometeu dar um chocolate para uma colega no aniversário dela, e quando eu cheguei ele estava dando para a menina. Então fiz ele comprar outro para mim. Só fiz isso porque os dois estavam diferentes comigo, ela, totalmente falsa, mas, no final, ele comprou um chocolate e me deu.

Não

Tenho vários exemplos de comportamento egoísta, mas nunca me flagrei em cenas de ciúme explícitas.

Não

Ciúme faz parte da insegurança amorosa de quem o sente. No entanto, devo reconhecer que, em pequenas doses e eventualmente, pode dar um molho saboroso à relação.

Sim

O ciúme, antes de "ser" qualquer coisa do tipo "insegurança", é, antes de mais nada, um desrespeito à expressão do amor entre aqueles que dizem "amar". Racionalizar o sentimento, como o próprio nome diz, não é a priori a expressão do sentimento. É qualquer outra coisa, menos ciúmes ou amor.

Sim

Por estarem olhando a minha mulher em um restaurante, eu me levantei e chamei os olheiros para a briga. Foi a maior vergonha de minha vida, pois todos riram de mim.

Sim

Meu namorado estava viajando e liguei para a casa dele para falar com a empregada. Uma mulher atendeu e se identificou como amiga dele. Fiquei furiosa e fiz uma verdadeira sabatina na moça. Quis saber o nome, o que fazia ali, quem tinha permitido, se era amiga, era amiga de onde e por quê. Eu não sabia daquela gentil hospedagem. Depois de ter manifestado a minha total insatisfação, pensei bem e lembrei da moça. Era a namorada de uma de nossas amigas. Fiquei meio envergonhada por minha enfática cena de ciúmes, mas feliz por ter brigado por meu homem. Tempos depois pedi desculpas à nossa amiga, namorada daquela moça. Ficou como um episódio cômico.

Sim

Confesso que sou ciumenta, mas a minha irmã é uma vagabunda. Meu namorado foi na minha casa como de costume; ainda moro com meus pais, e ela foi na sala, onde estávamos, só de baby-doll transparente, "sem nada" por baixo! Eu quase enlouqueci. Peguei uma jarra de flores que estava em cima da mesa e tasquei na cabeça dela. Dei um bofetão na cara dele também, pois olhou para ela, imóvel. Minha piranha irmã foi parar no hospital com doze pontos na cabeça. Apesar de meus pais ficarem sem falar comigo durante semanas, porque não pedi desculpas pra vagaba, repetiria de novo a cena e ainda dava outro tapa no pervertido do meu namorado! Ele teve que "ralar" para que eu o perdoasse. Me deu dúzias de rosas ajoelhado, até que na terceira semana não aguentei e o agarrei. Acho que fiquei insegura por achar que ele estivesse interessado em ver minha irmã outras vezes pelada, ou sei lá.

Sim

Eu tinha 32 anos e minha mulher, 20. Estávamos dormindo e, de repente, ela me chamou de Ricardo, mas sou Beto. Acordei-a, sacudindo com toda a força, quis matá-la de tanto ódio, achei que estava me traindo, apesar de ter jurado para mim que não. Durante a semana inteira a segui. Faltei cinco dias de trabalho e finalmente a peguei no flagra. Ela estava transando com seu primo de primeiro grau, Ricardo, na casa dele. Quis matá-los. Toda a família deles ficou do meu lado. Sofri como um cachorro. Me separei há dois anos e estou casado hoje com a irmã mais nova dela. Talvez tenha feito isso por vingança, mas a "M." é muito boa para mim e bonita. Não temos filhos ainda e a minha ex-mulher, agora cunhada, nos odeia e sou muito feliz por isso. Não sei se estou certo pelo o que fiz, mas com a "M." não tenho ciúmes e adoro a tristeza que dei para a outra. Quanto mais a "M." se sente feliz, sei que ela exala felicidade, enquanto a irmã morre de inveja e me sinto mais realizado, mais homem, mais amante e estou adorando minha nova vida. Como dizem, a vingança é doce!

Sim

A pior cena que fiz foi quando vi o meu lindo Rapha colocando as mãos de uma loira, amiga da minha melhor amiga, no aniversário dela, no cachorro dele, acariciando os pelos dele, pois ela estava com medo do cachorro. Morri de raiva! Levantei da mesa no mesmo instante olhando na direção dele, matando-o com os olhos. Disse: "Quero falar com você agora!" Ele continuou lá e eu fui embora da festa. Cheguei em casa às cinco da manhã, bêbada, e ele estava na sala de casa morto de preocupação. Nós discutimos muito naquele dia, quase me separei dele.

Não

Sempre fui recatada para demonstrar (creio), mas já me senti muito mal por sentir ciúme e gostaria de não me sentir mal pelo comportamento do parceiro.

Sim

Ciúme faz parte do amor, sim, só que, como tudo na vida, o excesso é bastante prejudicial, com consequências terríveis para a relação. Raramente sinto ciúmes de minha mulher, mas, quando sinto ciúmes, procuro não demonstrar. No meu caso, o ciúme é muito ruim para a relação, porque procuro "descontar" esse ciúme que senti, traindo verdadeiramente minha mulher com uma prostituta ou com qualquer mulher bonita que aparecer. Esclareça-se que o ciúme que sinto é mais quando vejo um outro homem olhando para ela e sinto que ela correspondeu o olhar, mas só olhar por olhar, sem maiores esquemas ou intenções. O ciúme esfria um pouco o relacionamento, pois causa insegurança, e isso vira uma bola de neve, pois a insegurança é a causa do ciúme.

Sim

Se formos rigorosos, eu diria que não, o ciúme não faz parte do amor, faz parte da insegurança de perder o bem amado, faz parte do sentimento de posse. Mas como toda pessoa que ama quer preservar o ser amado ao seu lado, é natural que sinta um pouco de medo em descobrir que um dia a pessoa não está mais ali. Então, indiretamente o amor está acompanhado de ciúme. As piores cenas de ciúme que já fiz foram apenas falar um pouco mais alto ou bater algumas portas com mais força. Procuro não deixar meu ciúme transformar-se em doença. Até porque sei que dói não ser amada por quem queremos e depois ver aquela pessoa tão feliz ao lado de outra. Mas acredito que estar junto seja uma questão de compatibilidade e não de ter mais ou melhores qualidades.

Não

O ciúme excessivo é uma mescla de sentimento de posse e insegurança. Mas em doses pequenas e eventuais é quase inevitável. É fundamental estarmos atentos para perceber quando esse sentimento extrapola e se torna um fardo para quem o sente e uma opressão para a pessoa amada.

Sim

Olha, para falar a verdade, nunca fiz uma cena indiscreta de ciúmes, porque, em primeiro lugar, é frustrante e me sinto humilhada, logo não desejo manifestar para não me sentir pior, pois, demonstrando isso em público estaria enfatizando o poder de sedução de minha rival e me ridicularizando. O ciúme é enorme quando percebo que é a mulher que está jogando charme para cima do objeto de ciúme. Passa rápido quando é quase inexistente a possibilidade de se relacionarem.

Não

O ciúme nada mais é do que o medo da perda misturado com egocentrismo e uma pitada de "não fazer papel de bobo". Ciúme está ligado diretamente à posse, seja afetiva ou material.

Sim

O ciúme, a vontade de ter o outro só para si, faz parte, sem dúvida, mas não os acessos que são cometidos em nome do amor. Isto é insegurança, e o mais grave é que, longe de fortificar o relacionamento com o parceiro, só causa um afastamento grande. Para haver amor, tem-se que ter em mente a cumplicidade e dar-se ao outro a oportunidade de escolha: estar junto por opção, não por cobrança.

Sim

Muito, infelizmente. Fiz um movimento brusco e voou copo, prato, tudo em cima dele. Pedi desculpas, me levantei, peguei um táxi e fui para casa. Foi ridículo.

Sim

Estava esperando por essa pergunta há algum tempo, porque admito que sou uma pessoa extremamente ciumenta e isso acaba me perturbando, pois dá muita insegurança. Confesso que tenho certa satisfação em provocar cenas de ciúmes, me excita muito, gosto do sentimento de posse e de deixar meu namorado louco por mim, apesar, repito, de admitir que tudo merece ser moderado, senão se torna insuportável. Gosto de provocar cenas quando saímos juntos. Se percebo que outro homem está me olhando um pouco demais, aproveito, dou corda pra que meu namorado acabe percebendo e veja que sou desejável, que outros homens me olham, mas só ele me tem. Também sinto ciúmes dos amigos dele. Uma vez, cheguei a insinuar que aquilo estava muito estranho, pois um amigo dele vivia colado com ele, dormindo na casa dele por vários dias, pois nós moramos longe um do outro. Mas acho doentio o ciúme que chega a provocar violência, agressão e morte. Aliás, não existe coerência em matar a pessoa que é o objeto do seu desejo, isso extrapola o ciúme.

Sim

Nunca tive coragem de manifestar meus ciúmes, pois não aceito ter ciúmes. Apesar de me lembrar de ficar sem falar com a pessoa, ou seja, ficar mal-humorada. A sensação é desagradável, detesto ter ciúmes, luto para não ter, pois acho que não sou dona de ninguém.

Não

Eu mordi o rosto de um cara com que eu tinha apenas ficado, quando percebi que ele estava paquerando outra menina. Foi terrível e não repetiria nunca a cena. Foi totalmente ridícula. E não adiantou nada, porque ele não quis mais saber de mim.

Não

Sentir ciúmes não significa sentir amor. Ciúme tem relação bem estreita com posse e o medo de perder. Não me recordo de ter feito cena horrível, pois minhas demonstrações de ciúmes são light.

Não

Brigar com o meu namorado na frente de um amigo e uma amiga, que vieram passar uns dias conosco, acusando-o de estar dando em cima dela. Ficou um clima horrível!

Sobre esta questão

É muito raro encontrar alguém que não considere o ciúme como parte do amor. Há quem acredite até que sem ele não existe amor. Por ciúme se aceitam os mais variados tipos de violência contra o outro, sempre justificados em nome desse sentimento, claro. O ciúme é um sentimento natural, como qualquer outro — ale-

gria, tristeza, raiva, saudade, admiração —, entretanto, ele não pode ocupar espaço maior na vida do que qualquer outro sentimento pessoal.

A questão é que o adulto vive o amor muito semelhante à relação amorosa vivida pela criança pequena com a mãe. A criança sempre se sente ameaçada de perder o amor da mãe, mas ela tem um motivo real para isso: necessita de cuidados físicos e emocionais. Sem esse amor, ela pode morrer. Para se garantir, deseja a mãe só para si e, então, se mostra controladora, possessiva e ciumenta. Não é difícil entender.

Porém, as pessoas crescem, se imaginam independentes, mas quando entram numa relação amorosa o antigo medo infantil de ser abandonado reaparece, e em tudo se reedita o modelo de vínculo primário que se tinha com a mãe. A pessoa amada passa a ser então imprescindível. Como se fosse natural, se aceita que o controle, a possessividade e o ciúme façam parte do amor.

Independente da forma como o ciúme se apresente — discreto ou exagerado —, ele é sempre tirano e limitador. Não só para quem ele é dirigido, mas também para quem o sente. O desrespeito que se observa numa cena de ciúme não se limita às agressões físicas. Até uma cara emburrada durante um passeio, por exemplo, pode impedir que se viva com prazer. Geralmente o ciumento possui duas características básicas: baixa autoestima e incapacidade de ficar bem sozinho.

Quem é inseguro não se acha possuidor de qualidades e tem uma imagem desvalorizada de si próprio, teme ser trocado por outro a qualquer momento. Para evitar isso, restringe a liberdade do parceiro e tenta controlar suas atitudes. Só quem acredita ser uma pessoa importante não sente ciúme. Sabe que ninguém vai dispensá-lo com tanta facilidade. E se tiver desenvolvido a capacidade de ficar bem sozinho, sem depender de uma relação amorosa, melhor ainda. Pode até sofrer em caso de separação, mas tem certeza de que vai continuar vivendo sem desmoronar.

Com o tempo o tesão pelo(a) parceiro(a) diminui? Por quê?

Placar

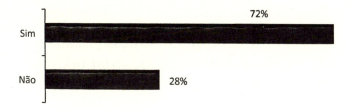

Comentários

Sim
Eu acho que o costume do sexo sempre com uma pessoa torna-se rotina, caso não se inove.

Sim
O tempo traz certa acomodação, e o tesão tende a diminuir.

Não
Pode, sim, haver algum desinteresse com o tempo da relação, mas não a falta de tesão, se realmente existe amor. É claro que precisa de algumas mudanças.

Sim
Bom, se a vida sexual cair numa rotina, o(a) parceiro(a) não se cuidar, não manter um clima legal, inovar nos momentos de sexo e relaxar na vaidade do corpo, eu acho que o tesão acaba.

Sim
Pela própria convivência, intimidade...

Não

Depende da criatividade de ambos. A cada dia uma renovação para que a relação sexual não caia na rotina.

Sim

Porque acaba virando uma mesmice, sem descobertas, não há novidade, e isso acaba diminuindo a vontade de ter relação com a pessoa.

Não

No meu caso, o tesão tem aumentado. Acho que o conhecer melhor faz com que você tenha mais liberdade e aflora sua sexualidade, permitindo assim uma maior intimidade e daí gerando maior tesão.

Não

A cada dia que passa meu desejo aumenta, pois percebo que meu namorado é a pessoa que procurava há muito tempo, nos tornamos mais carinhosos, o amor aumenta e consequentemente, o tesão é maior. Sempre descobrimos formas novas de darmos prazer um ao outro. Nosso cumplicidade é cada vez maior. É isso que nos faz ficarmos cada vez mais juntos...

Não

Quando existe o verdadeiro amor, o tesão não acaba.

Sim

A maioria dos homens acha que depois de mais de 30 anos de casados é besteira ficar com abraços e beijos fora de hora, enquanto as mulheres continuam curtindo. Pelo menos, eu garanto que adoro ser acariciada e beijada como na época de namoro. Beijo e carinho só na hora H não dá tesão.

Sim

Porque se torna uma relação extremamente repetitiva!

Não

O meu não diminuiu depois de dez anos, mas o do meu companheiro por mim acho que diminuiu.

Sim

Os problemas do dia a dia, a rotina, o grande número de outras possibilidades amorosas, a falta de criatividade, a falta de sintonia de desejos sexuais, os filhos, o envelhecimento do espírito e o cansaço da alma... Existem inúmeras razões que explicam a falta de interesse sexual pelo parceiro.

Sim

Acho que, com o tempo, as pessoas esquecem de se dedicar. Parece que a rotina detona todo relacionamento.

Não

Porque devemos evitar que a rotina atrapalhe a relação, um jantar, um cinema, um domingo inteiro descansando, praia, fantasias, mão boba, telefonemas sensuais durante o trabalho dele etc.... São detalhes que não se podem perder com o tempo.

Sim

Como tesão e sexo são coisas distintas de amor, é claro que pode continuar existindo amor e até aumentar, apesar do tesão diminuir. Gostaria que os entendidos explicassem como são as manobras de criatividade que utilizam para continuar com o mesmo tesão em uma(um) parceira(o) com os quais convivem por anos a fio. São anormais? Ou nós que não mantemos todo este tesão é que somos anormais?

Sim

Porque o cara enjoa de comer a mesma pessoa todo dia.

Sim

Com a convivência e a comodidade, o parceiro tende a não tentar novas investidas, ou seja, acaba virando "arroz com feijão". Chega ao ponto de causar desinteresse.

Não

No meu caso, aumentou. Lendo e conversando com minha esposa, passamos a namorar mais e a adotar práticas inovadoras, inclusive mudando nosso guarda-roupa íntimo. Com isso, aumentou nosso desejo íntimo e vivemos cada dia mais felizes e fiéis.

Não

Isso depende muito. Pode ser que o tesão não seja estimulado tão rápido como no começo, mas se o afeto continuar, o tesão também.

Não

Tendo sentimento sempre vai rolar, além de já se saber o que o outro deseja, porém sem deixar de ser criativo e inovador.

Sim

Não há nenhuma dúvida de que "o que é novidade, é melhor", não há como se questionar isso. A questão é outra, é decorrente: como administrar o fato e manter o relacionamento.

Sim

Com o tempo, os parceiros começam a acreditar que se bastam um para o outro, e aí o tesão dá adeus aos dois. Acredito que o remédio está em procurar tornar-se todo dia, dentro do possível, ficar um pouquinho melhor do que no dia anterior, inclusive relembrando erros do passado que podem ser grandes acertos hoje.

Sim

Tudo em excesso ou repetidas vezes acaba se tornando uma coisa que se evita, mas tudo pode mudar com muitas fantasias...

Sim

Gostaria de saber... Por causa dos filhos? Idade?

Sim

Sim. O que prevalece é o companheirismo, amizade e o amor. O sexo cai um pouco. Acho que neste caso o melhor é manter um diálogo para sair da rotina.

Não

Porque se o homem gosta de verdade de sua mulher, a tendência é gostar cada vez mais, e isso vale para as mulheres também, pois só deixa de existir tesão um pelo outro quando não há mais amor.

Sim
Pelo simples fato de que a vida do casal tende a uma rotina em que fica difícil ter a excitação da novidade.

Sim
Eu tinha uma namorada, e no início ia tudo bem. Com o tempo, passei a evitar, ela queria assim mesmo, só conseguia transar tomando Viagra. Fora o desespero que dava os dias certos pra transar, eram sempre as sextas de tarde; nesse dia ficava me sentindo péssimo, até simulava orgasmo, o que pra um homem é meio difícil. O desejo acabou mesmo. Hoje terminamos e me sinto bem! Pena que terminou em barraco!

Não
Na minha opinião, eu acho que não, tudo depende de como o casal leva a relação, porque tem que ter muita imaginação, criatividade, espírito de dar e receber prazer.

Não
Porque com o tempo descobrimos nosso parceiro por inteiro.

Sim
Porque já não há novidade nem surpresas, e assim o tesão esmorece.

Não
Porque a cada dia que passa nos conhecemos mais e mais, assim podemos satisfazer um ao outro com maior conhecimento.

Sim
Vira rotina, e tudo que se rotiniza se torna cansativo e maçante.

Não
A cada dia fomos encontrando novas maneiras de amar, de nos sentir mais cúmplices de nossa ações conjuntas, e assim encontrando caminhos antes inaceitáveis por nós dois. Agora achamos comum quando é por prazer ou por divertimento de ambos. Na verdade, nos amamos e nos desejamos cada dia mais.

Sim

Se o amor é verdadeiro, não, mas acho que diminui sim, porque os homens são insensíveis e se acostumam com as parceiras. Lógico que existem as exceções.

Não

Isso é extremamente relativo. Depende: havendo sintonia entre ambos, a experiência faz com que o tesão até aumente; esse é meu caso específico. Agora, se com outros não acontece...

Sim

Porque a convivência diária acaba com tudo: amor, tesão, amizade...

Sim

É natural com o passar do tempo aquela idealização passar e você ver a realidade. É natural que o tesão acabe com o tempo, mas o amor é algo que perdura.

Não

No meu caso, tenho tesão pelo meu gato há cinco anos. E é igual como era no começo. Mas acho que é porque é ele.

Sim

Por melhor que seja o relacionamento, não há comparação entre o sexo no início da relação — onde tudo é descoberta, é novidade, é diferente, é impressionante e excitante — e depois, quando ela amadurece e "envelhece". Isto porque nem sempre o sexo acompanha com a mesma intensidade o afeto que sentimos pela outra pessoa, o qual, com a passagem do tempo, em geral tende a aumentar. Como homem (não sei como se sentem as mulheres, porque não sou uma delas), sinto que o sexo tem que ter sabor. E não se encontra mais sabor depois de comer o mesmo prato por anos a fio, por mais que se goste dele.

Não

Não acho que diminui, mas ele muda! Como manter o mesmo tesão do início quando estamos deslumbrados com o parceiro? Com o tempo, a novidade e até a paixão acaba. Falo paixão (aquele friozinho na barriga). Em relacionamentos estáveis e prolongados o tesão muda. Dependendo do relacionamento, ele fica apenas diferente e tem que ter mais criatividade para manter vivo o tesão. Agora, tem outros relacionamentos em que, quando o amor acaba ou quando existe muito rancor, o tesão acaba.

Sim

Porque o combustível do tesão é a possibilidade da conquista, é a sedução. Companheiros de muito tempo têm amor, carinho, amizade, lealdade um com o outro. Têm desejo, mas em menor escala, menor grau de exigência. Amo meu marido e ardo de desejo por outros homens. Quando transo com outro, é uma sensação maravilhosa de prazer.

Sim

Acredito que a convivência faz com que nos acostumemos com a pessoa e tudo que vira costume vira rotina. Portanto, quando aparece uma pessoa diferente, ela nos faz sentir mais curiosidade."

Sim

Porque todos nós, mais cedo ou mais tarde, acabamos enjoando das coisas, lugares e pessoas. Isso é natural. Sexo é apenas uma coisa a mais na vida dos casais. É uma pena que muitas pessoas sofram ao se darem conta de que o tesão em relação ao(a) parceiro(a) está em baixa. Acho também que ficar pulando de galho em galho não resolve quase nada e talvez até piore a situação.

Sim

Na verdade, o que faz diminuir o tesão é a rotina em comum, o dia a dia, os problemas mútuos de família. Geralmente o casal reserva momentos na cama para conversar sobre os problemas domésticos, os filhos etc., devido à falta de tempo em decorrência do trabalho. Isso pode gerar um esfriamento do sexo entre o casal. Mas também não podemos deixar de considerar um fator essencial: o entrosamento do casal. Acho que pode se considerar uma sorte grande quando se conhece alguém que tem os mesmos gostos na cama, alguém que faça exatamente o que o(a) parceiro(a) quer, sem que ele(a) peça, de maneira que não haja nada que um deseja que o outro não tenha realizado. Digo isso porque vivo essa situação. Sou casado, amo minha esposa (embora às vezes acho que nem tanto, devido a esse esfriamento), mas conheci uma mulher e convivo secretamente com ela há seis anos e confesso que duvido que exista um casal no mundo que se realiza na cama melhor que nós. Podemos dizer com total segurança que nos completamos totalmente no sexo, ela faz tudo que gosto e vice-versa. E se às vezes invento, sinto em seus olhos o brilho do prazer em realizar minhas fantasias. E nosso tesão aumenta mais…

Sim

Diminui, claro. Mas não acaba, ou o relacionamento passa a ser apenas de "amigos". E é natural que assim seja em razão da convivência, dos problemas do dia a dia e da própria intimidade do casal; isso, sem falar dos problemas que surgem com a idade avançada dos parceiros. Diminui, em relação ao início do relacionamento, quando tudo é novidade; mas o desejo sexual, até onde tenho experiência, não morre.

Sim

A convivência, ou seja, o dia a dia nos faz esquecer que a outra pessoa é muito importante, portanto temos que continuar conquistando-a a cada dia e com certeza a conhecendo mais.

Sim

Eu acho que diminui, sim. Mas digo isso baseada em minha questão em particular, em que onze anos de casamento regados a grandes problemas e rotinas do dia a dia acabaram fazendo com que isso acontecesse. Não sei dizer se num casamento com o mesmo tempo, mas sem os problemas e tudo o mais, o tesão permanece, mas baseando-me por experiências de pessoas próximas a mim, o resultado é o mesmo: acaba, sim.

Sobre esta questão

Todos os dias, os seis bilhões de habitantes do planeta mantêm 120 milhões de relações sexuais, mas pelo visto o casamento é quando menos se faz sexo. É bem maior do que se imagina o número de mulheres que fazem sexo sem nenhuma vontade. Elas tentam postergar a obrigação que se impõem para manter o casamento, mas às vezes não tem jeito. Quando o marido se mostra impaciente, o carinho e a amizade que sente por ele, ou o temor de perdê-lo, fazem com que a mulher se submeta ao sacrifício.

Ao contrário do que muitos pensam, nada disso significa que a mulher tenha menos desejo sexual que o homem. Estudos recentes mostram que a sexualidade de ambos os sexos é fisiologicamente parecida. Apesar de a maioria das mulheres ainda desejar relacionamentos românticos, pesquisas do sexólogo americano Jack Morin mostraram que quando se trata de produzir excitação sexual, o sexo explícito é o que deixa as mulheres com mais desejo, como acontece com os homens.

O número de homens que perde o desejo sexual no casamento é bem menor do que o de mulheres. Para cada homem que não tem vontade de fazer sexo há, pelo menos, três mulheres nessa situação. Alguns fatores contribuem para isso. O homem, na nossa cultura, é estimulado a iniciar a vida sexual cedo e a se relacionar com qualquer mulher. Outra razão seria a necessidade de expelir o sêmen e, por último, a sua ereção rápida, à medida que necessita de menos quantidade de sangue irrigando seus órgãos genitais.

Mas por que o desejo acaba no casamento? Familiaridade com o parceiro, associada ao hábito, pode provocar a perda do desejo sexual, independentemente do crescimento do amor e de sentimentos como admiração, companheirismo e carinho. Para se sentirem seguras, as pessoas exigem fidelidade, o que sem dúvida é limitador e também responsável pela falta de tesão. A certeza de posse e exclusividade leva ao desinteresse, por eliminar a sedução e a conquista.

O que fazer quando o desejo acaba é uma questão séria, principalmente para os que acreditam ser importante manter o casamento. As soluções são variadas, mas até as pessoas decidirem se separar há muito sofrimento. Alguns fazem sexo sem vontade, só para manter a relação. Outros optam por continuar juntos, vivendo como irmãos, como se sexo não existisse. E ainda existem aqueles que passam anos se torturando por não aceitar se separar nem viver sem sexo.

É normal ter fantasias sexuais? Quais são as suas?

Placar

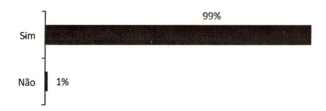

Comentários

Sim

Transar em situações onde corro o risco de ser descoberto como numa escada, no banheiro de uma festa, à noite numa praia etc.

Sim

Minha fantasia é estar transando bem gostoso, levando minha parceira à loucura, fazendo com que ela tenha orgasmos múltiplos, contínuos e demorados. Sou casado, tenho 48 anos e estou insatisfeito com os poucos e pequenos orgasmos de minha esposa.

Sim

Minha fantasia é ver duas mulheres transando, para depois transar com elas ao mesmo tempo.

Sim

Minha fantasia é corresponder à fantasia de minha mulher, ou seja, vê-la transar com outro homem. Olhar o jeito com que ela faz sexo com outra pessoa. Assistir e participar também.

Não

Acho isso uma coisa para pervertidos e recalcados que não têm mais o que fazer. Sou uma mulher casada e só tenho relações com o meu marido e nunca pensaria em alguma coisa diferente disto. Essa coisa de querer dois homens, de querer ir para cama com parentes ou o adultério atenta contra a lei do nosso Senhor, aliás toda essa página de internet é pecaminosa e não deveria ser publicada. Percebo uma perigosa perda de valores, vocês precisam buscar Deus. Fantasias sujas são coisa do Diabo.

Sim

Gostaria de ter duas garotas na cama, vendo-as ali, uma masturbando a outra, entre beijos e outras coisas, aí eu entro na cena.

Sim

Fazer sexo com dois homens e uma mulher, ser estuprada.

Sim

Tenho fantasias. Imagino meu parceiro todo vestido de branco, como um marinheiro, por exemplo. Gosto de me excitar perto de pessoas, em lugares públicos e outras coisinhas mais.

Sim

Gostaria de ter relação com homens de diferentes nacionalidades, idade, lugares... Toda mulher deveria ter pelo menos, durante toda sua vida, algumas aventuras geradas dessas fantasias.

Sim

Transar amarrada.

Sim

Fazer sexo com desconhecidos, deixando-se guiar somente pela atração sexual.

Sim

Troca de casais deve ser muito excitante, dois casais que tenham muita intimidade juntos na cama. Imagino meu namorado transando com a outra mulher e eu com o outro homem na frente dele e vice-versa. Quero e vou fazer isso ainda!

Sim

Seduzir um homem e comandar o ato sexual.

Sim

Fazer sexo com três ou quatro mulheres que brigam por cada pedacinho do meu corpo, além de competirem para ver qual delas vai ser a primeira que vai fazer sexo anal comigo.

Sim

As minhas são as mais variadas possíveis e admissíveis que possam existir, como por exemplo transar dentro de um elevador, em uma praia deserta, em cima de uma mesa de um lugar público e várias outras. Além, é claro, do fetiche que deve existir para dar mais sensualidade no ato sexual.

Sim

Ser perseguida pelo meu amante para uma ardorosa relação entremeada de carinho e tesão.

Sim

A minha fantasia é ver meu namorado transando com outro homem.

Sim

Acho normal, mas não tenho fantasias. É anormal não tê-las?

Sim

Nossas fantasias são o que nos sustentam (não só as sexuais). Minha fantasia é transar com um desses motoristas de táxi da madrugada, quando estivesse voltando de uma noitada. Transaríamos dentro do táxi dele, no meio do trânsito da noite.

Sim

Eu sou louco por sexo anal. Como minha namorada atual não é chegada, fico fantasiando que estou praticando. É ótimo!

Sim

Quando me masturbo, me excito imaginando que meu parceiro me joga na cama, me amarra e me dá uns bons tapas.

Sim

Às vezes, sonho com meu parceiro fazendo amor em lugares exóticos. Outras vezes, sonho com pessoas que não conheço fazendo sexo. Outras vezes, sonho com outras pessoas, pelas quais nunca me sentiria atraída, fazendo sexo. Já sonhei com ex-parceiros em lugares aonde nunca fui. No início, quando era adolescente, me sentia muito culpada quando tinha esses sonhos, mas agora acho normal.

Sim

Sou casado há 20 anos e a minha maior fantasia é ver minha mulher transando com outro homem.

Sim

Ser amarrada na cama, ser imobilizada, perder totalmente o controle e ter a sensação da entrega total.

Sim

É mais do que normal e totalmente saudável para o casal. Acho que tudo é válido desde que os dois concordem e sintam prazer com isso. No momento, desejo que meu namorado me agarre e transe comigo sem tirar a minha roupa nem falar praticamente nada, tudo bem brusco, só deixando o tesão rolar. Acho isso até engraçado, porque normalmente prefiro ficar bastante tempo nas preliminares, só que agora gostaria de fazer tudo bem rápido, com um tom meio agressivo. Por isso, as fantasias são boas, já que te liberam da rotina. Assim, posso fazer sexo da maneira que quero e na hora que quiser, sem ficar me prendendo a regras que só fazem as pessoas infelizes sexualmente.

Sim

A minha fantasia é transar com duas mulheres e elas também participando.

Sim

É normal. A minha maior fantasia é ser puta por uma noite.

Sim

Gostaria muito de ir pra cama com meu namorado e mais um casal amigo nosso com que tenhamos bastante intimidade. Adoraria vê-lo transando com a outra mulher e tenho certeza de que ele também ficaria excitado em me ver transando com outro homem. Depois, tudo voltaria ao "normal", porque isso é apenas uma fantasia, um jogo de sedução e sexo, um estimulante. Mas fazer realmente amor, só com meu namorado. Acho que troca de casais não implica de forma alguma traição, porque além dos dois estarem de acordo, existe a fidelidade do sentimento, do coração e, principalmente, muita cumplicidade entre os casais.

Sim

Creio que as fantasias são nossa válvula de escape, uma forma de realizarmos tudo o que desejamos e imaginamos na íntegra, já que muitas vezes somos impossibilitados de realizar exatamente o que queremos, com quem queremos e na hora em que queremos. E é o nosso espaço! Melhor ainda é quando podemos realizar ao vivo e em cores. Portanto, acho normal e saudável ter fantasias sexuais. Tenho muitas, algumas realizadas, outras, infelizmente, ainda não.

Sim

Estou em dúvida sobre uma fantasia sexual de minha ex-mulher e atual namorada. Ela tem a fantasia de transar comigo e mais o cara que ela já namorou há um ano. Já tivemos uma experiência de transar com outra mulher.

Sim

Transar com a minha cunhada.

Sim

Participar de uma suruba.

Sim

Elevador, escada de prédio, capô do carro... O medo de ser descoberta me deixa louquinha!

Sim

A minha fantasia é transar com dois homens ao mesmo tempo.

Sim

As minhas fantasias e as da minha namorada alimentam o dia a dia. Quem não gostaria de ser surpreendido pela namorada no serviço para uma rapidinha no banheiro do prédio?

Sim

As fantasias são uma doce realidade para nós. Todas são experimentadas, o que vem incrementar o nosso tesão. Experimentem fazer sexo com pedras de gelo... arrepiante!

Sim

Me excitar vestindo algumas peças de roupa colantes femininas com a minha esposa me vestindo, me fazendo de escravo. Quando então me liberto, tiro a roupa, viro homem e a domino de forma selvagem...

Sim

Bem, eu gostaria de me deitar e ficar absolutamente "besuntada" de leite condensado e ser lambida, chupada e devorada da cabeça aos pés. Também gostaria de me vestir de estudante com uma saia acima dos joelhos não muito curta, sem calcinha, dando uma de bem inocente, representando mesmo, e daí deixar a imaginação de ambos rolar.

Sim

Fazer sexo sabendo que tem gente observando e ver meu marido transando com outra mulher sem ele saber que estou vendo.

Sim

Eu tenho a fantasia de transar com dois homens ao mesmo tempo e uma outra fantasia é de transar com um homem desconhecido que encontrar na rua por acaso. No momento estou estudando uma forma de dizer ao meu namorado que tenho vontade de fazer sexo anal, mas não sei como.

Sim

Transar com mais de um homem ao mesmo tempo, ser amarrada na cama, transar no meio do mato etc...

Sim

Ter um pau.

Sim

Casados há 16 anos, vivemos bem e somos apaixonados um pelo outro, mas penso constantemente na minha cunhada, mulher vistosa, mal casada, aparentemente insatisfeita. Já trocamos discretamente algumas carícias, nunca me declarei abertamente a ela, mas algo forte nos toca. Penso sempre nela na hora das transas em casa. Devo ir adiante? Devo me declarar? Sinto na cara dela a atração por mim também, mas o convívio familiar é forte o bastante para impedir nossa aproximação. Estou doente? Meu Deus, que fazer?

Sim

Transar com dois homens, com um casal e com uma mulher... Transar ao ar livre, ser assistida por várias pessoas... entre outras...

Sim

Ah... inúmeras. Exibicionismo: masturbar-me diante de um público feminino. Ser a "mulher" de minha mulher e por aí vai.

Sim

A minha fantasia é que meu noivo me penetre enquanto beijo a boca de uma outra mulher.

Sim

Fantasias homossexuais.

Sim

Uma delas é transar com outra mulher e meu companheiro babar do lado...

Sim

Sou mulher e desejo muito transar com outra mulher, com dois homens ao mesmo tempo e também duas mulheres.

Sim

Eu e minha noiva adoramos fantasiar: uma transa a três (eu, ela e um outro homem), mas ainda não temos segurança o suficiente para tornar real tal coisa... Temos certeza que um dia vai rolar.

Sim

Eu gostaria de apanhar enquanto faço sexo.

Sim

Transar em grupo.

Sim

Transar com três homens ao mesmo tempo, transar com uma mulher e fazer um 69...

Sim

Minhas fantasias, infelizmente, não posso partilhar com minha esposa, pois ela nunca aceitaria. Gostaria de uma terceira pessoa em nossa relação que pode ser um homem ou um travesti. Tenho desejos por negros fortes.

Sim

Minha fantasia é com a mulher comum e não com a mulher da ficção de revistas e novelas. Tenho a fantasia de vesti-la com uniformes e simularmos sexo no trabalho. Tenho também muita vontade de participar de sexo grupal.

Sim

Inversão de papéis com uma mulher!

Sim

Vou citar apenas uma, já realizada e um tanto bizarra. Uma vez saí com minha gata, pegamos um helicóptero e transamos lá em cima, foi sensacional. Mesmo quando o piloto dava aquela olhadinha sacana, não nos importávamos, foi incrível.

Sim

Swing, também conhecido como troca de casais.

Sim

Transar com desconhecido, com dois homens, com meu marido e outra mulher, outro casal e com um negro de pau enorme.

Sim

Ir para a rua me fazer de prostituta.

Sim

Tem muitas variações, mas de uma forma geral, minhas fantasias incluem situações em que me vejo obrigada a fazer sexo, sou forçada de alguma forma. Algumas incluem uma postura agressiva e/ou "humilhante" por parte do parceiro. Gostaria muito, mas não consigo entender de onde vem essa doideira meio masoquista, mesmo porque eu não curto sentir dor (nem nas fantasias). Fico com vergonha de contar minhas fantasias para o meu marido, justamente porque fico apreensiva sobre a forma como ele vai ver essa coisa. Não quero ser tratada assim na realidade, digo, fora da cama.

Sim

Realmente são muitas. Mas dentre as principais é ser penetrado por um travesti bem feminino. Outra é transar com minha mulher e com outro homem, e em outra ocasião, eu, minha mulher e outra mulher.

Sobre esta questão

Talvez protegidas pelo anonimato, praticamente todas as pessoas responderam que sim. Não podemos negar, entretanto, que apesar disso muita gente se envergonha de suas fantasias. Por conta de tantos tabus e preconceitos a respeito do sexo, qualquer fantasia pode gerar ansiedade e culpa. E não sem motivo, sempre foram consideradas obras do demônio, e o pecado ocorre até em pensamento.

O resultado é que, embora seja comum todos terem fantasias, pouca gente tem coragem de falar delas ou mesmo de aceitá-las como natural. Por ser um segredo tão bem guardado, ninguém sabe qual é a fantasia do outro, e cada um fica com a sua, se envergonhando dela, imaginando ser mais bizarra do que a da maioria.

As fantasias sexuais variam de pessoa para pessoa e podem ou não incluir o parceiro, mas algumas são mais comuns: sexo grupal, experiências sadomasoquistas, sexo violento, relações homossexuais. Nas mulheres, a mais presente é a de ser forçada a ter relações sexuais, de preferência com vários homens ao mesmo tempo. Nos homens, é a de fazer sexo com duas mulheres.

De qualquer forma, a grande vantagem das fantasias sexuais é poder inventá-las do jeito que se quer, mesmo porque elas não são necessariamente colocadas em prática.

6 Você já amou duas pessoas ao mesmo tempo? Por quê?

Placar

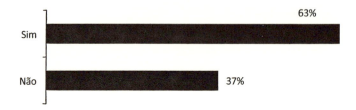

Sim — 63%
Não — 37%

Comentários

Sim

Porque pintou uma paixão e ainda amava meu marido. Por um tempo, passei a amar duas pessoas ao mesmo tempo.

Sim

Acabei ficando sem nenhuma e sofri muito.

Sim

Acho que eu tinha muito amor pra dar, muito tesão pela vida, e os dois eram muito atraentes, encantadores, e me pareceu à época que se completavam um pouco. Parecia que o que faltava em um eu encontrava no outro. Foi maravilhosa essa sensação, enquanto durou.

Sim

Minha experiência é que isso acontece com quase todos nós, de uma forma ou de outra. Mas são raros aqueles que conseguem admitir isso para si próprios, e muito mais raros ainda aqueles que aprenderam a viver esses sentimentos com transparência e honestidade com os seus amores e parceiros. É como aprender a ler e escrever... uma vez lá, não é possível voltar atrás. Sim, é possível, real e... maravilhoso!

Sim

O amor é multifacetado, portanto, é possível amar diferentes pessoas ao mesmo tempo de formas diferentes, e com tesão por ambas!

Sim

Porque era gostoso e dava uma sensação de loucura maior. Mais prazer, mais paixão, mais tesão, mais intensidade... e mais tudo. Foi muito bom!

Sim

Acredito que no coração humano cabem duas ou mais pessoas em um só momento para amar. Não sou muito adepta de que um amor substitui outro, ele pode encontrar o lugar dele, junto com o outro.

Sim

Cada uma me completava de uma forma diferente.

Sim

É difícil explicar, mas principalmente porque é difícil você encontrar uma pessoa que seja exatamente tudo aquilo que você deseja em um parceiro. Assim, você acaba encontrando pessoas que se completam. Ademais, o homem é um animal e, como tal, sua natureza não é monogâmica.

Não

Porque amar duas pessoas seria impossível. Você poderia amar uma e sentir uma quedinha, ou alguma coisa, pela outra. Mas amar duas pessoas, não. Se dedicar a uma pessoa já é difícil, imagine a duas...

Sim

Porque um me completava como marido, e o outro, como homem.

Sim

Porque cada pessoa tem coisas interessantes e, às vezes, nos encantamos por pessoas diferentes, talvez suprindo algo que um não tem e o outro tem... Somos livres e é possível amar mais de uma pessoa ao mesmo tempo, apesar de isso nos deixar confusos...

Sim

Eu estava envolvida em um relacionamento de anos, quando meu namorado foi morar em outro país. Nesse tempo, conheci um homem pelo qual me apaixonei perdidamente. Continuei amando meu namorado, mas incapaz de deixar de viver esse novo amor. Fiquei namorando os dois durante três anos.

Não

Porque acredito na teoria de que dois corpos não ocupam o mesmo espaço.

Sim

Porque não sei, mas gostava de dois homens com a mesma intensidade, só não tive que optar, porque um estava distante, e a distância acabou nos separando. Nunca esqueci esse cara e casei com o outro.

Sim

É perfeitamente possível por algum tempo. Depois de certo período, que não é muito longo, a tendência é escolher entre uma das partes.

Sim

A coisa surgiu uma vez com uma amiga. Mas tive de acabar com a amizade para não machucar as duas — ela e minha namorada. Eu não soube lidar bem com isso, mas gostaria muito que as duas tivessem aceitado.

Não

Mas não tenho nada contra. Um filme que me faz pensar muito neste tema é o clássico de François Truffaut *Jules e Jim* ou *Uma mulher para dois*. Na verdade eles são três revolucionários. Acho uma experiência interessante, mas com fins trágicos sempre: ou todos se separam ou alguém morre, como em *Jules e Jim*.

Sim

Tive dois namorados ao mesmo tempo. Os dois tinham o mesmo nome, a mesma altura, o mesmo biotipo, só que um era moreno e o outro, loiro. Namorei os dois durante dez meses. Depois que terminei o relacionamento com um deles, continuei namorando com o outro por mais três anos. Eles foram as grandes paixões da minha vida e, mesmo depois de tantos anos, e agora casada, ainda sinto muita saudade. Eles ainda têm um lugar muito especial no meu coração.

Sim

Atualmente amo duas pessoas: um é o meu namorado, e o outro é um cara com quem saí por algum tempo antes de namorar. Sou louca pelos dois; um é um amor firme, pé no chão. O outro é pelo tesão.

Não

Eu acho que você pode se sentir atraído por outra pessoa, mas amar de verdade somente uma.

Sim

Neste momento estou passando por essa situação. Terminei um namoro de quase seis anos e sofri muito. Tentei outra pessoa e agora estou apaixonada pelos dois. Não sei por qual vale a pena lutar, pois um é completamente diferente do outro. Um é do signo de Virgem, organizado, egoísta, dominador, não demonstra muito seus afetos. O outro já é mais romântico, mas também é muito mandão, embora seja mais atencioso comigo. Não sei o que eu faço.

Sim

Os dois eram gentis, amáveis e amorosos. Não se conheciam e nem sabiam da existência um do outro. Atenção: um era o namorado, o outro era o "reserva".

Não

Porque o amor é um sentimento que não pode ser direcionado para duas pessoas distintas!

Sim

Cada um me dava uma parte necessária para minha vida. Um o companheirismo, os sonhos e o sexo. O outro, a poesia, o tesão e a amizade.

Não

Quando amo, o meu interesse é focalizado apenas para a pessoa em questão. Até que gostaria de poder amar mais de uma pessoa, pois acredito que muitas pessoas podem ter partes daquilo que precisamos, daí as afinidades, as grandes amizades que sentimos.

Sim

É passível de acontecer com qualquer pessoa. Quem responder "sim" foi porque teve chances de conviver com pessoas interessantes ao mesmo tempo. Quem responder "não", é porque se fechou para o mundo e porque a vida não lhe deu estas convivências. Mas de qualquer forma é apenas uma questão de tempo, pois vai acontecer com todos nós.

Sim

Porque eram pessoas distintas, cada uma na sua forma de ser. Eu as amava loucamente.

Não

Eu sou uma pedra; não consigo amar nem uma mulher, imagina duas...

Sim

Os dois eram maravilhosos. Nunca me senti tão completa. Foi a época mais feliz da minha vida.

Sim

Porque eram dois homens completamente diferentes. Eu os amei muito. Quando estava com um, não pensava no outro. Sentia-me plena. Mas os dois eram imprescindíveis para a minha vida.

Não

Não, porque amor é um sentimento muito profundo e exclusivo. É possível ter paixão por mais de uma pessoa ao mesmo tempo, ou desejo. Amor é um sentimento único.

Sim

O amor é ilimitado, sendo assim é possível amar duas pessoas ao mesmo tempo, porém não por muito tempo. Existe um momento em que se faz necessária uma opção, seja por uma necessidade própria, seja pela angústia do outro de não ser o objeto principal do desejo.

Sim

Apesar de a sociedade defender por princípios a monogamia, eu acredito que o coração, o corpo e a alma humana não são mongâmicos. Só não é comum ver uma pessoa com dois companheiros, pois nossa cultura vai contra a poligamia. Quem nunca teve que decidir entre dois amores? Quem dera ficar com os dois, hein?

Sim

Não acho que exista apenas um "tipo" de amor. Não seria capaz de classificar os tipos diferentes, mas penso ser perfeitamente normal alguém amar, de forma diferente, duas ou mais pessoas ao mesmo tempo. Não por uma questão de diferença de intensidade (que horror seria o amor com hierarquia!), mas por estes "amores" ocuparem partes diferentes de nossa carência amorosa/afetiva. Aplicaria essa teoria nos casos mais óbvios, como o do amor de um filho por seus pais, ou de alguém por seu animal de estimação, e também nos mais complexos — como no caso de um homem e duas mulheres ou o equivalente. Indo um pouco mais além, diria que certas pessoas, por formação, tendência ou algo assim, se julgam incapazes de amar mais de uma pessoa ao mesmo tempo. Assim sendo, renegam os novos amores em prol de um anterior ou, em caso de paixão irresistível, preferem romper relacionamentos nos quais ainda há amor.

Sim

Já amei duas pessoas ao mesmo tempo, com a mesma intensidade, duas vezes. Só que há uma diferença entre amar duas pessoas ao mesmo tempo na sua cabeça e amá-las na prática. Aí, entra a infidelidade, que pode ferir algumas pessoas. O importante é definir o que é, para você, mais importante numa relação e, assim, definir com quem você quer ficar. No final, você acaba percebendo que amando duas pessoas ao mesmo tempo, faz com que você perceba as qualidades que procura em alguém. Juntando um pouquinho das características de cada um dos amados, cria-se a imagem do perfeito (a velha utopia do amor perfeito).

Sim

Eu acho que, intimamente, todos nós amamos duas ou mais pessoas simultaneamente. A diferença é que apenas uns poucos (entre os quais eu estou aprendendo a me incluir) aceitam isso naturalmente, enquanto muitos ainda se sentem culpados por isso. O problema maior é aceitar que alguém que amamos muito divida seu amor com outras pessoas. Somos todos ainda muito possessivos e morremos de medo de sermos comparados com os outros.

Sim

Durante muitos anos, achei que não era possível. Certamente a cultura me fazia pensar assim. Namorei (um de cada vez), casei e, quando por vezes sentia algo diferente por algum amigo ou conhecido, temia o sentimento e me sentia impura. Quando, após 20 anos de casada, levei um "chifre" de meu marido (eu tinha 40, e ela, 22), caí em depressão. Quando me levantei, procurei entender e entendi. Nesse processo surgiu alguém por quem me apaixonei. E descobri então que amava meu marido e meu amante.

Sim

É claro! O amor não é único e exclusivo. Como podemos nos dar ao luxo de sermos o objeto do amor de uma única pessoa? Como garantir que não teremos este sentimento gostoso por mais de uma pessoa? Amam-se filhos de maneira diferente, mas nunca de forma menor ou maior... Não existe um ser completo que nos preencha todas as necessidades e carências, como também não conseguimos fazer isso com outrem.

Sobre esta questão

Pelas respostas dadas fica claro que muita gente sabe que é possível amar duas pessoas ao mesmo tempo. Sem dúvida, é possível amar bem mais de duas. Acontece até com frequência, mas muitos não aceitam essa ideia. Afinal, fugir dos modelos impostos gera ansiedade, o desconhecido apavora. Então, surge aquela desculpa esfarrapada: "É possível amar duas pessoas, mas não do mesmo jeito."

Não é muito fácil aceitar que o amor é um afeto único. Mas amor é um só. É prazer na companhia, querer bem, participar da vida do outro, sentir saudade. Nós é que insistimos em dividir em compartimentos, classificando os tipos de amor: por filho, por namorado, por mãe, por amigo, por amante, como se fossem diferentes na essência. De singular e que podem distingui-los uns dos outros, são só algumas características.

No amor pelo amigo pode não haver desejo sexual, no amor pelo filho costuma predominar um desejo de proteção, e assim por diante. Portanto, penso que podemos amar mais de um, no sentido mesmo do amor que encontramos no namoro ou casamento. Somos todos diferentes, cada um possuindo aspectos que agradam e que buscamos num relacionamento. O problema é que quase todos, nessa situação, se sentem obrigados a fazer uma escolha, tomar uma decisão. E isso, nem sempre, é a melhor solução.

É possível ser feliz sem ter um par amoroso? Por quê?

Placar

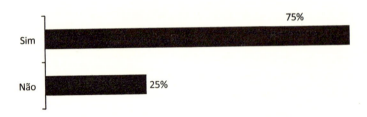

Comentários

Sim

Você fala par no sentido de alguém fixo? Se é essa a ideia, é possível ser feliz, sim! O fundamental na felicidade é se sentir amado, e essa sensação não obriga a fixação ao lado de uma determinada pessoa.

Sim

Enquanto a juventude está presente, sim. Mas fico imaginando meus avós, na faixa dos 70, no ocaso do sexo e sem aquele ombro amigo que opera verdadeiros milagres.

Sim

É possível, mas é difícil. Nossa sociedade foi programada para funcionar em "pares". Bons amigos, boa leitura, independência para ir sozinha ao cinema, a um restaurante ou a um teatro ajudam bastante. Ter um bom par amoroso é fantástico, mas um namorado medíocre é muitas vezes pior que ficar sozinha.

Sim

A pessoa pode ser autossuficiente. Não é meu caso, mas conheço bastante gente que é feliz sem ter um parceiro.

Sim

Felicidade total não existe, mas podemos nos sentir felizes sem um amor. Existem várias formas de felicidade, sozinha, com amigos, com familiares, o importante é tentar ser feliz, ou seja, ter alguns momentos de felicidade na vida.

Não

Porque um homem está para uma mulher assim como a água está para a sede. Mas também se pode beber refrigerante. Isto é, existem alternativas. Dentro de um quadro freudiano, tudo é possível. Aliás, sua tônica parece ser: faça o que lhe der na telha. As pessoas se acostumam a tudo, inclusive com a solidão. Mas só os velhos? Estive por São Paulo e me espantei com a quantidade gente que vive sozinha. Ser feliz pode ser observar uma criança brincando. Mas, como aqui ninguém é criança, o caso parece ser: dá para viver sem sexo? Francamente, não. Uma amiga de minha namorada relatou que ia para um motel com um cara impotente. E aí?! Regina, melhor ficar com o poeta: é impossível ser feliz sozinho.

Não

Eu acredito na necessidade e na importância da vida a dois e como isso nos complementa, nos ensina e nos torna pessoas realizadas. É claro que os momentos difíceis existem, incompatibilidade e diferenças, mas tudo faz parte do aprendizado.

Sim

Temos que encontrar a nossa felicidade individual antes de qualquer envolvimento. É necessário gostar da gente para depois gostar de outra pessoa. Esse conhecimento seria a estrutura da vida, e a companhia de uma outra pessoa seria o complemento. Uma vez estruturado, você será muito feliz.

Sim

A pessoa pode, sim, se sentir realizada, completa consigo mesma, sem precisar de outro alguém que a ajude a ser feliz. Sem dúvida, esse tipo de pessoa é alguém muito independente, com uma ótima personalidade, carismática e que não sente necessidade de ter alguém do lado, e eu acho que tem muito mais chances de estar feliz por mais tempo que nós, envolvidos em romances.

Sim

Pelo simples fato de não ter nenhum compromisso com alguém, nem mesmo por ter que dar satisfação de tudo, mas por ser livre, não esconder aquilo que sente e mostrar a todos, isso é ser feliz. De repente, você encontra com uma pessoa hoje e começa um relacionamento curto. Só isso já faz você se sentir feliz pelo simples fato de saber que pode conquistar alguém, trabalhar com o jogo da sedução. Se você tem um relacionamento longo com alguém, o seu poder de sedução parece que vai sumindo, porque não é necessário usá-lo de forma mais ousada.

Não

No fundo, todo mundo quer alguém pra compartilhar as alegrias. Essa história de que eu me basto não funciona.

Sim

A felicidade não está no outro que reparte a vida conosco.

Sim

Primeiramente, temos que gostar de nós mesmos, saber curtir qualquer momento sozinho. Seja ouvindo uma música, vendo TV, tomando um sorvete. Nos amando, em primeiro lugar, a vida é muito mais feliz.

Não

Você precisa sempre ter alguém para dividir seus momentos, quer sejam eles bons ou ruins. Essa de ficar sozinho é temporário; quando me separei, achei que ia curtir muito e sair com todo mundo. Na verdade, a liberdade foi boa, mas os momentos de solidão também foram grandes, aí você acaba arranjando alguém e aí não tem jeito, está lá marcando a próxima saída.

Sim

Penso que não precisamos do outro para sermos felizes. Muito pelo contrário, o bom é quando existe o compartilhar, com a individualidade preservada.

Sim

Porque creio que o ser humano deve se bastar, se sentir bem consigo. Não digo que não deve ter relações de amor, mas não precisa de alguém para viver bem.

Sim

A troca de afeto pode ocorrer entre amigos, parentes etc.

Sim

Até mesmo para encontrar um par amoroso que vale a pena é preciso estar bem consigo mesma antes de mais nada. É lindo ser feliz em qualquer condição para não precisar submeter a sua felicidade à existência de outra pessoa ao seu lado. Você se sente mais inteira quando abre esta possibilidade para você mesma.

Sim

É possível, apesar de achar difícil ser feliz sozinho, sem ter uma pessoa para relacionamento mais íntimo. Afinal é cansativo estar sempre à procura de alguém para poder se relacionar, conversar sobre o dia a dia e fazer sexo. Mas o importante é ser feliz, a alternativa deve ser escolha de cada um, mesmo que, culturalmente, todos digam o contrário.

Sim

A felicidade nada mais é do que a capacidade de sentir-se apto para realizar seus desejos, buscar suas vontades, ter sonhos. Muito mais um estado de espírito, no qual se descobre sendo feliz, sem motivo aparente, somente pela vontade de viver, por ter objetivos. Todos nós temos momentos felizes, independentemente de estarmos ou não com alguém. O par amoroso é um complemento, alguém que queremos (todos) encontrar, que muito mais do que nos trazer felicidade, será capaz de ser nosso parceiro, cúmplice, aliado, com quem poderemos caminhar juntos, mas sendo sempre seres individualizados. A partir desse entendimento do outro, é possível ser feliz a dois, sem cobranças, sem o "peso" de ter que me fazer feliz.

Não

Não é possível. Precisamos de alguém, um familiar, um(a) amigo(a). É possível viver sem um relacionamento de paixão, sexo, e ser feliz. Mas todos precisamos de amor dos amigos/parentes.

Sim

Ser feliz, ou melhor, estar feliz, até porque não se consegue ser feliz sempre, não tem nada a ver com nossos relacionamentos. Pode-se ser feliz sozinha ou acompanhada.

Sim

Sem um par amoroso é possível ser feliz, mas sem relações afetivas significativas, não. É preciso ter espaço para exercitarmos nosso amor, carinho, cuidado e atenção, e isso não precisa e não deve estar concentrado na figura de um parceiro amoroso. Um laço profundo de amizade muitas vezes é bem mais reconfortante do que até mesmo a presença de um parceiro amoroso. Uma relação carinhosa com filhos às vezes é o céu. Colegas de esporte e de trabalho são ótimas companhias para boas gargalhadas. A gente não vive feliz sem amor e sem sexo, mas não há necessidade de que tudo venha da mesma fonte.

Sim

Para mim é possível a partir do momento que você decide que isso não é tão importante para você. Mas não ter um par não significa ficar só. Podemos nos divertir, conhecer homens maravilhosos sem precisar ficar com eles o resto de nossas vidas. E eles podem nos proporcionar até mais do que aqueles com quem convivemos durante muito tempo e acham que já nos conquistaram, e nada mais precisam fazer. Por isso, sim!

Sim

Com absoluta certeza! Por que resumir a felicidade a um relacionamento amoroso? A vida é muito maior! Primeiro, não necessariamente estamos felizes se temos um par amoroso. Segundo, já virou mito o fato de que só se pode ser feliz quando se tem um namorado, noivo ou marido; a mídia dá muita ênfase a este cenário, como se pode observar nos enredos das novelas, principalmente no final, onde os casais trocam juras de amor, casam, têm filhos e assim conseguem viver felizes para sempre. Também é moda crer na existência de almas gêmeas, cultuando a busca do "verdadeiro parceiro espiritual", que faz com que as pessoas internalizem que só podem vir a ser felizes se tiverem o companheiro do lado e, o que é pior, quem pensa assim corre o risco de viver eternamente frustrado se sua intuição não conseguir encontrar essa alma gêmea, pois a incerteza paira sobre todos os relacionamentos daqueles que pensam, estar com a pessoa "certa". A passividade pode gerar esse pensamento, como se o outro fosse "cair do céu", tudo isso funciona como um véu sobre os olhos, impedindo que a pessoa viva o presente e um dia por vez, pois está sempre com o pensamento no futuro e esperando, esperando. A felicidade está no jeito em que se olha a vida, no modo como se sente a natureza, no quanto aproveitamos tudo o que temos e no quanto lutamos para ter o que queremos. Não acho que exista um único tipo de felicidade, ela varia em grau e é diferente para cada situação, em relação a objetos, em relação a pessoas e também ao estado de espírito. Como exemplo de vida, fui muito mais feliz quando tinha uma grande amiga e não namorava do que agora que não tenho mais essa amiga, mas tenho namorado! Só quem é apaixonado pela vida poderá sentir felicidade! É só se permitir.

Não

O ser humano não consegue viver sem amor ou sem ser amado.

Não

Porque crescemos apenas quando estamos diante de um parceiro ideal, fazendo-nos sentir capaz de alcançarmos os mesmos objetivos tanto no lado profissional quanto no emocional, e em todos os "onal" que você possa imaginar.

Sim

É difícil ser feliz estando sozinha(o), mas não é impossível. O segredo é canalizar nossa energia para outras conquistas e sentir-se bem em nossa própria companhia, ou seja, nos amarmos…

Sim

Nenhuma pessoa traz felicidade, este sentimento está dentro de nós mesmos.

Sim

Embora muitos pensem que não, a felicidade não está no outro, e sim em nós mesmso.

Sobre esta questão

A maioria das pessoas respondeu que é possível ser feliz sem ter um par amoroso. Eu esperava o contrário, já que existe uma campanha com grande difusão (novelas, filmes, música, propaganda) para que todos acreditem só ser possível encontrar a realização afetiva por meio da relação amorosa fixa e estável com uma única pessoa. A propaganda a favor é tão poderosa que a busca da "outra metade" se torna incessante e muitas vezes desesperada. E quando surge um parceiro disposto a alimentar esse sonho, pronto: além de inventar uma pessoa, atribuindo a ela características que geralmente não possui, abdica-se facilmente de coisas importantes, imaginando que, agora, nada mais vai faltar. E o mais grave: com o tempo passa a ser fundamental continuar tendo alguém ao lado, pagando-se qualquer preço, mesmo quando predominam as frustrações. Não ter um par significaria não estar inteiro, ser incompleto, ou seja, totalmente desamparado.

O único problema é que tudo não passa de uma ilusão. Na realidade, ninguém completa ninguém. Mas, ignorando isso, reeditamos inconscientemente com o parceiro nossas necessidades infantis. O outro se torna tão indispensável para nossa sobrevivência emocional que a possessividade e o cerceamento da liberdade sobrecarregam a relação. Por mais encantamento e exaltação que o amor romântico cause num primeiro momento, ele se torna opressivo por se opor à nossa individualidade.

Entretanto, vivemos um período de grandes transformações no mundo e, no que diz respeito ao amor, observamos que o dilema cada vez mais se situa entre o desejo de simbiose e o desejo de liberdade, sendo que este último começa a predominar. Mas não é fácil deixar o hábito de formar um par: fomos condicionados a desejá-lo, convencidos de que se trata de pré-requisito para a felicidade.

Para complicar mais as coisas, há ainda os que, por equívoco ou pela própria limitação, se utilizam de argumentos psicológicos para não deixar ninguém escapar dos modelos. Para esses, maturidade emocional implica manter uma relação amorosa estável com alguém do sexo oposto. Não faltam terapeutas para reforçar esse absurdo na cabeça de seus clientes. E o pior é que eles acreditam piamente e sofrem bastante, se sentindo defeituosos ou no mínimo incompetentes por não terem alguém.

Contudo, a condição essencial para ficar bem sozinho é o exercício da autonomia pessoal. Isso significa, além de alcançar nova visão do amor e do sexo, se libertar da dependência amorosa exclusiva e "salvadora" de alguém. O caminho fica livre para um relacionamento mais profundo com os amigos, com crescimento da importância dos laços afetivos. É com o desenvolvimento individual que se processa a mudança interna necessária para a percepção das próprias singularidades e do prazer de estar só. E assim fica para trás a ideia básica de fusão do amor romântico, que transforma os dois numa só pessoa.

E quando se perde o medo de ser sozinho, se percebe que isso não significa necessariamente solidão.

Você já fez sexo no primeiro encontro? Por quê?

Placar

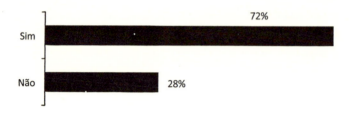

Comentários

Sim
> Porque estava bêbado.

Sim
> Já fiz sexo na primeira vez que saí com alguns homens. Acho que quando surge o tesão, não se deve perder o momento, visto que, se apenas quiser me privar do prazer, deixar para outra oportunidade ou passar a imagem de menina comportada, pode acontecer de não sentir vontade nenhuma numa segunda saída. Acho que depende da cabeça de cada um. E as vezes que fiz foram muito boas.

Sim
> Sempre fiz sexo no primeiro encontro. É bom, porque se o homem não for bom na coisa, você não perde tempo saindo com ele outras vezes. Na minha vida, várias relações duradouras começaram pelo sexo.

Não
> Porque sempre fiz sexo por amor. No primeiro encontro este sentimento ainda não existe.

Sim

Porque rolou uma química muito forte.

Não

No mundo em que vivemos com todas essas doenças, você tem que conhecer bem com quem você se relaciona.

Sim

E foi com o cara que fiquei mais tempo casada, a gente se conheceu e na mesma noite transou. Ouço falar que os homens não valorizam a mulher que transa na primeira noite. Na verdade, não sabemos o que vai acontecer mesmo se deixamos pra transar só no encontro seguinte. Essa regra não garante nada em termos de duração do relacionamento.

Não

Porque não acho legal não conhecer a pessoa direito e já fazer sexo.

Sim

Ficamos juntos e a vontade foi enorme... normalmente acontece. Sou de São Paulo e o pessoal de lá tem a cabeça mais aberta para este tipo de relação.

Sim

Mas não rolou mais nada. Não tive outros encontros com o cara. Foi só efeito de bebida. Não gostaria que isso acontecesse comigo de novo com outro. Não foi nada bom.

Não

Porque não pega bem logo de cara sair transando, além de que não se conhece o parceiro, sua história e suas verdadeiras intenções!!!

Sim

Porque estava com vontade de conhecê-lo "de perto", era o meu chefe...

Sim

Porque se sexo é tão bom, para que ficar adiando? Se existiu a famosa "química", não se pode deixar passar o tempo, tem que agir mesmo!

Sim

Isso aconteceu antes da aids, hoje não faria mais.

Sim

O importante é saber respeitar o momento, ser espontâneo, em vez de se guiar por regras. Isso pode resultar em uma demora, que é mais comum, mas também pode acelerar as coisas.

Sim

Porque eu separo sexo de amor, embora seja também sentimento.

Sim

Porque me sentia muito atraída pelo cara, foi mais forte do que qualquer coisa que me dissesse que eu estava errada! Não podia estar!

Sim

Porque quis. Simplesmente tenho desejos, como todos os homens, e não tenho vergonha por isso o problema está com a mentalidade feminina, temos que mudar isso!!!

Sim

Afinal de contas, o prazer não tem ligação alguma com outro sentimento, e a oportunidade não pode ser desperdiçada.

Sim

Porque o tesão fala sempre mais alto, mas sempre uso camisinha.

Não

Sexo para mim tem que ser feito com amor e responsabilidade. Não faço sexo só por fazer.

Sim

Porque quando bate o tesão só as pessoas reprimidas se preocupam em saber se é o primeiro ou o último encontro.

Sim

Porque tive vontade e acho ridículos os conceitos que dizem que a mulher tem que "se fazer de difícil" e "se dar o devido valor". Acho que um homem que se incomode tanto com isso, a ponto de não me valorizar por eu transar quando sinto vontade, não me merece. Estou há muito tempo namorando um cara com quem eu transei poucas horas depois de conhecer — e ainda tomei a iniciativa. E ele achou isso o máximo. É um bom exemplo de homem que me merece.

Sim
Eu me senti muito atraída e havia bebido um pouco. Apesar do excesso de bebida ter me liberado, foi um encontro e tanto. Acabamos por namorar por três anos e só terminou porque ele é estrangeiro e retornou ao seu país, no qual eu não tinha intenção nenhuma de morar.

Sim
Se rolar atração vale a pena, não importa se for apenas o primeiro encontro.

Sim
Porque estava querendo naquele momento e sabia que me daria prazer, portanto, pra que esperar se pra mim sexo não é cronológico, e, sim, natural do ser humano?

Sim
Porque sexo a gente faz quando tem vontade, e não seguindo regras, principalmente de comportamento.

Sim
Porque deu vontade. E aí, vou ficar reprimindo a minha vontade por causa de uns tabus machistas idiotas? Nem pensar! Se um homem vai medir meu valor pelo meu comportamento sexual, ele não me merece. Simples assim.

Sim
A forma como aconteceu e o clima de atração fatal não deixaram dúvidas de que era isso que nós dois queríamos. Foi maravilhoso.

Não
Nunca fiz, porque acho que é preciso envolvimento, empatia, cumplicidade, mesmo para o puro e simples sexo... Isso não acontece num primeiro encontro...

Não

Não acredito que se possa conhecer alguém o suficiente para se envolver sexualmente no primeiro momento, ainda mais nos dias de hoje, com tantas doenças perigosas, mas não condeno quem o faz.

Sim

Eu estava passeando em um parque e uma mulher passou por mim, encarando. Aproximei-me, começamos a conversar, rolaram uns beijinhos e fomos ao motel mais próximo.

Sim

Já fiz muitas vezes. Quando havia tesão, a intimidade e o afeto surgiram fortes nesses primeiros encontros.

Sobre esta questão

É claro que é natural uma mulher não transar com um homem, no primeiro ou em qualquer outro encontro, se não sentir tesão por ele. Entretanto, não são poucas as mulheres que, apesar de se entregarem a beijos e carícias ardentes, se impõem limites rígidos, freando um intenso desejo de fazer sexo no primeiro encontro. Por quê?

Podemos encontrar a resposta na expectativa social a respeito da sexualidade feminina. Se uma mulher foge ao padrão de comportamento tradicional, ou seja, não esconde que gosta de sexo, é inacreditável, mas ainda corre o risco de ser chamada de galinha ou de piranha. As próprias mulheres participam desse coro, ajudando a recriminar as outras que conseguiram romper a barreira da repressão e exercem livremente sua sexualidade. Não é nenhuma novidade, mais uma vez os próprios oprimidos lutando para manter a opressão.

Para o homem é diferente. Fazer sexo com uma mulher no mesmo dia em que a conhece é considerado natural, ele até se valoriza por isso. Há os que se dizem liberais, sem preconceitos, nada moralistas. Será? Para se ter certeza, é só perguntar o que elas acham da mulher que transa com um homem no primeiro encontro.

A maioria das mulheres se recusa a fazer sexo no primeiro encontro, mas não por falta de desejo. É a submissão ao homem, ou seja, a crença de que tem que corresponder à expectativa dele. A partir daí inicia-se uma encenação, na qual o script é sempre o mesmo: o homem pode fazer sexo, a mulher, não. Ele insiste, ela recusa. O tesão que os dois sentem é igual, mas ele continua insistindo, e ela continua dizendo não. Ela acredita que, se ceder, ele vai desvalorizá-la e não vai se dispor a dar continuidade à relação. Vai sumir logo depois que gozar. E o pior é que muitos homens somem mesmo.

A luta interna entre os antigos e os novos valores não está concluída. Alguns se sentem obrigados a depreciar a mulher que sentiu tanto desejo quanto eles e não fingiu. "Ora, ela deveria saber resistir mais bravamente", pensam. Submissos ao modelo imposto, funcionam como robôs, aceitando que seja determinado com que mulher podem namorar ou casar.

Afinal, em que encontro a mulher pode fazer sexo com um homem? No segundo, terceiro, sexto? Qual? O grau de intimidade que você sente na relação com uma pessoa não depende do tempo que você a conhece. Além disso, o prazer sexual também independe do amor ou do conhecimento profundo de alguém. Para um sexo ser ótimo basta haver muito desejo e vontade de curtir. E uma camisinha no bolso, claro.

Estamos vivendo um momento de transição, em que os antigos valores estão sendo questionados, mas novas formas de pensar e viver ainda causam medo pelo desconhecido. Há os que sofrem por se sentir impotentes para fazer escolhas livres. É preciso ter coragem.

Existe algo no sexo que você gostaria de experimentar? O quê?

Placar

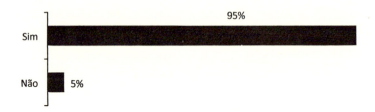

Comentários

Sim

Fazer sexo anal na minha namorada.

Sim

Uma simulação de um estupro com minha namorada.

Sim

Participar de uma orgia.

Sim

Eu adoraria que meu namorado me puxasse pelos cabelos e me jogasse na cama. Podia até me dar uns tapas e depois me comer bem gostoso. Mas como dizer isso a ele? Ele acha que no sexo só pode existir carinho.

Sim

Fazer uso de um vibrador.

Sim

Transar vestido de mulher, com peruca e salto alto.

Sim

Queria outra parceira na mesma cama.

Sim

Gostaria que minha esposa fizesse sexo oral em mim. Porém, ela mesma diz que nesse campo nunca vou ter sucesso.

Sim

Gostaria de fazer sexo com dois homens. Enquanto um acariciava meus mamilos, mordia-os, o outro lambia minha vulva, meu clitóris. Só de pensar já fico excitada!

Sim

Gostaria de fazer sexo anal e também sexo com outro homem, juntamente com meu marido.

Sim

Gostaria de transar com dois homens.

Sim

Meu namorado fazer sexo oral em mim.

Sim

Gostaria de fazer sexo com duas mulheres. Deve ser o máximo!

Sim

Fazer sexo com dois homens. Também sou homem, mas tenho essa fantasia.

Sim

Fazer sexo grupal.

Sim

Fazer sexo, ao mesmo tempo, com dois homens.

Sim

Ir a uma casa sadomasoquista com minha esposa e deixá-la olhar eu ser torturado por dominadoras profissionais.

Sim

Sexo a três: eu, meu namorado e uma outra mulher (que não conheçamos). Até posso propor isso a ele, meio em tom de brincadeira. Mas se for sério, acho que ele não vai aceitar.

Sim

Transar a três: eu, meu marido e outro homem. Será que sou normal?

Sim

Sexo a três: eu, ele e uma mulher linda. Mas ele não poderá tocá-la, apenas eu.

Sim

Uma relação conjugal amorosa bastante intensa.

Sim

Ter um orgasmo com a minha mulher, assistindo a uma cena de sexo de um filme pornô.

Sim

Transar com um casal.

Não

Eu não faço tudo, mas minha esposa sabe que eu gostaria de fazer sexo com duas mulheres e gozar na boca.

Sim

Fazer sexo com uma mulher, juntamente com o meu marido. Mas somente eu posso tocá-la.

Sim

Faz cinco meses que estou namorando; ele é dez anos mais velho que eu, e como tenho só 17 anos, ele deve pensar que sou meio bobinha em questão de cama, mas ando com muita vontade de fazer loucuras, partir para sadomasoquismo sem exageros, lugares públicos e tal... mas ainda tenho uma certa vergonha de falar com ele, de propor alguma coisa e ele não gostar, mas eu gostaria que toda essa ideia partisse dele.

Sim

Transar com dois homens, mas acho que meu namorado não iria concordar.

Sim

Beijar e chupar os seios bem grandes de outra mulher enquanto transo com meu parceiro. Tenho muito tesão por seios grandes, mas não sou lésbica.

Sim

Gostaria que minha namorada topasse transar com outro homem, que seria nosso macho.

Sim

Gostaria de fazer ménage à trois masculino.

Sim

Sexo a três.

Sim

Transar com mais de um parceiro, não sei se o atual aceitaria.

Sim

Gostaria de ser passiva no sexo anal.

Não

Nada. Faço tudo o que quero.

Sim

Sexo com mais de uma mulher.

Sim

Gostaria de participar de um swing.

Não

Às vezes acho meu namorado contido, mas vai do estado de espírito dele. Também vivo desculpando suas atitudes. Enfim, sou eu quem viajo e faço a minha festa. A participação dele é pequena. Qualquer hora o caldo entorna.

Sim

Raramente eu tenho coragem de propor o sexo anal, por saber que as mulheres costumam ter medo. Mas também poucas vezes tenho coragem de gozar enquanto ela faz sexo oral.

Sim

Gostaria muito de sair com outros homens, já que o meu marido foi o único até agora. Eu tenho muita curiosidade em saber se é igual a transar com outra pessoa. Será que eu vou saber fazer? Com meu marido é fácil e divertido, a gente se dá muito bem na cama. Mas como seria com outra pessoa? Muitas amigas minhas dizem que é diferente de um homem para outro, e até mesmo meu marido já comentou que é diferente em relação às mulheres também, já que ele teve outras antes de me conhecer. Essa curiosidade é normal? Às vezes me sinto culpada. Não quero traí-lo, mas vivo pensando nisso ultimamente.

Sim

Gostaria de propor a minha esposa ficar vendo eu transar com outra ou outras mulheres!

Sim

Queria que meu marido mijasse em mim ou dentro de mim. Acho que dentro de mim seria mais gostoso. Sentir aquele líquido quentinho lá dentro e o restante escorrendo pelas pernas deve ser maravilhoso. Mas ele não quer. E tem outras coisas também.

Sim

Queria pedir que minha esposa me estimulasse no ânus.

Sim

Não é que falte coragem pra propor, mas meu marido não aceitaria. Eu tenho a fantasia de transar com dois homens de uma só vez.

Não

Tudo o que eu desejo fazer no sexo tenho coragem de propor, pois tenho com meu namorado um relacionamento bastante aberto, de tal modo que se não faço algo é pura e simplesmente porque não quero, e não porque teria inibição ou algo parecido.

Sim

Eu gostaria de propor à minha namorada que ela me comesse com um vibrador, daqueles que se amarra na cintura. Mas tenho medo que ela pense que sou gay.

Sim

Gostaria de ver minha mulher levando aquele amasso e depois transando com outro homem tão bem dotado quanto eu. Curtiria ser um observador e em alguns momentos participar. Penso também em participar de swing, mas acho que tudo deve ser realizado gradualmente para verificar se é isso mesmo de que vamos gostar.

Sim

Fazer sexo com outra mulher. Sentir suas mãos tocando meu corpo, sentir a bucetinha dela tocar a minha. Estou quase pirando desde o dia em que meu amigo falou que sua fantasia era ver duas mulheres transando. Sempre tive vontade, aliás a minha primeira experiência sexual foi com uma garota e nunca esqueci. Ultimamente só penso nisso, só sonho com isso e cada dia que passa fica mais forte essa vontade.

Sim

Lamber uma vagina bem grande e molhada de uma mulher de coxas grossas e que gema muito...

Sim

Gostaria de transar com um travesti lindo com corpo esculturcal. Sou casada e tenho atração por mulheres. Isso seria a combinação perfeita.

Sim

Meu namorado sente vontade de lamber meu ânus, ele está quase lá, estou com muita vontade que isso aconteça para saber como é. Sexo anal eu já pratico e acho muito gostoso, principalmente com camisinha e lubrificante, facilita a penetração e é seguro e higiênico. Agora, sexo oral no ânus, nunca fiz e nunca fizeram em mim

Sim

Já transei com uma mulher e foi muito gostoso, agora gostaria de experimentar sexo a três. Duas mulheres e um homem, só que ele obedece, e as mulheres mandam. Com tudo que tem direito. Sexo é isso, é prazer sem pudores, é fazer de tudo que der vontade, sem ter medo ou vergonha.

Sim

Gostaria de ser amarrada na cama e que meu namorado me excitasse muito e depois me desse umas chicotadas, que não são para machucar.

Sim

Eu adoraria participar de uma suruba, muita gente numa cama enorme. Tira daqui, mete ali, goza lá... É o que eu gostaria.

Sim

Transar com meu namorado usando um vibrador no clitóris enquanto ele me penetra a vagina.

Sim

Estou desiludido, pois durante um bom tempo acreditei na verdadeira fonte de prazer sexual vinculada ao amor romântico (talvez eu esteja acordando). Acho, realmente, que o sexo deve ser feito sem pudores, sem recalques (não quero dizer que tenha de haver desrespeito com a pessoa). Acho que o casamento dilui um pouco essas possibilidades. Percebo que o ser humano nasceu para ser livre e buscar, sem hipocrisias, tudo que possa lhe proporcionar prazer. Estou sem coragem de me separar, meu companheiro me enche de culpas, controla meus passos; me sinto infeliz e meu desejo por ele vai se reduzindo. Sinto-me frustrado. Mas sei que não deveria. Gosto de um sexo mais primitivo, com um pouco mais de pungência (não é violência, mas algo sem pudores e com possibilidades). Mas isso o assusta e, por isso, estou reprimido e sem tesão por ele. Já sinto vontade de procurar outras pessoas e, às vezes, mesmo com ele em casa, prefiro me masturbar sozinho fantasiando tudo o que quero. Acho que não quero mais casar. Procurei até esses meus quarenta anos reproduzir uma cultura hipócrita que me foi passada. Gostaria de ser um pouco mais feliz, sem recorrer a antidepressivos e calmantes.

Acredito, agora, que qualquer forma de repressão desconstrói possibilidades de prazer e felicidade. Quero estar livre, mesmo sozinho, mas buscando em mim outro significado para a palavra "solidão". Eu conseguiria ser feliz sem estar convencionalmente casado?

Sim

Sexo anal com outro homem enquanto meu marido assiste.

Sim

Sou homem e gostaria de fazer sexo com duas mulheres, e que uma delas me penetrasse no ânus.

Sim

Que a minha namorada usasse um vibrador no meu ânus.

Sim

Gostaria de fazer sexo com dois homens bem fortes, que me pegassem de jeito, me colocassem uma venda nos olhos e fizessem loucuras comigo... Tenho muito tesão só de pensar em fazer sexo oral em um e ser penetrada por outro e depois pelos dois juntos.

Sim

Ter um orgasmo em cima da minha mulher, como os homens têm nos filmes pornôs.

Sim

Fazer sexo com um rapaz cego. Como os cegos usam os outros sentidos pra compensar a visão, ele usaria de outros artifícios para conhecer o meu corpo e me dar prazer. Ele tem que ser uma pessoa extremamente atraente e gostar muito de sexo. Penso também em fazer sexo, eu e meu parceiro vendados, mas não seria o mesmo que um cego.

Sim

Gostaria de ter a minha xana depilada por outra mulher, e depois que ela terminasse a depilação, ela me penetrasse com um pênis de borracha (daqueles que prendem na cintura dela) na xana e atrás também.

Sim

Tenho 35 anos e sou casado com uma mulher de 27. Mas sempre tive atração por coroas, ou seja, mulheres com o dobro da minha idade. Tenho um enorme tesão por mulheres como Ana Maria Braga. Será que isso é algum desvio de comportamento?

Sim

Transar com minha namorada e a mãe dela é quase um desejo incontrolável. A mãe dela é muito linda e vejo que dá corda para que isso aconteça; ela praticamente deseja isso. O problema é minha namorada, não tenho nem coragem de falar disso com ela.

Sobre esta questão

Ainda existe muita inibição no sexo. Quando se pergunta se algumas pessoas fazem sexo melhor do que outras, muita gente responde que não. Afirmam que uma boa relação sexual depende exclusivamente do amor entre os parceiros. Entretanto, por mais que duas pessoas se amem, a relação sexual pode ser de baixa qualidade, com pouco prazer e nenhuma emoção. As pessoas que gostam de verdade de sexo e o sabem fazer bem não têm preconceito nem vergonha, consideram o sexo natural, fazendo parte da vida, sendo livre a busca do prazer.

Durante muitos séculos o sexo foi considerado abominável. Com muita condescendência foi permitido no casamento, e mesmo assim, só para a procriação. Durante o ato sexual, uma única posição era permitida: o homem estendido sobre a mulher, ela deitada de pernas abertas, a famosa papai e mamãe. No século XV, havia a crença de que quando as mulheres ficavam por cima do homem enlouqueciam, e se ficassem na posição de quatro, os filhos nasceriam aleijados. Claro que hoje ninguém mais acredita nisso, mas o sexo como algo perigoso e sujo ficou no inconsciente de todos.

A criação da pílula anticoncepcional mudou muito as mentalidades. Pela primeira vez na história, o sexo se dissociou da procriação, podendo aliar-se ao prazer. E as pessoas passaram a desenvolver cada vez mais o prazer sexual. Entretanto, encontramos ainda muita gente com inibições, censuras e tabus. Quantos desejos e fantasias são reprimidos por fugirem do padrão estabelecido? Quantos homens limitam seu próprio prazer e o de suas namoradas ou esposas e procuram mulheres fora de casa? E as mulheres que são censuradas ou censuram qualquer tentativa de escapar da monotonia das regras estabelecidas?

Existem práticas que são alvo de maior preconceito, nos dias de hoje, apesar de toda a liberação sexual. Sexo anal e sexo com mais de duas pessoas na cama estão entre elas. Em alguns casos um dos parceiros tenta romper essa barreira moralista e se frustra por não conseguir. Mas o que não vale fazer na cama é constranger o outro, insistir para que faça algo que não tem vontade. Só vale o que é prazeroso para os dois. Esse é um critério que não tem erro, muito simples de ser adotado. Mesmo porque qualquer coisa que se faça por obrigação ou só para agradar tem seu preço cobrado depois, e é altíssimo.

Existe cantada irresistível? Como foi a melhor cantada que você recebeu?

Placar

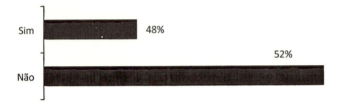

Comentários

Não

A cantada somente será irresistível quando eu estiver interessada na pessoa.

Sim

Foi a cantada mais bonita que já recebi. Ele disse que eu era linda e que gostaria muito de me beijar. Nos beijamos por muitos minutos e realmente valeu a pena. Eu me senti como uma linda mulher, coisa que não sou, mas ele me fez sentir assim. Adoro cantadas delicadas e sensuais.

Não

Sinto sinceramente dizer, mas não há cantada irresistível. Seria fazer pouco caso do(a) "cantado(a)". O que chamamos de cantada irresistível é a combinação, implícita, de quem canta com quem é cantado, sempre... Quando um não quer, dois não brigam, não é mesmo? Eu tinha 28 anos (1981), era verão de rachar e estávamos trabalhando loucamente. Virei-me para uma colega e disse: "Quer um café? Acho que estamos precisando." Ela interrompeu o trabalho, olhou para mim e muito séria sapecou: "É... já que não posso beber você, aceito o café."

Me olhou bem fundo nos olhos por uns três segundos, não mais. Voltou ao trabalho como se nada houvesse acontecido. Fui buscar o café meio zonzo ("Como é que é?"). Eu nunca a paquerara. Uns três anos depois estávamos numa festa com nossos cônjuges, quando subitamente ficamos juntos no meio da pista de dança (rolava uma tremenda disco music). Perguntei sobre aquele fato e também porque ela nunca mais disse ou insinuou nada. Me olhou com aqueles mesmos olhos de três anos antes e sapecou no mesmo tom: "Disse porque era tarada em você e nunca mais disse nada porque atração é igual receita de bolo: passou do ponto, sola." Sorriu e me puxou para dançarmos, mas separados... Me marcou pela decisão e sinceridade dela.

Sim

Existem cantadas tão cheias de imaginação que o mínimo que se pode fazer é parar para conversar com o seu autor. Uma vez num museu, fiquei olhando para um homem bem charmoso, mas como sou meio tímida, isso é o máximo que faço. Acabei me distraindo e ele sumiu. Eu estava procurando-o quando ele surgiu atrás de mim e perguntou se não podia me ajudar a achar o que eu estava procurando. Eu fiquei totalmente desconcertada; ele perguntou se eu não estava procurando um café e lá fomos nós tomar.

Não

Porque quando o sujeito não me interessa, não permito que ele se aproxime e por isso, se sentir que ele está querendo forçar uma barra, dou um jeito de cair fora. É uma saída pela tangente!

Sim

Era a primeira vez que nos víamos, depois de termos teclado por algum tempo. O nervosismo dominava e ambos falávamos sem parar. De repente, ela parou e disse: "Então, agora me beija."

Não

Eu, pelo menos, nunca testemunhei. Já vi muitas vezes homens jogando cantadas e as mulheres, obviamente, fazem que não ligam. Já ouvi histórias de colegas que também tentaram uma cantada mais discreta (havia apenas ele e a pretendida), e, mesmo assim, ela não caiu. Mas no outro extremo, eu já presenciei menina dando bola pra rapazes! Riem com qualquer besteira que falam, jogam charme etc. Por isso que eu não acredito em cantadas e não perco tempo fazendo isso. Acho que quem joga uma cantada barata quer apenas lavar a alma, ir à forra.

Não

Se você não está a fim da pessoa, não tem jeito. Pode ser a cantada mais bem bolada que não caio, não.

Sim

Interessante não sei se foi, mas foi muito engraçada... Foi no verão passado e eu estava queimadíssima, bem sarada e com essa moda de tomara que caia, estava me sentindo poderosíssima. Lá estava eu indo ao meu trabalho, vestida com essas saias secretárias, tomara que caia e uma das minhas sandálias de salto alto, descendo a rua, e um funcionário de um certo estacionamento da região disse quando passei por ele: "Só no sapatinho ôôôôô..." Morri de rir! Na época, tinha passado aquela novela da Sandrinha [*Torre de Babel*].

Não

Existe a combinação da vontade de seduzir e ser seduzida. Quando me deixo ser cantada, na verdade, eu estou interessada naquele homem, me sinto atraída por ele e permito que ele se aproxime porque eu o quero, desejo. E vice-versa. A melhor cantada que levei foi um convite irresistível pra jantar em Nova York, no dia seguinte. Fui e durou exatos vinte anos.

Não

Na verdade, me pareceu antes um elogio do que uma cantada. Numa roda de amigos, o galanteador declarou que se um dia ele se separasse da mulher dele, a única mulher que o interessaria seria eu.

Não

O efeito de uma cantada não depende de quem dá, mas, sim, de quem recebe. Pode ser a melhor cantada do mundo, mas se a pessoa não estiver a fim, não vai dar em nada. Por outro lado, já arrisquei algumas cantadas péssimas, e o resultado foi o sucesso. Volto a insistir: depende de quem recebe.

Sim

A cantada mais irresistível foi a que o parceiro me abordou me enchendo de elogios e depois pedindo para que eu o deixasse me dar um beijo, apenas um beijo. Depois disso senti que se o beijo foi tão maravilhoso, imagina o resto, então cedi, com certeza.

Não

Não, não existe cantada irresistível. Existe atração irresistível, momentos em que encontros acontecem e são irresistíveis. A cantada pode até não ser babaca — como são a maioria delas — e a outra parte não estar receptiva, conectada. O momento em que a cantada foi irresistível, seria com qualquer frase ou mesmo com um quase silêncio. O que vai acontecer já está, bioquimicamente, ali, ou não.

Não

A cantada que toca na sua carência, sonho, enfim, expectativas, é a cantada infalível, por isso a melhor cantada depende do momento que você está vivendo.

Não

Só existe cantada quando queremos, quando a química se faz presente.

Sim

Se você namorar comigo, faço tudo que você quiser.

Não

Não acredito em cantadas. Você tem interesse ou não na pessoa. Sempre gostei de homens tímidos e envolventes. E alio cantadas a jogos de poder.

Não

Estava no metrô, e um homem de meia-idade ficou atrás de mim falando um monte de sacanagem. Eu fiquei excitada e até hoje não esqueço este momento. Já me masturbei pensando naquele homem. Será que existe alguma coisa de errado comigo? Tenho 15 anos e sou virgem. Depois daquilo, não sinto mais tesão por gente da minha idade. Gostaria de dar para um coroa igual àquele.

Não

Acho que toda cantada é aproveitável, pois a intenção é sempre a de atrair a outra pessoa. Só que tem pessoas que não aceitam "não" a cantada, mas a outra. Acho que a cantada vinda de uma pessoa que já tem uma certa afinidade sempre dará resultado.

Não

Eu sou homem, não recebo cantadas, infelizmente.

Não

Foi a última. Disse para a amiga que estava indo para a faculdade. Ela, insinuando que eu fosse um "estudioso", bem próxima, me pediu umas aulas.

Sim

Quando a mulher te tasca um beijo e você não tem tempo para pensar.

Não

Sempre estava indo para cama com uma amiga, até que numa das vezes em que eu ainda não tinha saído, ela perguntou: "Quando você vai ter um tempinho para mim?". Como naquela noite já estava acompanhado, tive que satisfazê-la somente na noite seguinte. Isto foi no Rio, em 1989.

Sim

Num dia de frio, um homem bonito no metrô, quase sussurrando, disse ao meu ouvido: "Gostaria de percorrer seu corpo com minha língua quente e molhada para te aquecer!" Juro que na hora desejei por aquilo, mas ele logo desceu e tive que reprimir essa onda de arrepios que percorreu meu corpo.

Não

Um dia estava sozinho em uma sala de aula com uma aluna e comentando com ela falei: "O duro é estar sozinho sem ninguém." Ao que ela prontamente respondeu: "Mas você não está sozinho."

Não

Ela olhou nos meus olhos e disse: "Seus olhos não mentem." Me deu um beijo e continuou: "Eu sabia que queria isto, mas se eu não o fizesse você não o faria."

Não
Eu detesto cantada. Nunca achei nenhuma boa. Bom mesmo é quando um carinha vai chegando e abrindo logo o jogo. Sinceridade é bom, honestidade é bom. Um pouco de sedução é legal, mas cantada sem "eira nem beira" não está com nada!

Sim
Acho que quando a pessoa consegue perceber exatamente o que dizer e como dizer, ou seja, quando saca o canal da outra, não tem jeito, balança mesmo!

Não
— Seu pai é ladrão? — Não. — Mas então como ele roubou o brilho das estrelas para colocar em teus olhos?! "Ou" — Você não se machucou? — Por quê? — Porque você parece um anjo que caiu do céu.

Sim
Depende da forma como é feita, das palavras, do olhar, do tom de voz, da sensualidade e, principalmente, do teu estado de espírito no momento.

Sim
Quem pensa que não é nada acaba sendo tudo.

Não
Para mim, a melhor cantada é aquela dada apenas com o olhar que diz: "Quero você!".

Sim
Havia um bar na rua da minha casa e todos os dias eu passava na frente. Percebi que havia alguém me observando, até que certa vez parei e vi que era um rapaz alto, moreno, de mais ou menos quarenta anos. Desde o dia que percebi, comecei a passar com o carro e dar uma buzinadinha, até que uma vez eu passei no horário e ele não estava na porta do bar como de costume. Fiquei um pouco triste, mas, naquela noite, eu tinha uma festa para ir, então acabei indo para minha casa, me arrumar para sair. Quando eu estava saindo, encon-

trei-o na esquina de minha casa indo em direção ao bar. No impacto de vê-lo, parei o carro, ele também, e assim, olhando para mim, ele disse: "Boa noite, morena." Essa foi a melhor cantada, pois depois disso passamos a namorar, o que durou quase cinco anos.

Sim

Não me lembro. Mas acho que se resiste de acordo com o grau de carência com que estamos no momento. Se estamos muito bem, apaixonadas, coração acelerado, todas as cantadas são resistíveis. Porém, se estamos naquela fase negra, doida para uma grande paixão, um príncipe encantado, acho que caímos na primeira que aparecer.

Sim

"Você é linda, mais que demais, você é linda sim..." Caetano Veloso devia estar pensando em você quando fez esta música!

Sim

Vamos trocar uns cuspes?

Sobre esta questão

Não acredito que exista uma cantada irresistível. A mesma cantada pode ser irresistível para uma pessoa e completamente sem graça para outra. Na realidade, pode até ter o efeito contrário: afastar qualquer possibilidade de conhecimento. Para se conquistar alguém é fundamental que o comportamento não seja o mesmo de sempre, estereotipado.

Algumas mulheres gostam de cantadas, não muito diretas, mas também ousadas, que denotem confiança e decisão. Outras, entretanto, preferem aquela quase imperceptível, que vem do homem tímido. Os homens não deixam de ter suas preferências. Há os que não resistem à mulher que toma a iniciativa, admiram sua coragem e se entregam a ela sem titubear. Outros detestam mulheres tão decididas, alegando que se sentem desconfortáveis fora do papel de conquistador.

Percebendo isso, algumas mulheres usam estratégias para não se mostrarem tão atiradas. Uma delas estava numa festa e queria muito se aproximar de determinado homem, que conversava numa roda de amigos. O que ela fez? Simulou uma queda e ele teve que ampará-la nos braços. Ficaram juntos três anos. Antigamente deixavam cair coisas mais leves, como lenços. Homens inseguros necessitam testar o tempo todo seu poder de sedução. Na verdade, eles não desejam uma pessoa específica, o que querem é conquistar alguém para se certificar de que são machos. A mulher percebe não existir interesse real por ela e pode recusar, não estando disposta a representar o papel de coadjuvante das afirmações pessoais do homem.

Pessoas que se separam após longo período de casamento apresentam um comportamento curioso. O homem se sente desprotegido, perdido no mundo, como um passarinho que não consegue viver fora da gaiola. Quando sai com amigos para avaliar se está sendo desejado, é muito comum ficar confuso. Numa mesa de bar com várias mulheres conversando, ele lança olhares, faz caras e bocas para todas. Assim não consegue nenhuma, claro. Ou então, basta uma mulher dar uma olhada de relance e pronto. Ele já entende isso como conquista consumada. Aproxima-se cheio de si e se frustra, ainda por cima "pagando o maior mico". Depois de tanto tempo limitado por uma vida típica de casado, ele perdeu a sintonia fina para interpretar os sinais e perceber quando pode ir em frente.

As mulheres, de modo geral, acreditam que só serão valorizadas se tiverem um par amoroso. A busca vai se tornando incessante e elas se fazem lindas, vão de bar em bar, de festa em festa, esperando que os homens as percebam e tomem a iniciativa. Estão sempre prontas a rejeitar qualquer contato físico mais íntimo, acreditando dessa forma parecerem mais desejáveis.

A cantada terá mais chance de êxito se houver espontaneidade e um interesse verdadeiro pela outra pessoa. Não existindo situações iguais, só as singularidades do outro sendo percebidas são capazes de abrir um canal para a comunicação afetiva.

Existe diferença entre amor e paixão? Qual?

Placar

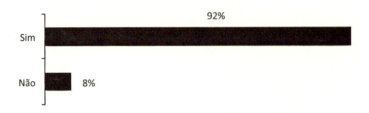

Sim — 92%
Não — 8%

Comentários

Sim

Paixão é taquicardia, pulso acelerado, pressa, imensa pressa. É o turbilhão das águas a cair em cascata, que arrasta tudo à sua passagem. Amor é serenidade, calor em temperatura estável, fusão, é falar sem palavras. Mas para que tudo isto não se transforme num arrastar de duas pessoas convencidas de que tudo está sempre bem, é bem preciso um pouco de paixão, de loucurazinha para temperar.

Sim

A mesma diferença que existe entre emoção e sentimento. A paixão, enquanto componente do amor, é igual à emoção dentro do sentimento; é saudável. O amor, enquanto componente da paixão, é igual ao sentimento dentro da emoção; é estático.

Sim

Na minha opinião, amor é uma sensação mais consciente, menos intensa e mais duradoura. Paixão é uma sensação que pode ser pouco consciente, muito intensa e, muitas vezes, menos duradoura.

Não

Sente paixão aquele que não tem coragem de admitir que está amando.

Sim

É necessário que a paixão se transforme em amor para que dure, pois paixão é algo muito bom e louco que queima e, por isso, pode passar com facilidade, se não se transforma em amor.

Sim

A paixão é um sentimento interno exclusivo sem nenhum compromisso com o mundo real ou externo. Não importa se a(o) amante é imperfeita(o), dentro da nossa cabeça, ela(e) é perfeita(o). A paixão diminui à medida que a realidade vem a tona, daí pode surgir o amor ou o descaso.

Sim

Acredito que a paixão é aquele sentimento que chega até ser "devastadora" sem ter limites de lugar ou espaço e, lógico, que pode se tornar um amor mais na frente, pois o sentimento de amor é o mais elevado dos sentimentos, é a troca sem espera, é querer sempre estar perto e fazendo tudo pela outra pessoa pelo prazer, é companheirismo, o que às vezes não existe em uma paixão. É o que acho.

Sim

Amor é opção, ou seja, escolhemos amar uma determinada pessoa e, então, a amamos. Não importa o que ela fizer: continuaremos amando-a. Paixão é algo que acontece, e se bem correspondida pode virar amor, caso contrário desaparece.

Sim

Acredito que a paixão é um sentimento mais impulsivo, carnal, movido à pura emoção. A razão tem pouco espaço quando se trata de paixão. Já o amor é mais sensato, envolve emoção, razão, doação de forma mais ampla. É difícil definir e diferenciar. Obviamente, as diferenças envolvem mais coisas, mas resumidamente essa é minha opinião.

Sim

O amor não é um capricho a ser satisfeito: é essência; confiança, responsabilidade, consciência. Paixão é como um tornado: arrebatadora, muito intensa, que causa modificações em nosso comportamento. Parece que estamos em eterno estado de desespero. Não se sabe esperar, não há paciência. Exatamente o oposto do amor, o qual não tem pressa, sabe esperar e ter paciência. Parece um caminho para a sabedoria.

Sim

A paixão é quando deixamos tudo, até a nossa individualidade, só para podermos olhar nos olhos da outra pessoa, para podermos estar juntos. É um período em que não existem regras para nós. Tudo nos é permitido. O amor é diferente, é intenso também, mas é mais sereno, mais calmo, mais pensado. Aqui a nossa razão fala mais alto.

Sim

A paixão é um sentimento avassalador, urgente, que nos consome e tem curta duração. Ao findar, nos deixa com aquele gosto de chapéu velho na boca. A paixão exclui a racionalidade e a sensatez, e estas, quando aparecem, é porque a paixão já deixou de ser paixão, mesmo que ainda não seja sabido pelas partes. Já com o amor, a diferença é enorme. O amor nasce algumas vezes após a fase da paixão, em outras tantas só aparece com o passar do tempo; é solidificado quando há reciprocidade e sabedoria para tal e, quando chega para ficar, nos dá aquela sensação gostosa de que está tudo certo. Nada é desesperador como na paixão. O amor propicia a tranquilidade para desfrutarmos a delícia de senti-lo. E, para que, ao senti-lo, tenhamos o propósito de fazê-lo infinito enquanto dure. Não senti amor pelo meu marido nas primeiras vezes que saí com ele. Ele, ao contrário, já dizia que me amava. Eu duvidava como pode alguém amar quem é desconhecido? Só com o passar do tempo passei a amá-lo e a correspondê-lo. Até que resolvemos nos casar. Hoje, sinto a felicidade de amar e ser amada, a certeza de que as dificuldades serão contornadas e superadas, porque existe algo maior do que qualquer impecilho que apareça. E esse sentimento nos propicia uma calma muito grande, uma confiança de que a pessoa está 100% conosco e que estamos 100% com ela também. Pois o dia em que assim não for mais, o amor estará doente de um dos lados. A sabedoria é saber evitar a chegada deste momento, cultivando o amor como se fosse uma plantinha: delicada, frágil, necessitada de água, pouco sol e muita claridade.

Sim

A paixão cega, e o amor permanece. Seria interessante que pudéssemos sentir os dois ao mesmo tempo, mas confundimos tudo. Tenho 19 anos de casada e sei que já senti paixão pelo meu marido quando nos conhecemos, mas com o tempo isso foi se transformando em uma grande amizade e cumplicidade. Confiamos um no outro como um sendo o melhor amigo do outro, mas a paixão acabou. E o que sobrou, creio eu que é o amor. Porém, somos necessitados até quimicamente da paixão. Está explicado cientificamente que a paixão vicia, e vicia mesmo. Quem provou a paixão uma vez, vai querer vivê-la sempre mais vezes. Vira um vício. Ideal mesmo seria se pudéssemos ter as duas coisas por uma pessoa só, o que acho que explica a falência de nossos relacionamentos monogâmicos.

Sim

Amor é fraternal, de irmão, de amigo, de pai e mãe. Paixão é carnal, de homem com mulher, de homem com homem, de mulher com mulher, é insano, delicioso e perturbador.

Sim

O amor é um sentimento duradouro, no qual queremos bem à pessoa, amamos e literalmente "fazemos amor". A paixão é um sentimento muito forte e explosivo, porém passageiro. Geralmente, a paixão tem muita ligação com o sexo. É aquele fogo imenso que sentimentos quando vemos alguma pessoa.

Sim

Na paixão, o apaixonado pensa que ama o objeto do seu desejo, mas este é apenas um espelho para ele mesmo. No amor, você convive com a diferença, você vê o outro como ele é e não como um reflexo de si mesmo. A paixão é um deliciosa viagem ególatra, já o amor é melhor ainda porque você não perde a sua identidade.

Sim

Atualmente, acho que não é difícil diferenciar. Paixão: sentimento em que aquela pessoa é superimportante e em que se pensa nela o tempo todo, mesmo sabendo muitas vezes que a pessoa não vale nada; a gente nem pensa muito nisso. O tesão é maluco e, às vezes, temos atitudes que "nunca" tomaríamos. O sono já não é o mesmo. Até parece que podíamos ficar com a pessoa o tempo todo. A pessoa por quem estamos apaixonados geralmente parece que vai sempre nos deixar. Enfim, dá uma mudança geral na vida: muita emoção, adrenalina e frustração. "Poxa, que doideira que estou vivendo!" Amor é mais sereno e conseguimos ver os defeitos da pessoa amada, mas sempre a queremos bem e perto de nós.

Não

Acredito que uma coisa está interligada na outra, ou melhor, uma é consequência da outra. Não existe amor sem paixão.

Sim

Existe, claro. O amor é a construção de vidas em comum, onde o outro se funde em nós, nos perdemos nele, fisicamente, em projetos, desejos, sonhos. É o realizar-se pelo outro em si. A entrega sem medo, sem controle, sem posse. A paixão é a chama que mantém o amor aquecido, que faz com que o tesão exista e mantenha-se, e eu diria até que numa relação de amor, para ser eterno, há de ter sempre a paixão, a capacidade de fazer loucuras, que nos torna desmedidamente loucos para sermos do outro e pelo outro. No amor, a paixão é uma chama que oscila, dando-nos calma para amar e toda a loucura possível para continuar amando, interagindo no amor.

Sim

O amor envolve seu projeto de vida, e a paixão é um acidente de percurso, mais ligado às suas atrações sexuais, intensas e passageiras.

Sim

Amor é coisa mais profunda, eterna, e paixão é momento que passa com o tempo.

Sim

A paixão é obsessiva. É ver no outro qualidades que você imagina para encaixar no seu "script" de vida. O amor é geral e universal. Você ama o outro apesar das suas particularidades e defeitos. Você aceita que ele seja diferente de você. Você quer o bem do outro mesmo que ele se vá. Na paixão, não! Você regride, é como um bebezinho que quer que todas as suas vontades sejam atendidas. Apaixonar-se, apesar de, no início, parecer muito bom, é horrível!!!

Não

Acredito que um sentimento engloba o outro. Somente acredito na diferença entre amor e sexo. Não é que tenha de existir essa cisão, mas pode existir a atração física sem que, necessariamente, haja envolvimento afetivo de uma, ou de ambas as partes. A paixão, ao meu ver, é o primeiro sinal de que o amor poderá acontecer na relação. É a sintomatologia do amor, aquela pulsação mais forte, o calor intenso e outras manifestações que darão vazão ao amor, o qual complementará a vontade de estar junto, a troca de ideias, a reciprocidade, a atração sexual.

Sim

A paixão é explosiva, atômica, extremamente vibrante e enlouquecedora. Pode evoluir para o amor, mas pode acabar. Já o amor tem duração mais prolongada ou, muitas vezes, eterna. O indivíduo no estado de paixão não mede consequências: quer curtir a(o) parceira(o) intensamente, sexualmente, quer ter o gosto dela(e). No estado de amor, precedido ou não do estado de paixão, o indivíduo tem uma percepção mais madura de tudo que tem a ver com seu relacionamento com o outro.

Sim

Amor é um carinho muito grande com as pessoas, levando em consideração a proximidade, respeito e solidariedade. A paixão é química, posse e ilusão.

Sobre esta questão

Quase todos responderam que existe diferença entre amor e paixão. Concordo com a maioria. Existe diferença, e não é pouca. Ao observar as várias culturas, percebemos que a paixão está presente em qualquer lugar do mundo, e como diz o famoso antropólogo Malinowski, atormenta a mente e o corpo, conduzindo muitos a um impasse, um escândalo ou uma tragédia. Raramente ilumina a vida fazendo com que o coração se expanda e transborde de alegria. Quem assistiu ao filme Perdas e danos, *em que o protagonista se apaixona pela noiva do filho, sabe do que estou falando.*

O filme mostra como a principal característica da paixão é a urgência; ela é tão invasiva e poderosa que pode fazer com que sejam ignoradas todas as obrigações habituais. Perturba as relações cotidianas, arrancando a pessoa das atividades a que está acostumada, deixando-a completamente fora do ar. É comum se fazerem escolhas radicais e muitas vezes penosas — falta-se ao trabalho, larga-se o emprego, muda-se de cidade, abandona-se a família. O ardor sexual é um componente importante da paixão e por isso mesmo ela nunca foi aceita como base para o casamento. Ninguém ousava criar ligações duradouras a partir de um amor apaixonado.

Entretanto, paixão, amor romântico e amor são sentimentos distintos, embora confundidos com frequência. A paixão é de certa forma um fenômeno universal, mas o amor romântico é específico do Ocidente. Aproveitou alguns elementos da paixão, diferenciando-se dela em importantes aspectos. Ao contrário da paixão, em que ninguém consegue raciocinar, o amor romântico prevê uma vida a dois estável e duradoura. Geralmente ele está associado ao amor à primeira vista, ao casamento e à maternidade e também à crença de que o verdadeiro amor é para sempre. Desde o início se intuem as qualidades da pessoa, e a atração que se sente ocorre na mesma medida em que se supõe que ela vai tornar completa a vida do outro. Por isso, a atração sexual que se sente no amor romântico é mais tranquila, bem diferente do tesão enlouquecido que se vive na paixão.

Os homens nunca tiveram problemas para resolver a questão entre o amor romântico, carinhoso e terno do casamento, e a paixão sexual pela amante. E a vida seguia em frente com o confinamento da sexualidade feminina ao casamento, e a mulher orgulhosa por ser considerada respeitável.

Na base do amor romântico, observa-se um conjunto de práticas que povoam as mentalidades amorosas desde o século XII, quando surgiu o amor cortês. Entre elas estão: idealização do bem amado, abdicação ao amor a si próprio, completa fidelidade. Nesse tipo de amor, esperamos que o outro nos complete preenchendo um vazio só percebido depois que a relação se inicia.

Falta falar do amor sem projeções e idealizações, que existe por si mesmo, só para amar e ser amado. O que se sente nesse amor? Prazer de estar com alguém, vontade de dividir nossas questões existenciais, participar da vida do outro e permitir que ele participe da nossa, ser solidário, torcer pela pessoa, sentir saudades. É claro que é possível amar muito uma pessoa e sentir tesão por ela. Ou não sentir tesão nenhum. Isso não faz a menor diferença no amor.

Existe diferença entre o orgasmo clitoriano e o orgasmo vaginal? Qual?

Placar

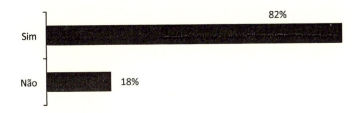

Comentários

Sim
O orgasmo clitoriano dá uma sensação rápida para se chegar ao clímax, e o orgasmo vaginal precisa de uma estimulação maior e com mais sensibilidade para que se possa chegar ao clímax.

Sim
O orgasmo vaginal é muito mais intenso!

Sim
O orgasmo clitoriano é aquele que se dá com a estimulação do clitóris; já no vaginal não há estimulação do clitóris.

Sim
O clitoriano é mais intenso.

Sim
Não sei o que é na prática o orgasmo clitoriano; aliás, gostaria de saber mais detalhes sobre o assunto. Mas, lendo alguns artigos seus, fiquei com a impressão de que o orgasmo clitoriano é muito mais excitante. Eu não curto muito o ato em si. Pra falar a verdade, tive

relações com um homem somente, há pouco tempo, e já tenho 29 anos. Gosto mais das carícias, por isso acho que ficaria louca com um toque assim.

Sim

O orgasmo clitoriano é muito mais intenso e, dependendo da mulher, através de estímulos no clitóris, mesmo após o orgasmo é possível orgasmos seguidos, múltiplos. O orgasmo vaginal é muito mais difícil de ser atingido, não são todas as mulheres que conseguem.

Sim

O clitoriano é melhor.

Sim

O clitoriano é muito mais intenso.

Sim

Nossa... muita! Todos os dois são ótimos, mas a sensação é diferente! Aliás, o orgasmo pode ser sentido de maneiras diferentes conforme o nível de excitação, o envolvimento, a intensidade.

Sim

O orgasmo vaginal, atingido com estimulação no ponto G, é muito mais intenso que o orgasmo clitoriano.

Não

Nunca tive um orgasmo vaginal, logo não posso compará-lo.

Sim

A sensação é diferente. O vaginal é mais gostoso, mais intenso.

Não

Orgasmo é orgasmo, e tesão é tesão.

Sim

Embora o vaginal seja clitoriano, em última análise, acredito que o fato de serem conseguidos de forma diferente já os diferencia.

Sim

O vaginal é estimulado pelo pênis, e o clitoriano, por outros meios.

Sim

Com certeza o vaginal é muito melhor. Claro que o clitoriano é bom, mas o vaginal dá uma sensação mais intensa...

Sim

O vaginal é profundo, chupando o pênis (ou o objeto que por ali estiver). O clitoriano é expulsivo, de superfície e, normalmente, genitália pura.

Não

Orgasmo é orgasmo, com estímulo direto ou indireto no clitóris.

Sim

A mulher que aprende a ter orgasmos vaginais desfruta de um prazer muito maior.

Sim

Tenho lembrança da sensação sentida durante um orgasmo vaginal somente em sonho, e existe diferença. O corpo todo sente e vibra, começa na vagina e se espalha por todo o corpo. O clitoriano é rapidamente atingido. O prazer é forte e rápido.

Sim

Para mim, conforme eu sinto, o orgasmo clitoriano é intenso, delicioso. Já o vaginal é sem graça... não me faz subir pelas paredes. Por isso é que sou mulher e adoro transar com mulher.

Sim

Diferença de intensidade.

Sim

Como homem não possuo experiência própria, mas algumas de minhas parceiras dizem haver.

Sim

O orgasmo clitoriano é mais localizado. O orgasmo vaginal você sente no corpo inteiro.

Sobre esta questão

A maioria das pessoas respondeu que há diferença entre o orgasmo clitoriano e o vaginal. Entretanto, é de admirar, mas até hoje alguns autores afirmam que todo orgasmo feminino tem que passar pelo clitóris. Dizem que sempre que a mulher tem orgasmo durante a penetração é porque o clitóris foi estimulado de alguma forma. Mas isso não é verdade; é o tipo de afirmação que prejudica e limita o prazer das mulheres.

A mulher pode ter orgasmo sem haver penetração. Quanto a isso ninguém duvida. Geralmente é assim quando ela se masturba. No aparelho genital externo o orgasmo pode ocorrer em várias partes, principalmente no clitóris e nos pequenos lábios, que são áreas com mais terminações nervosas. Com a penetração do pênis, a mulher pode ter orgasmo de duas formas: contraindo os músculos da vagina, e se o ponto G é pressionado e estimulado adequadamente. Isso não impede, entretanto, que, com o movimento do pênis dentro da vagina, o clitóris também seja estimulado. É o que se chama de orgasmo combinado.

A posição do homem e da mulher durante o ato sexual tem relação com o estímulo do ponto G, e a cooperação entre os parceiros é fundamental. Gräfenberg, o médico que descreveu esse ponto, afirma que o ângulo que o pênis forma com o corpo tem um significado importante e deve ser levado em conta.

Cada vez mais mulheres conhecem as diferentes formas de prazer sexual. Uma mulher de 25 anos contou sua experiência: "Com meu ex-namorado acontecia uma coisa que não acontece com os outros parceiros. Quando ficávamos um de frente para o outro, seu pênis alcançava aquele ponto dentro da minha vagina que me dava um prazer louco. Tinha muitos orgasmos seguidos e às vezes até ejaculava. Acho que era a maneira pela qual o pênis dele ficava ereto, encostado de encontro à sua barriga."

Mas esse não é o único jeito. Para alguns casais, a mulher estando por cima é a melhor posição para estimular a área do ponto G. Neste caso, um pênis de menor tamanho pode até ser mais eficiente do que um maior. Muitas mulheres consideram o orgasmo vaginal qualitativamente superior ao orgasmo clitoriano.

Elas declaram que é melhor porque envolve o corpo inteiro, diferentemente do orgasmo clitoriano, que pode ser mais agudo, talvez mais forte, mas a sensação se situa apenas na área genital. Entretanto, isso não significa em absoluto que o orgasmo clitoriano não seja também prazeroso. O problema é que há mulheres que se sentem diminuídas, como se fossem menos mulheres, por não conseguir orgasmos vaginais. Isso é um absurdo. Com toda a repressão da sexualidade feminina, seria estranho se o orgasmo da mulher fosse algo simples.

Nenhuma mulher é obrigada a perseguir o orgasmo vaginal, transformando sua vida sexual numa fonte de ansiedade e sofrimento. Contudo, o sexo é um aprendizado. É instintivo e natural apenas para a procriação, mas para o prazer todos temos muito que aprender. Usufruindo, na troca com o outro, o máximo que o sexo pode nos proporcionar, vamos nos transformando, e a vida vai se tornando muito mais gostosa.

Existe felicidade sexual? O que te faria feliz sexualmente?

Placar

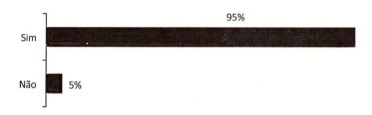

Sim — 95%
Não — 5%

Comentários

Sim

Quando me sinto capaz de ter e dar prazer para alguém, de preferência alguém por quem eu tenha uma grande atração. Estou há tanto tempo sem um parceiro que nem me lembro mais de como é ser feliz sexualmente. Acho a vida muitas vezes estúpida, pois diversas vezes, quando me declarei, fui rejeitada. Acho que para entrar nesse jogo tem que fingir o tempo todo, e eu detesto fingir. A vida é muito curta para perdermos tempo, mas tenho esperança em um dia sentir o gostinho de ficar feliz sexualmente, nem que seja por algumas horas, pois hoje em dia tudo tem que ser rápido. É a neura do momento. Tomara que as próximas gerações sejam mais felizes do que a minha.

Sim

O que me faria feliz sexualmente e, com certeza a todas as mulheres, seria um parceiro carinhoso e que se preocupasse tanto com o meu prazer quanto com o seu próprio. O ser humano, não só o homem, tende a ser extremamente egoísta quando o assunto é prazer sexual. Na minha opinião, o maior e melhor orgasmo não é o físico, mas, sim, o emocional, aquele que advém do prazer que se tem ao perceber o prazer que estamos proporcionando a outra pessoa, especialmente se a amamos.

Sim
Ter uma parceira liberal, que tivesse as mesmas fantasias que eu.

Sim
Transar com o parceiro que me atrai e que sabe dar e receber carícias. Acho importante a relação ser bastante variada para não cair nunca na monotonia. Acredito que haja mil formas de se dar e obter prazer. É necessário sentir o parceiro e se fazer sentir para que o entrosamento se aperfeiçoe.

Sim
Sexo com mais de uma mulher e com liberdade, sem preconceitos.

Sim
Muito carinho, atenção, toque, massagem e, finalmente, a excitação que leva a uma completa realização sexual, unindo corpo, mente, espírito.

Sim
Relacionar-me sexualmente com um parceiro que estivesse muito a fim de trepar comigo e que revelasse isso não só demonstrando sintonia com seus próprios desejos, mas também com os meus, que estaria disponível pra dizer quais são eles. Gosto particularmente de olhar e de ser olhada, de pegar e de ser pegada, pra começo de conversa. Assim dá pra começar uma deliciosa sacanagem.

Sim
Bom, existe com certeza, porque já senti muita. Hoje ando um pouco acomodada, a vida está muito agitada, e como ganhei peso não estou me sentindo mais tão sexy quanto antes, mas alcançá-la não é muito fácil, pois envolve muita coisa. Os parceiros têm que conversar, não ter medo de dizer o que gostam e não ter vergonha de fazer o que querem. Nem sempre é fácil, eu tive uma vida sexual maravilhosa com uma pessoa que realizava minhas fantasias e eu, as dele, mas às vezes, depois das loucuras e dos orgasmos imensos, vinha um certo desconforto, eu sentia que havíamos ultrapassado os meus limites, me sentia meio mal, meio suja. Éramos um pouco pervertidos, mas era extremamente satisfatório. Hoje estou com outro cara, com o qual me relaciono muito bem, o sexo é bom, não deixa a desejar,

mas às vezes sinto falta de um pouco mais de criatividade, embora sinta medo de ousar e depois sentir o que senti pelo outro depois de um tempo: nojo. Complicado, não?

Sim

Liberdade de ser e fazer o que quiser com o parceiro sem medos e repressões. Saber deixar o outro livre também para se sentir à vontade.

Sim

Sou feliz sexualmente com meu amante. Me sinto feliz porque: ele sente prazer em me fazer sentir prazer e vice-versa. Consegue dosar a relação para que possamos fazê-la longa e prazerosa para os dois. Sabe esperar o meu tempo de satisfação, se entrega inteiro para mim, me respeita, diz o que gosta e o que não gosta e também ouve o que eu gosto e não gosto.

Sim

A minha parceira realizar meus desejos sexuais sem restrições, e que tudo pudesse acontecer.

Sim

Felicidade sexual é parte da nossa vida feliz. Ser feliz sexualmente é poder transar sempre com quem você ama e é amado.

Sim

Fazer sexo com duas mulheres lindas e vê-las transando entre si.

Sim

Para mim, a felicidade sexual está na perfeita sincronia do carinho, do afeto e da imaginação da "putaria" e troca de energias entre os parceiros que os deixam liberados e totalmente abertos para todo tipo de carícia e modalidade do sexo. Inclusive para realizações de fantasias de ambos.

Sim

Já vivi a felicidade sexual com alguns companheiros. Para mim, a felicidade sexual é estar me relacionando com o outro sentindo-me presente, sem medos, em contato com meus próprios desejos e os desejos do outro. Esses desejos sendo atendidos na medida do meu prazer e do prazer do outro também. A felicidade sexual existe quando o contato corporal é gostoso, desejado e saciado por ambas as partes.

Sim

Para mim, o sexo sendo um complemento do amor e da vida a dois, quando o amor falha e a vida a dois está tendo atritos, somente com um sexo muito bem-feito para lapidar e curar feridas, pois quando entramos no êxtase, ficamos iguais uns idiotas, prometemos tudo e esquecemos as cagadas. Bom, é mais ou menos assim!

Sim

Primeiro, acredito que devemos entrar em sintonia com o nosso próprio corpo, conhecendo-o bem e aceitando suas imperfeições. Depois é necessário encontrar alguém compatível para, na cama, realizar sem pudores todas as fantasias. Acho que isso me basta para ser feliz sexualmente. Ainda peco na parte de aceitar o meu corpo.

Sim

É claro que existe felicidade sexual. Sou de opinião que o sexo não é tudo, porém, quando vai mal entre casais, as outras coisas costumam também ir mal. Minha felicidade sexual é ter prazer e dar prazer para minha parceira, é ouvi-la gemendo sem sentir dor, é ouvi-la gritar "bota a cama na esquina para todo mundo ver que eu sou feliz".

Sim

Realizar todos os desejos sexuais da minha parceira, sem timidez, sem violência e que ela também realizasse os meus. Minha atual mulher e eu estamos perseguindo isso: fazer amor como meio de dar e receber prazer, em que o orgasmo dela e o meu gozo sejam a nossa recompensa, utilizando nossas fantasias.

Sim

Claro que existe. E essa felicidade faz com que as pessoas se relacionem única e exclusivamente para o sexo. Mas ainda é difícil que as pessoas consigam separar amor de sexo, tanto que o sexo pode ser maravilhoso e não existir sentimento entre as pessoas. Felicidade sexual seria conseguir sexo criativo com o mesmo parceiro sem cair na rotina.

Sim

Ter uma parceira que fosse capaz de encarar o sexo como algo lúdico, prazeroso e descomplicado. Uma parceira capaz de se despir de todos os preconceitos e experimentar o novo, o inusitado, o "proibido".

Sim

Fazer sexo grupal com três mulheres, fazendo de tudo, realizando minhas fantasias e desejos sexuais! Claro que com amor. Pode até não parecer, mas tem que ter amor!

Sim

Óbvio que seria ter um homem simplesmente apaixonado por mim e eu por ele, com a potência sexual de um garanhão e que realizasse as minhas fantasias. Mesmo porque sou casada, não amo mais o meu marido, e ele nunca teve "fogo" para sequer me acender. E se me acendia, ejaculava trinta segundos após iniciar a penetração. O que foi sempre uma grande merda. Largar um marido por quem já se foi apaixonada não é nada fácil, mas ainda chego lá!

Sim

Felicidade sexual deve ser ter um parceiro com o qual possamos dividir todos os nossos desejos e pôr em prática todas as nossas fantasias sexuais, sem culpas e, sim, com bastante "cumplicidade". Esta é a palavra-chave para que um relacionamento jamais caia no lugar-comum.

Sim

Venho de um seminário que você organizou. Onde estão, no site, os homens que eu idealizei? Não, não quero esses que conheci por aí... Vivi 22 anos com um e me separei, ele nada entendeu... Ele, claro, não eu... Olho em volta, onde estarão? Quero aquele que queira saber do orgasmo tântrico, olho no olho, gozar sem gozar, mas gozar, mais gozar... Onde está? Vejo os carros à minha volta no engarrafamento. Casais voltam pras casas. Olhos entediados no nada... Vão deitar-se como eu fazia... Às vezes, como hoje, ainda querendo escrever uma poesia. Mas o tempo, a hora, amanhã, já não fazemos sexo há dias... Tá, adeus, poesia, vou lá, tento um carinho. Ele ejacula, mas já? Também você me deixou sem sexo.

Sou homem, não dá pra ficar esperando você se lembrar... se quiser eu arranjo outra... Socorro! Ele quer me jogar uma culpa... Minha poesia ficou... Também minha inspiração... Libido vai pro brejo... Cadê tesão? Haja sublimação... Você tem razão, Regina... Tem que acabar... O amor romântico/casamento, como em Gaiarsa...* Mas cadê os homens, aqueles homens? Sei que posso amar melhor, me dar, mergulhar... Idealizando outra vez? Quem sabe? Romanceando, com ares pós-modernos? É possível... Quero um homem que me revolucione as entranhas. Me arranhe a alma e deixe a cicatriz... Só assim eu vou poder lembrar que num dia, pelo menos um... o sexo me fez mais feliz...

Sim

Uma pessoa que faça tudo comigo sem eu precisar dizer o que quero, mas isso é de pele, tem que ter sintonia. Se existe? Existe! Existe mesmo!

Sim

Transar com uma pessoa que te dê prazer e com quem você não tenha tabus para poder fazer o que realmente deseja.

Sim

Sintonia, sincronia sexual, inclusive na hora do orgasmo. Posso estar enganada, mas acho isto importante e é uma meta a ser atingida somente através de uma ótima química entre os parceiros sexuais, e muito carinho, vontade, tesão, paixão e/ou amor... Mas não é impossível. Sexualmente, isto é importante, mas é claro que há outros fatores de ligação entre duas pessoas que vão além dos sexuais. Mas estes são importantíssimos, senão fundamentais!

Sim

Eliminar a maldita ejaculação precoce que me persegue há 44 anos de vida.

---

*José Ângelo Gaiarsa, psiquiatra especialista em comunicação não verbal, relacionamentos e sexualidade. (N. do R.)

Sim

É quando juntos podemos rir das mesmas coisas. Uma mistura de tesão com brincadeira. Muito carinho depois, muita conversa jogada fora.

Sim

Hoje, eu tenho um homem que me ama e nós dois nos completamos. Muito carinho, muito beijo, muita troca de emoção. Estou superfeliz com o meu parceiro. Creio que tê-lo já me deixa extremamente satisfeita emocionalmente, afetivamente e sexualmente.

Sim

Ter um amor de verdade que saberia me compreender, um garoto sincero.

Sim

Uma relação sexual solta, quase uma brincadeira, em que o único comprometimento fosse receber e dar prazer e afeto.

Sim

O ser humano é formado de espírito, alma e corpo, o sexo puramente carnal pode ser bom no momento, mas e depois? Quem se contenta com isto é como ficar roendo osso a vida inteira, sem tentar alcançar um suculento filé-mignon. Nós precisamos de algo mais além do físico e, quando há a associação dos três com AMOR, é uma delícia indescritível. Qualquer fantasia torna-se banal quando a pessoa atinge este ápice, não precisa de mais nada.

Sim

Seria o fato do meu marido não impor o que devo fazer na cama com ele; simplesmente ele me limita e eu quase sempre tenho sonhos transando de todas as formas com ele. Isso é horrível.

Sim

O sexo como sexo (lavou, tá novo), uma necessidade fisiológica, é como qualquer sonho de consumo que temos: quando não conseguimos, ficamos frustrados, e quando o temos nas mãos, ficamos felizes por aquela vitória. O sexo com fantasia, com paixão, com tesão, não foge muito à regra, queremos ter nossos desejos realizados, e se conseguimos, temos os nossos momentos de felicidade. Não me lembro onde li, mas foi algo assim: "A felicidade não é o destino final de nossas vidas, mas é o caminho que escolhemos para ir a qualquer lugar." Quanto à frequência, vai depender do apetite sexual de cada um. O meu seria por volta de três vezes por semana.

Sim
Saber que não sou amada e desejada com exclusividade.

Sim
Poder fazer sexo só com quem amo, que é minha mulher, e nunca mais fazer sexo com meu marido, o qual não consigo fazer entender que não quero mais ficar casada e que não é dele que gosto.

Não
Cada relação sexual, mesmo com um mesmo parceiro, é única. E sexo, como o amor, como vida em comum, como tudo, enfim, tem fases, momentos. Você é feliz um tempo, deixa de ser, volta a ser, assim como o amor oscila, também o sexo. Penso que o que me faria feliz seria uma maior liberdade, sem culpas por desejar ter outros parceiros, além do meu marido, apesar de amá-lo e não ter nenhuma intenção de viver sem ele.

Sim
Ter um parceiro que me amasse, fosse fiel e potente, que conhecesse meu corpo sendo capaz de me proporcionar orgasmos, que tivéssemos relações frequentemente com muita criatividade, brincadeiras e fantasias.

Sim
Amando uma pessoa que fosse carinhosa, sensível e com quem houvesse uma empatia em todos os sentidos, a felicidade sexual seria um complemento natural num relacionamento em que ambos se identificam e têm tesão um pelo outro.

Sim
Poder fazer sexo com a pessoa amada. Já estaria de bom tamanho. Sei que parece depressivo, mas é o que penso.

Sim

O que me faria feliz sexualmente é o prazer do parceiro estar atrelado ao meu, ou seja, sentir prazer e tesão em buscar o meu prazer, uma generosidade não muito comum entre os homens, que, normalmente, dedicam-se muito mais ao seu prazer e a pedir à parceira que faça dessa ou daquela forma. A descoberta do corpo do outro, por si só, já é motivo de prazer, o toque, o gosto, o calor. Então por que não fazer disso a grande felicidade sexual, complementada com o orgasmo, que pode, a partir dessa sensação, ser até melhor?

Sim

Ser feliz é atingir o clímax, sabendo fazer feliz a sua parceira. Ou seja, fazendo com que a mesma atinja também, não importa como.

Sim

Transar com quem se ama e deseja é uma felicidade. Viver a sexualidade com liberdade e sem tantos constrangimentos e vergonhas faz o sexo ser prazeroso e contribui com o que se chama de felicidade.

Não

Conhecer uma mulher que adorasse muito fazer sexo e que também conseguisse ejacular, pois adoro sexo oral e adoraria conhecer uma mulher que conseguisse gozar várias vezes.

Sim

Satisfazer uma fantasia sexual por semana e criar uma nova fantasia por semana.

Sim

Transar com o homem por quem eu estou apaixonada no momento. Isso já ocorreu, mas só umas poucas vezes. Gostaria que se repetisse. Mas ele é casado e eu sou comprometida também. Sei que não me quer mais e eu não insisto e nem insistirei jamais. Só que tenho a impressão que só serei um pouco realizada sexualmente quando fizer amor com ele novamente.

Sim

Uma mulher com bunda bem grande e com peito bem grande.

Não

Não acredito que haja alguma coisa que faça qualquer pessoa ficar feliz. Tenho certeza que a felicidade sexual de uma pessoa depende mais das realizações de suas fantasias e de encontrar alguém que entenda a sua modalidade, ou melhor, afinidade sexual.

Sim

O retorno de minha namorada.

Sim

O sexo livre entre duas pessoas que se gostam ou mais, afinal o ser humano é um animal social, sem preconceito de nenhuma forma. E viva o Kama Sutra!

Sim

Ter aquela pessoa que dividisse as minhas fantasias sem constrangimentos, medos ou vergonhas. Que saiba entender que sexo entre duas pessoas deve ser completo e aberto e que, entre duas paredes, o prazer deve estar em primeiro lugar. Se não for assim, não tem tesão; se não tem tesão, acaba. Vira amigo(a), companheiro(a) de casa e cama... Prazer com amor é a combinação ideal e perpétua para um relacionamento duradouro. Sem felicidade sexual, a felicidade não é completa. Será difícil encontrar alguém assim? Quem encontrou, parabéns.

Sim

Existe, embora ainda não tenha encontrado. Seria feliz sexualmente se sentisse prazer durante a penetração, pois só sinto antes (com as preliminares) e através da masturbação. Também o que deve fazer alguém feliz é encontrar outrem com as mesmas taras, ou seja, alguém que se encaixe perfeitamente com suas manias sexuais. Seria desagradável, por exemplo, um sadomasoquista com uma pessoa extremamente romântica.

Sim

Duas coisas: saber que minha parceira se sentiu realizada e termos liberdade.

Sim

Liberdade. Nada mais...

Sobre esta questão

Quase todas as pessoas acreditam que existe felicidade sexual. Muitos disseram que se sentiriam felizes se o sexo fosse lúdico e houvesse bastante liberdade, como expressa a seguinte resposta: "Ter uma parceira que fosse capaz de encarar o sexo como algo lúdico, prazeroso e descomplicado. Uma parceira capaz de se despir de todos os preconceitos e experimentar o novo, o inusitado, o 'proibido.'"

Penso que o pré-requisito básico para haver uma relação sexual satisfatória é a ausência de repressão, vergonha ou medo. Na sociedade hipócrita e moralista em que vivemos, uma sexualidade plena e satisfatória é muito rara, só se observando em alguns poucos casos. Fala-se muito de sexo e por isso se imagina que ele é livre, vivido como algo bom e natural. Mas não é verdade. Um bom exemplo é como desde cedo as crianças aprendem a xingar. Toda ofensa ou manifestação de raiva é ligada a sexo. Não existindo nenhum palavrão sem conotação sexual, é impossível não associar sexo a alguma coisa ruim, vergonhosa.

Homens e mulheres fazem sexo em menor quantidade do que necessitam e com muito menos qualidade do que poderiam, frustrando-se durante sua própria realização. Poucos partem para o sexo livremente, dispostos a dar e receber prazer.

Um bom sexo implica não ter vergonha, não reprimir os desejos, perceber o outro e prolongar o ato sem pressa alguma de chegar ao orgasmo. Cada movimento produz sensações e emoções variadas, que vão se ligando aos movimentos do outro e produzindo novas sensações. O ato sexual pode ser uma comunicação profunda entre duas pessoas, e para isso é importante que não se tenha nada planejado, sendo criação contínua em que nada se repete.

Agora, acredito que a felicidade sexual mesmo só é alcançada quando o outro nos possibilita experimentar sensações de prazer que nunca imaginamos existirem.

14. Existe uma idade ideal para se iniciar a vida sexual? Qual? Por quê?

Placar

Sim — 40%
Não — 60%

Comentários

Não

Claro que não. Seria admitir que as pessoas são exatamente iguais. O que deve preexistir evidentemente é a compreensão e a responsabilidade de cada um sobre a sua sexualidade, e isso varia muito de pessoa para pessoa, em função de várias componentes na formação da personalidade, como educação familiar, escolar, meio de convivência, desenvolvimento físico etc.... Há pessoas que, aos 15 anos de idade, já estão aptas à prática do sexo tanto do ponto de vista da compleição física quanto da formação moral; há outras que somente atingem esse estado aos vinte e, assim por diante.

Não

Acho que depende de cada um. Na nossa cultura, a vida sexual está mais precoce do que se admite. A tal maturidade necessária depende de abertura, informação e oportunidade. Sexo pode ser bom em qualquer idade!

Sim

Temos que estar preparados para o início da vida sexual devido ao que acontece depois desse início. Sexo tem lá suas consequências, vem o amor e todas as precauções que hoje a vida nos obriga a ter.

Não

Conheço pessoas que se iniciaram tardiamente e têm uma péssima vida sexual; outras que se iniciaram precocemente e também não levam uma vida sexual satisfatória. Entretanto, existe também o oposto dos casos acima. O fato é que devido à mídia, principalmente à TV, existe um estímulo constante que leva os jovens a iniciarem uma vida sexual cada vez mais cedo. Se isto pode ser muito danoso ou não, só o tempo dirá. Afinal, o Homem é capaz de se adaptar a quase tudo.

Sim

Após o casamento, devido à desvirtuação da humanidade.

Não

A partir da maturidade suficiente para saber se prevenir quanto à fecundidade, bem como para saber que: a) não pode haver cobranças em relação ao sexo praticado; e b) no caso da mulher, continuar se valorizando.

Sim

A maturidade pode evitar traumas e gravidez indesejada.

Não

Não existe idade ideal. Cada um na sua. Mas ultimamente os adolescentes têm começado cedo demais, antes dos 16, 17 anos já estão iniciando a vida sexual. Acho que não têm maturidade para tanto.

Sim

Acho que a partir do final da adolescência. O corpo já está totalmente desenvolvido e as cabeças já estão mais "frias". Antes, acho uma temeridade.

Não

Mais cedo e mais jovem é melhor, tem mais gosto. Quando é velho já não tem mais graça.

Não

Eu não diria que existe uma idade cronológica certa, mas acho que a pessoa não deve pular nenhuma fase de sua vida, não é saudável. Todas elas têm um papel muito importante, fundamental, pois levaremos para o resto de nossas vidas as experiências dessas épocas. Para se iniciar na vida sexual, além da vontade (e não curiosidade), a pessoa deve já ter um conhecimento teórico o mais abrangente possível, para não ser pega por uma surpresa que, por acaso, poderia se transformar num trauma, num obstáculo que se torna sério justamente por ser de origem sexual. Depois, ter em mente o que pessoalmente significa transar ou fazer amor, quais são as expectativas e, tentar conciliar com um parceiro que corresponda a algumas delas pelo menos. Portanto, para cada pessoa, isso se dá num tempo específico, não cabendo então a imposição de uma idade ideal. O que é ideal para mim não necessariamente é para você, pois temos cada um uma forma diferente de olhar e de dar significado ao mundo, e consequentemente o que sentimos é único, e assim também nossa vivência. Mas acho que antes dos 15/16 anos é difícil uma pessoa estar de fato preparada, pelo menos do que tenho conhecimento, seja através de livros ou confissões.

Sim

Com 16 anos, pois a fase infantil já se foi. A fase que todos têm que ter, a fase da inocência. Depois, vem a adolescência, a fase que, na minha opinião, é a melhor fase para se começar a vida sexual, pois os dois sexos estão com o tesão e a curiosidade à flor da pele, assim cada um mataria os desejos do outro. Depois vem a fase adulta, onde acontece o aprimoramento do sexo.

Não

Acho que a idade varia de acordo com cada pessoa e cada cabeça, independentemente de sexo. O mais importante é se sentir pronto e com responsabilidade para assumir uma vida sexual ativa.

Não

A resposta cabe à maioria dos dilemas humanos; tudo depende da maturidade pessoal e se a pessoa sente que a "hora" é essa, sem pressão externa. Quando o ditado diz que tudo tem sua hora, e a hora é a gente que faz, a medida do tempo é pessoal. Mas como sexo é cobrado aos jovens, ele fica ansioso para perder a virgindade e quer logo se resolver. Mas de um modo geral não existe idade ideal, mas sim idade em que é cobrado.

Não

Creio em responsabilidade para iniciar: sexo sem camisinha de jeito nenhum, seja com 13 ou 60 anos.

Não

Porque cada um amadurece no seu tempo, sem que, pra isso, tenha uma idade específica.

Sim

Acho que 18 anos é a idade perfeita. Tanto o homem como a mulher estão com o tesão à flor da pele, na flor da idade.

Sobre esta questão

Hoje muita gente afirma que é um absurdo os jovens estarem iniciando a vida sexual tão cedo, por volta dos 15 anos. Claro que esse discurso moralista só se refere às moças. Parece que todo mundo esqueceu que, até as primeiras décadas do século XX, elas iniciavam a vida sexual por volta dos 13, 14 anos ou até antes. Por questões econômicas ou de sobrevivência, geralmente por imposição da família, casavam-se cedo, e o objetivo do sexo era apenas gerar filhos. O prazer praticamente só existia para o homem. Por ser desnecessário à procriação, para a mulher não era nem cogitado. Ao contrário, a dor e o sofrimento faziam parte do sexo.

Na década de 1960, com o advento da pílula anticoncepcional, as coisas começaram a mudar. Pela primeira vez na história da humanidade o sexo foi dissociado da procriação e passou a se relacionar intimamente com o prazer.

A profunda modificação fisiológica que ocorre na puberdade, com o aumento da produção de andrógenios e estrógenios, prepara o corpo para a reprodução, intensificando o desejo sexual no homem e na mulher. A busca de sua satisfação é o caminho natural. Entretanto, o controle sobre o prazer continua a ser exercido. Os rapazes são incentivados a ter logo a primeira experiência sexual, não importando com quem. A sociedade patriarcal exige deles essa prova de virilidade

Devem estar sempre dispostos, não recusar nenhuma oferta, e o mais importante, nunca falhar. A moça, ao contrário, deve reprimir seus impulsos sexuais, ocultar seus desejos, fingir que não se interessa muito pelo assunto.

Acredito que o jovem deve iniciar sua vida sexual quando desejar. Os pais e a sociedade devem cuidar para que isso ocorra da forma mais natural e prazerosa possível. A saúde mental e social das pessoas depende disso. Certamente muitos casos de impotência, ejaculação precoce e ausência de orgasmo feminino seriam evitados, assim como diversos tipos de agressão sexual. Um estudo publicado em 1975 nos Estados Unidos, feito em quatrocentas sociedades pré-industriais, concluiu que, nas culturas não repressoras da atividade sexual de seus adolescentes, o índice de violência é mínimo.

Só mais um detalhe: o uso da pílula e da camisinha deveria fazer parte da educação, como o ato de tomar banho e de escovar os dentes.

Homens e mulheres são incompatíveis? O que um mais teme na relação com o outro?

Placar

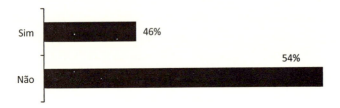

Comentários

Sim

Creio que é a perda da identidade própria, da liberdade, independência. O fato de serem incompatíveis não quer dizer que não possam viver juntos, desde que haja respeito mútuo e espaços pré-definidos.

Sim

O medo de ser sempre criticado, de não poder ser autônomo é grande demais. Ser controlado emocionalmente e financeiramente não é fácil também.

Sim

Ser traída, e que o outro passe a gostar ou amar outra mulher (homem).

Não

O homem teme a traição; é um ser, mesmo que não admita, frágil e carente.

Não

A traição. Muitas pessoas são inseguras, não confiam em si mesmas, e portanto desconfiam das outras, quando, na verdade, o problema está nelas mesmas. O jogo. Na verdade, em um relacionamento ninguém está na mão de ninguém.

Não

A maioria dos homens teme não ser suficientemente homem. "Não posso ter nada do feminino." Grande parte das mulheres deseja homens bem machões. Homem ter que ser macho. Essa busca da diferenciação é que acirra as incompatibilidades. Sejamos mais sutis.

Sim

Sem dúvida na hora do prazer. Na maioria das vezes, a mulher não chegar ao orgasmo.

Não

Caso contrário era o fim do mundo. Os sentimentos. Quando nos apaixonamos, num momento é bom, depois é tão difícil gerir os sentimentos. Digo isto de parte a parte, como dizia Vinicius de Moraes: "que seja eterno enquanto dure".
O medo. O medo de ferir e ser ferido. Quem sabe se me apaixonei alguma vez? Quem sabe ter nascido dum segundo casamento? Quem sabe....

Sim

Acredito que sim, pois no que se refere ao amor e ao sexo, as preocupações são diferentes, as expectativas são diferentes. Mas, ao mesmo tempo, se completam, até mesmo em virtude dessas diferenças.

Sim

Que ele não seja quem eu realmente espero, ou melhor, que, ao longo do tempo, eu descubra nele uma pessoa oposta aos meus anseios.

Sim

Ser deixada por outra mulher.

Não

O maior temor é que o respeito e o carinho acabem.

Não

O homem: se sentir possuído, escravo da mulher. A mulher: a traição. E tantas outras coisas ainda provocam temor tanto ao homem quanto à mulher. Mas não somos incompatíveis!

Não

O domínio e a monotonia.

Sim

Acho que homens e mulheres são compatíveis, é claro; o que mais temem é que o parceiro não consiga suprir todas as suas necessidades.

Não

Ambos têm que se somar. Deve haver desejo mútuo, não só no enfoque carnal, mas no espiritual. A sensação de posse que acontece na maioria dos relacionamentos traz problemas que tornam-se casos mal resolvidos. Todo casal com boas intenções mútuas deve sentar-se na cama e redigir um "contrato" com o objetivo de ambos crescerem em todos os sentidos. Depois, é só carinho. Eu ainda faço o meu (ou o nosso).

Sim

O que o homem mais teme em relação à mulher é que ela o supere financeira, sexual e vitalmente. O homem tem o arquétipo do poder, ele jamais permite sentir-se ameaçado pela mulher. A mulher, penso que o que ela mais teme é ser traída, trocada por outra mulher, então, enquanto ela está querendo evoluir, crescer profissionalmente, o homem a está boicotando, na maioria das vezes.

Não

Totalmente não; o homem e a mulher podem e devem ter pontos em que possam caminhar tranquilamente sem haver nenhum atrito.

Sim

As mulheres mandam demais; se eu fosse homem, eu morreria de medo delas. Sou da opinião que as mães têm que mudá-las. São extremamente machistas, elas tratam os filhos de sexo masculino completamente diferente dos de sexo feminino.

Sim
A invasão de suas privacidades.

Sim
Acho que o medo de se entregar completamente faz surgir na cabeça das pessoas grandes obstáculos, tornando a convivência mais difícil, surgindo assim a incompatibilidade...

Sim
O tédio.

Sim
A invasão. Mas é desse temor que nasce a sedução e cresce o jogo amoroso. A incompatibilidade faz o jogo ficar perigoso e, aí, só a maturidade salva a relação.

Sim
A falta de orgasmo do parceiro.

Não
Não merecer o respeito do outro.

Não
Só são compatíveis na cama. Mulher é a coisa mais chata que existe, mas também a mais gostosa. Temo tudo nas minhas relações com as mulheres, elas são imprevisíveis, espero qualquer coisa da parte delas. Infelizmente, sou totalmente hétero sem chances de mudar, gosto muito de sexo, daí sou obrigado a conviver com elas.

Não
Não são incompatíveis, apenas diferentes, biologicamente diferentes. E como cada um quer preservar sua espécie, surge o medo de ser dominado pelo outro. Isso significaria extinção da espécie e perda da personalidade.

Não

A independência de pensamentos e atitudes que desafiam as normas básicas de comportamento impostas pela sociedade e que devem ser obrigatórias em determinadas situações. Como exemplo, cito o fato da ausência de ciúmes, encarada por algumas pessoas como "falta de amor", causando profunda insegurança em outras.

Não

Mulheres invariavelmente temem que o companheiro perca a atração por elas, as traiam etc... Homens geralmente temem diminuir sua performance sexual e, em muitos casos, temem a "monotonia" do relacionamento duradouro, fugindo de namoros e casamentos. Bem, mas mesmo assim, não seríamos a espécie mais populosa do planeta (além das bactérias) se fôssemos incompatíveis.

Sim

Acho que as diferenças na educação e nas expectativas dos papéis que quase somos forçados a desempenhar na vida geram essa incompatibilidade. A gente senta para conversar e acaba descobrindo que, apesar de usar as mesmas palavras, seus significados são completamente diferentes. Mas acho que tememos a mesma coisa, que depois de passada a paixão, acabem os canais de comunicação e a relação se transforme naquela coisa horrível que é a solidão a dois.

Não

A rotina é uma das coisas mais maçantes em um casamento, seja ele hétero ou homo.

Sim

Acho que sim, à medida que as pessoas acreditem que exista uma relação perfeita e mantenham vivo este mito.

Não

Não existe incompatibilidade entre os sexos. Dificuldade há também entre casais homossexuais. Os direitos conquistados pelas mulheres as igualaram aos homens, criando nelas um nível de exigência no mesmo grau que o do sexo masculino. No entanto, criou-se uma dicotomia entre aquilo para que culturalmente fomos criados —

homem mantenedor e mulher submissa, e uma situação de um homem frágil (por despreparo emocional) e uma mulher aguerrida, forte e decidida. Os homens já não podem ser tão mantenedores devido à crise econômica que atravessamos, daí a libido diminuir bastante. Já as mulheres, por estarem ocupando um espaço somente onde eram aceitos homens, seja por falta de capacidade ou por aceitar salários menores, estão mais "acintosas". As mulheres querem os mesmos direitos, mas excluem-se dos deveres. A mulher (ocidental) adquire uma nova forma de se expressar, e o homem, questionado em seu papel, fica sem saber o que fazer.

Obs.: Essa "tomada de poder" feminino faz com que a mulher absorva a cultura masculina vigente. Tanto que as mulheres se mostram, quando no poder, sem nenhuma das "qualidades" femininas, agem como homens travestidos de mulher. Assim como os travestis exageram nos trejeitos para realçarem atributos que não possuem naturalmente, a mulher atual endurece e busca agir como uma farsa de homem. Fica dividida entre o "homem interior" e a "mulher exterior". Tem alma de Afrodite e atitude de Diana. Um detalhe: já observaram a "pornofonia" feminina? Não é incomum xingarem: "Fulana(o), vou te f..." ou "Vou te colocar na b...", termos bem machistas, diga-se de passagem.

Sim

Infelizmente chegamos a esse ponto porque fomos buscar a nossa realização como mulher, para depois conquistá-los. Alguns até gostam. Passam a depender inteiramente de nós. Outros entram numa competição e broxam. Aí babau, porque ficamos a ver navios, desacompanhadas e solitárias-realizadas. Algumas até descrentes de uma outra relação.

Não

Fracasso.

Não

As pessoas são incompatíveis, nas relações hétero ou homo, devido ao desejo, culturalmente imposto pela sociedade, da posse do outro. A partir do momento que constrói-se uma relação calcada no amor, respeito e aceitação do outro, sabendo-o não a nossa imagem, mas aquele que queremos, a vida a dois torna-se mais fácil e prazerosa.

Acredito que o grande temor seja a infidelidade. Importante a conscientização de que só somos fiéis à medida que estamos inteiros numa relação e que "todas as nossas partes" são aceitas pelo parceiro.

Sim

Por serem criados culturalmente de formas diferentes, podemos dizer que são incompatíveis. O maior medo da maioria dos homens é ser traído; já da mulher, de não ser amada.

Não

Que o outro descubra que cada um dos dois não é perfeito, que são seres humanos comuns, com fragilidades, carências etc. Teme-se o fim do sonho.

Não

A traição sexual. Acredito que tanto homens como mulheres a temem, pois pensam significar que a relação do casal está no fim, o que é sempre muito complicado. A mulher traída, geralmente, sente-se culpada pela traição do parceiro. Já quando o traído é o homem, ele tende a achar que a parceira não presta, usando adjetivos que vão de vagabunda para baixo. Por outro lado, acho possível uma pessoa ter uma relação legal com um parceiro, baseada no amor, mas que, sexualmente, se sinta mais realizada com um outro alguém. Pareço contraditório, mas quem não é?

Não

Essa pergunta me remete imediatamente à música da cantora Cher, "Do you belive in life after love." Acho que o ser humano pode temer várias coisas, como ser trocado, o amor acabar, o sexo ficar ruim. Mas sinceramente acho que a grande maioria teme mesmo é o sofrimento. Não estou falando do amor romântico, em que a pessoa não tem vida própria e, sim, decepção, mágoa e ressentimento. O amor deixa feridas, elas não cicatrizam, apenas aprendemos a conviver com elas. O amor pode ser destruidor e perigoso, porque, em geral, as pessoas acham que o castelo encantado, a vida de príncipes e princesas vai durar para sempre, o que não acontece. Por isso, eu acho bastante significante essa reflexão: você acredita em vida depois do amor? Cuidado, pessoal, vivam, mas não se entreguem 100%. Sofrimento é o que mais temo num relacionamento, por isso coloque os dois pés atrás, sejam mais racionais.

Não
Os acontecimentos que me marcaram em relacionamentos passados.

Sobre esta questão

A maioria acredita que não. Selecionei algumas situações de medo que homens e mulheres vivem na relação com o sexo oposto. As mais citadas foram: infidelidade, temor de ser dominado(a), invasão de privacidade, não merecer o respeito do outro, não ser amado(a), solidão a dois, rotina. Há também uma sugestão: as mães têm que mudar a educação machista que dão aos filhos. Parece que os medos são muitos, mas não é sem razão.

Quando o patriarcado — sistema social que se caracteriza pelo poder do homem — se instalou entre nós havia cinco mil anos, ele dividiu a humanidade em duas partes (homens e mulheres), e colocou uma contra a outra. É evidente que a maneira como as relações entre homens e mulheres se estruturam — dominação ou parceria — traz implicações decisivas para nossas vidas pessoais, para nossos papéis cotidianos e nossas opções de vida.

A fidelidade feminina sempre foi um obsessão para o homem, que queria proteger a herança e garantir a legitimidade dos filhos. A incompatibilidade começou por aí. A esposa passou a ser sempre suspeita, uma adversária que tinha que ser vigiada o tempo todo. Temendo golpes baixos e traições (eles consideravam a mulher possuidora de uma sexualidade insaciável), lançaram mão de várias estratégias: manter as mulheres confinadas em casa, cinto de castidade e até a extirpação do clitóris para limitar as pulsões eróticas.

Esse antagonismo entre os sexos impediu uma amizade e um companheirismo verdadeiros, fazendo com que a relação entre homem e mulher se deteriorasse, cheia de desconfiança, ressentimentos e temores. Esse tipo de coisa pode não ser percebido hoje claramente, mas está em nosso inconsciente afetando nosso dia a dia.

Mas felizmente o patriarcado, com todos os seus valores de dominação, está desmoronando. Acredito que dentro de algumas décadas, quando o homem também superar a crise da masculinidade que está vivendo neste momento, poderemos assistir à parceria entre homens e mulheres e percebê-los muito mais compatíveis do que são hoje, inclusive no sexo.

Muitas mulheres fingem o orgasmo? Por quê?

Placar

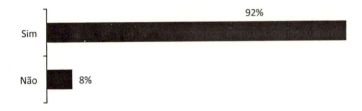

Comentários

Sim
Para não ser cobrada de não gostar de sexo, por não chegar ao ponto de excitação, ou porque o parceiro é muito apuradinho.

Sim
Dessa forma agradam seu parceiro.

Sim
Eu acredito que sim, pois nem todas as vezes ela está disposta a ir pra cama. Para não dizer "não", prefere ir e fingir prazer.

Não
Para quê? Para ficar frustrada? Vale a pena?

Sim
As prostitutas, pela própria profissão, muito teatral, sem qualquer envolvimento, e as demais, ou por serem rotuladas pelos parceiros inábeis como uma "pedra de gelo", potras, um tanto reprimidas, ou para dar um ponto final em algo que elas consideram "nojento"; sentem-se na obrigação de "servir" às figuras, querendo livrar-se logo do "sacrifício".

Sim
Porque não há diálogo entre os casais!

Sim
Por timidez, para não se sentirem inferiorizadas, por medo da reação do(s) parceiro(s), para excitá-lo(s) mais, enfim: uma infinidade de razões. A principal é a IGNORÂNCIA. Ao fingir, a mulher não procura e não encontra a solução para seu problema.

Sim
Muitas, por não terem conseguido o orgasmo na relação, fingem para não constranger o parceiro. Outras fingem por não terem gostado da relação que tiveram e acabam fingindo para que esta termine rápido.

Sim
Acredito que no íntimo dessas mulheres que fingem orgasmo exista uma questão de baixa autoestima.

Sim
Para não decepcionar o parceiro e para que ele não se sinta culpado.

Sim
Acho que ao fingir elas se sentem poderosas por dar prazer! Elas não fracassaram! Eu não gosto, porque penso em primeiro lugar no meu prazer e não gosto de dar sem receber! Fico inclusive impaciente se o parceiro não me leva ao orgasmo ou ao prazer! De qualquer forma, é muito chato e delicado sentir aquela sensação de "o que estou fazendo aqui?".

Sim
Para agradarem aos parceiros e se manterem superficiais, trocando sexo por amor.

Sim
Porque as pessoas querem demonstrar para os parceiros algo que têm de especial, e hoje ser bom de cama virou algo tão desejado como ganhar na loteria. Então, fica difícil você conversar com o parceiro sobre algo que na verdade nos aterroriza, principalmente se

for alguém que nem mesmo é namorada(o). Só que, para conseguir que a química de um casal aconteça na cama, você tem que conseguir explicar coisas, como a maneira de ser tocado, a roupa a vestir, as palavras que devem ser ditas, e isto cada um tem a sua.

Sim

Só para não deixar o parceiro decepcionado e também para não ficar para trás, no caso de o parceiro conseguir atingir o orgasmo.

Não

Só mulher que não recebe um trato legal do seu parceiro é que finge... principalmente se você ama a pessoa, aí já é meio caminho andado!!!!!!

Sim

Acredito que para deixar o parceiro convencido de que ela teve orgasmo. Não tenho orgasmo com meu marido. Só consigo ter orgasmo me masturbando e pensando em outro homem que me dê tesão. Meu marido não me deixa excitada suficientemente e tem ejaculação precoce. Não sabe fazer carícias o suficiente.

Sim

Muitos e variados motivos; destacamos o medo de ser considerada fria na cama, o desconhecimento do corpo, a falta de diálogo com o parceiro...

Sim

Porque não sabemos como proporcionar prazer a elas... A mulher é muito sensível.

Sim

Porque a mulher tem que se entregar totalmente, e os padrões são tão fortes que ela inconscientemente não permite se soltar.

Sim

Alguns caras esquecem do pré e vão direto ao assunto; suas parceiras, para não deixá-los chateados, fingem o orgasmo, que parece ter sido o melhor de toda a vida, toda vez que transam.

Sim

Eu sempre escutei isso. Acho que é mais difícil para a mulher ter orgasmo. O homem tem o órgão sexual para fora e, por isso, é mais fácil. Mas a mulher tem o órgão por dentro. Nem todos os homens estão interessados em fazer a mulher feliz e com prazer, querem somente o prazer próprio.

Sim

Para demonstrar que o parceiro é bom de cama (para que ele não se sinta mal) ou ainda para não ser "taxada" de frígida, ou se ela estiver apaixonada pelo parceiro e não quiser perdê-lo.

Não

Algumas vezes pode até ser que sim, apenas para satisfazer o parceiro, mas se o parceiro realmente conhecê-la, saberá. A minha faz isso algumas vezes e sempre conversamos sobre. Nem sempre estamos com vontade de chegar às vias de fato, e acredito que isso seja muito normal, pois, para mim, a coisa funciona como a fome, que algumas vezes é branda, outras é mais forte e muitas outras vezes é avassaladora.

Sim

Por receio de desagradar os parceiros, quase sempre maridos. Com os amantes, quase sempre gozam e não precisam fingir quando não têm prazer. Os "ricardões" têm, quase exclusivamente, essa função: fazer gozar. Se falham, levam esculacho.

Não

Acho complicado fingir, o que, na verdade, é o meu objetivo.

Sim

Muitas não sabem o que é o prazer, por isso fingem para não despertar suspeitas ou questionamento dos parceiros. Outras para se verem livres dessa obrigação. E como ainda o sucesso de uma relação está centrado na ereção do homem, a maioria dos parceiros não se importa ou nem percebe.

Sim

Porque acham que satisfazer aos homens é uma obrigação feminina e esquecem do próprio prazer.

Sim

Esta questão do orgasmo feminino lembra-me a história de um homem que perante o desempenho "burocrático" da sua mulher na lua de mel, começa a "exigir-lhe" um comportamento excitante, animal e abundante nas mais sofisticadas e múltiplas sacanagens que ele aprendera durante toda a sua vasta estrada sexual. Atemorizada, porém certa de que se o marido exigia muita sacanagem ela até poderia esforçar-se ao máximo, para não ficar defasada no "mercado", "então vamos lá", dizia para si mesma. A princípio meio sem jeito, porém em pouco tempo estava afiadíssima e botando pra quebrar. De repente, o marido dá um salto da cama e, de dedo em riste, pergunta-lhe: "O quê? Onde foi que você aprendeu a fazer isso, sua puta, vagabunda! Fingindo até agora, não é? Vou pedir o divórcio!" Pois então, a maioria dos homens é bastante estúpida pra gerar traumas dessa natureza na mulher, além de toda uma densa razão de natureza cultural, biológica, fisiológica e moral que não daria sequer para começar a abordar nesse e-mail.

Sim

Porque a mulher demora mais tempo para gozar que o homem, e fica com medo de que ele não a considere boa de cama.

Sim

Por deixarem cair na rotina, e fingem para acabar logo.

Sim

Para não desagradar o parceiro, para não ser taxada de frígida, por não saber encarar a questão sexo como uma faceta natural de sua existência (sempre disseram que sexo é pecado e que mulher honesta não goza). Enfim, inúmeros motivos.

Sim

Porque existem muitos homens que não têm noção de que as mulheres precisam de preliminares mais caprichadas. As mulheres, por sua vez, não têm coragem, na maioria das vezes, de abordar o assunto, e então fingem o orgasmo. Os casais precisam sacar que sexo só é bom quando existe entrega, troca e liberdade, sem julgamentos e sem culpas. Não foi legal? Fala. Não cobre do seu parceiro que ele tenha uma bola de cristal e adivinhe suas expectativas.

Sim
Pelo simples fato de desconhecerem o mecanismo orgânico ou por acharem ser natural seguir o que as mulheres fazem no cinema e na TV.

Sobre esta questão

Pelas respostas dadas parece não haver dúvida de que a maioria das mulheres finge o orgasmo, e todos sabem disso. A liberdade sexual é muito mais falada do que vivida, e o sexo para a imensa maioria continua sendo um problema muito complicado. Por isso mesmo é de baixíssima qualidade: rápido e ansioso. Durante muito tempo as mulheres não puderam ter prazer sexual. Faziam sexo somente para dar prazer ao homem. Não ficava bem uma mulher gostar de sexo. A consequência disso é o alto índice de ausência de orgasmo entre as mulheres.

O orgasmo é o prazer físico mais intenso que um ser humano pode experimentar, mas a maioria das mulheres não sabe como fazer para alcançá-lo. Elas ainda vivem o conflito entre a exigência de ser passiva e o direito, recém-adquirido, de buscar o prazer. Além disso, a mulher aprendeu que deve agradar ao homem em tudo para ser aceita por ele.

Vai para o ato sexual inibida e ansiosa, sem coragem de dizer ao parceiro quais são suas áreas mais sensíveis e de que forma devem ser estimuladas para dar mais prazer. Teme parecer muito experiente e ser rejeitada pelo homem. O homem, tão preocupado que está com sua própria ereção, não costuma colaborar Poucos aceitam a participação ativa da mulher, dando sugestões ou inserindo novidades. Sentem a masculinidade ameaçada. Mas se afligem se a mulher não atinge o orgasmo. Não por ela, para que haja uma troca gostosa de sensações, mas por ele próprio. A mulher não ter orgasmo significa que não foi "bom de cama" o suficiente, sua reputação pode ficar abalada. Não esconde, então, a decepção. A mulher, percebendo isso, com medo de ser vista como fria e trocada por outra mais sensual, finge o orgasmo.

Contudo, existe também outra razão para esse fingimento. Acontece com frequência com as casadas, que já não sentem tesão algum pelo marido. Por dependência financeira ou emocional não conseguem se separar e, mesmo sem vontade, se obrigam a fazer sexo com ele. Aí fingem o orgasmo para que o marido goze logo e as deixe em paz.

O amor acabou? Por quê?

Placar

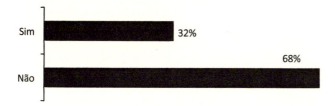

Comentários

Sim

Sou casado há dez anos e minha esposa nunca foi muito interessada em sexo, ao contrário de mim. Só que nos últimos tempos, isso tem aumentado muito. Será que é por causa da nossa situação financeira que não anda muito bem? Então por que nas vacas gordas ela também era assim? Acho que é desculpa, ela é totalmente desinteressada.

Sim

Quando não há mais interesse, quando não há mais respeito e, principalmente, quando começa a ser tudo igual, rotina, então parece que não precisamos mais agradar ou conquistar o outro.

Não

Porque se soubermos dosar o dia a dia com um pouquinho de sexo com amor, tudo é maravilhoso.

Não

O que está acabando são pessoas dispostas a amar, a se entregar. O que vemos são pessoas com medo umas das outras, então preferem "ficar" a se envolver numa relação duradoura, com medo de se machucar depois, com o fim do relacionamento.

Sim

Porque as pessoas sentem-se atraídas apenas pela aparência física. Não tem mais inteligência emocional.

Não

Por quê? Porque simplesmente ainda estou vivo e sei que, como eu, existem algumas pessoas com o interior rico em beleza, em amor, em paz, em bondade, em fraternidade e, sobretudo, em muito respeito.

Não

Não acabou, pois, apesar de as pessoas hoje em dia estarem muito liberais, a procura pelo amor a dois ainda continua muito intensa.

Não

Porque o amor, quando existe entre duas pessoas, é maior do que qualquer outro sentimento que ameace sua existência.

Não

Tenho 27 anos e apesar de ainda não ter encontrado uma pessoa que me amasse, eu acredito no amor e sonho com o dia de ser feliz! O amor existe, sim, e sempre existirá!

Sim

Porque amor implica entrega, sentimento, desapego, coisas que não rimam nem um pouco com as palavras de ordem desse tempo egoísta e materialista.

Não

É um sentimento necessário para a continuação da vida na Terra. Nunca vai acabar.

Não

Acho que acabou um pouco a solidariedade, a paciência, a arte de ser amigo. O que sempre derrota o "amor" é seu eterno inimigo mortal: o individualismo.

Não

No meu ponto de vista e de minha parte, nunca irá acabar, pois enquanto eu viver sempre amarei a minha doce e amável namorada e que, espero venha a ser minha esposa.

Não

O amor não acabou, porque senão seria extremamente impossível dividir um "teto" com uma pessoa de hábitos estranhos aos nossos.

Não

Me separei há quatro meses, mas o meu amor não acabou. Só que os homens não percebem a mágoa que fica após uma traição, aliás, inúmeras.

Não

Eu amo muito, ele é muito especial, apesar da distância.

Sim

Sim, acabou, acabou o romantismo, a ternura. Hoje, o amor foi substituído pelo sexo!

Não

Hoje em dia, são poucas as pessoas que se dedicam sinceramente ao amor, só pelo amor. Ainda existem pessoas sinceras, meu namorado é um exemplo.

Sim

O amor pelo qual lutamos desesperadamente, sim. Pois não há luta para o amor. Ou se ama, ou não. Mas não amamos mesmo. O amor que queremos é o amor pela metade, é a metade do que somos, é a falta de nós mesmos. Esse amor acabou. Nós não sabemos o que querer. Por isso, continuamos a querer o amor que acabou.

Não

O amor existe, e como dizia Dadá Maravilha: "Ele é lindo..." Mas é difícil de achar. Nessa vida, demonstre seu amor assim tão espontâneo por alguém e seja da mesma forma tratado pela pessoa...

Não

Porque eu acho que ainda existe uma forma de tocar no coração de uma maneira tão diferente que se é capaz de acreditar que ainda existe. Para mim existe, só que você tem que saber como manter esse amor. Eu amo e sou amada (eu espero).

Sim

Namorei seis anos, hoje tem dois anos terminados e depois dele não consigo mais me apaixonar por ninguém. Mesmo depois de tanto tempo, ele não sai da minha cabeça.

Sim

Não tem aquela frase do Nelson Rodrigues: "O amor é eterno. Se não é eterno, não era amor"? Claro, isso é um ponto de vista muito parcial e poético sobre o tema, mas, a meu ver, não deixa de ter um certo sentido. Acho que o amor é mais forte e duradouro quanto mais fundamentado na aceitação do outro estiver. O amor verdadeiro é aquele que conhece e aceita o objeto amado e que conhece a si mesmo e seus desejos. Isso garante? Talvez não, mas torna a "paixão cega" em um carinho mais real e comprometido e, talvez por isso, mais duradouro.

Não

O amor não acabou, apenas está mais difícil achar nossas almas gêmeas. As pessoas passam por um período de egocentrismo, justamente na fase em que deveriam estar predispostos a achar os seus companheiros. De repente o próprio umbigo é o centro do universo, e não olhamos duas vezes para alguém a fim de conhecer e aprender a amar, aceitando e compreendendo os defeitos e qualidades desse alguém. A vida passa rápido demais, e a solidão é o mal do século XXI. Não que devamos nos contentar com o primeiro ser que esbarrar na gente, não! Mas, se não aprendermos a olhar as pessoas profundamente, como conhecê-las?

Sim

Acabou respeito, tesão, afinidades e, principalmente, acabou o amor.

Não

A natureza, por mais agredida que tenha sido, dispõe para nós o sol, o ar puro e todo o mundo verde das plantas. Falta só quem dê por isso e comemore com os seus a sensação de estar vivo. Não conheci ainda a liberdade plena de ser homem... e sem ela, sinto que todas as paixões que já vivi são apenas o começo de um lindo sonho que embala a minha vida: o amor.

Não

Para quem já encontrou e não soube cultivá-lo, pode ser que o amor tinha acabado. Mas para quem nunca o encontrou, não podemos dizer a mesma coisa, pois existe a esperança de um dia poder encontrá-lo.

Não

O amor não acabou; as pessoas é que se fazem fáceis demais, não dão tempo para brotar um sentimento mais forte, então acaba ficando só na atração, depois o sexo, e acabou.

Não

Esse sentimento é o ápice da vida. Se acabasse, quanto regrediríamos?

Não

Porque, muito embora presenciemos inúmeros desencontros, descasamentos, separações, vemos as pessoas tentando se reencontrar novamente em outros relacionamentos. Casar duas, três, quatro vezes ou mais é um sinal dessa busca e da crença de que o amor pode e deve existir.

Não

Na verdade, o verdadeiro amor praticamente não foi posto em prática ainda, na minha opinião. Reina o egoísmo em nós, e não aceitamos e não respeitamos a pessoa amada, querendo impedir-lhe de fazer várias coisas. Mesmo que um casal viva mil maravilhas, deixa de fazer muita coisa, porque ainda seguimos os padrões da sociedade. Há uns que seguem menos que outros. Nunca podemos generalizar.

Não

Aconteceram muitas distorções quanto à afetividade, mas elas não são "privilégio" dos tempos atuais. O amor é atemporal e, onde houver respeito, carinho e altruísmo, haverá amor!

Sim

Ela era ciumenta demais, às vezes sufocante.

Não

Claro que não. Homens e mulheres estão se repensando e redefinindo; mais provavelmente redescobrindo seus papéis. Não que esteja havendo uma "fase de transição", porque a vida é dinâmica e a transição é constante. Existe sempre a possibilidade de comunicar, experimentar e se questionar — não necessariamente nesta ordem —, mas quando se estabelece um vínculo (por mais difícil que seja), o desafio de compreender as origens dele e sua qualidade implica crescimento. Crescer dói? Claro que dói. Natural é a gente evitar a dor. Mas é gostoso enfrentar o desafio de mudar, porque é gostoso descobrir. Pergunte a qualquer criança.

Sim

Mudaram os valores em um relacionamento a dois, as pessoas se aproximam mais interessadas em sexo do que em amizade e companheirismo!

Não

As mudanças na sociedade moderna, na qual as pessoas podem se deslocar com mais facilidade, em contato via internet com outras pessoa, estão modificando as formas tradicionais com as quais as pessoas estavam acostumadas a se relacionar. O mito do amor romântico, em que a mulher é perfeita e submissa, e o homem, provedor, acabou. Hoje, os casais têm uma relação econômica igualitária, e a mulher cada vez mais ocupa o espaço que foi conquistado. O amor se modifica com as mudanças tecnológicas, econômicas e culturais. Vivemos novos valores mais livres, e as pessoas estão mais comprometidas com a questão do prazer, de amar por prazer. Isso tem levado a mudanças na forma como vemos o amor. O amor não acabou, a forma de amar entre as pessoas é que está mudando.

Não

O amor é a fonte da vida. O que acabou é a tolerância, a troca. Cada um está no seu cada um, ninguém tem paciência de doar-se, porque dá trabalho. Mas o amor está em cada gesto, basta deixarmos o nosso egoísmo de lado e ir em busca do outro, de coração aberto, sem cobranças, mas com amor.

Não

Penso que, considerando a História humana, nunca se valorizou tanto o amor em seus diferentes sentidos.

Não

Infelizmente, o egoísmo se propagou até um nível que fez com que acreditássemos que o amor a outra pessoa tivesse acabado. Felizmente ele existe, precisamos é saber buscá-lo. Agora, como buscá-lo é que passou a ser uma árdua tarefa.

Não

Não, devemos estar sempre amando. Pois, sem ele, não somos nada. Dar e receber carinho é muito bom. Eu amo muito a minha namorada e aprendo a amá-la cada vez mais em todos os aspectos.

Sim

Porque hoje em dia as pessoas visam a outros interesses e valores. Infelizmente, essa é a realidade. O amor que ainda existe é o amor dos pais pelos filhos ou vice-versa, e isso quando existe. Porque os relacionamentos estão cada vez mais se transformando em um jogo de interesse! Em que só se dá alguma coisa se houver alguma vantagem, uma barganha.

Não

Principalmente porque eu estou amando e sei que estou sendo amado. O que me assusta é a forma pela qual os adolescentes de hoje, sejam garotos ou garotas, mostram seu amor, ou seja de forma abrutalhada, com palavrões, atitudes físicas bruscas. Mas é a forma como eles se entendem, então vale tudo, desde que eles se sintam amados e felizes.

Sim

Muita briga por pequenas coisas, falta de diálogo etc.

Não

Desde pequena a criança tem que ser criada sabendo o que é amor e afeto. Sendo assim, ainda jovem saberá amar alguém.

Não

O amor nunca acaba, mas, sim, um outro sentimento pode prevalecer em uma outra época do relacionamento, sendo ele raiva, companheirismo, medo de ficar só, insegurança; "ele" sempre estará presente na mente de quem amou, o amor nunca acaba.

Não

Nunca, nunca e nunca! A liberdade sexual talvez não tenha ensinado às pessoas a separar amor e sexo. Hoje, o sexo é "livre" e sem muitas restrições, e muitas pessoas acabam confusas. Outras não se valorizam o suficiente, mas o amor está na moda. Aliás, no dia em que ele acabar, não haverá mais sentido para a nossa existência!

Não

As pessoas vulgarizaram o sentimento. Mas sem dúvida há e sempre haverá amor. Sem este, seja lá qual for (amor-próprio, materno, homem pra mulher), não há por que viver e acreditar em alguma coisa. Hoje, as pessoas se acovardaram e têm medo de amar, de arriscar seu tempo em amar. Uma pena, perdem o melhor da vida.

Sim

Depois de três anos de namoro, meu namoro acabou, porque meu namorado diz não gostar mais de mim.

Não

Quando existe o verdadeiro amor, ele não acaba; pode adormecer por alguns motivos, mas irá despertar mais intenso.

Não

Não terminou porque a saudade continua a existir, o coração dispara quando se está perto do amado e porque enquanto houver vida existirá o amor.

Não

Amor é uma mistura de atração, tesão e uma quentura muito louca. Ainda bem que ainda não acabou.

Sim

Porque eu não tinha estabilidade financeira para transformá-la em dondoca. Só tinha minha alma, meu coração e meu carinho para ela.

Sim

Bem, os dissabores do dia a dia, a não compreensão, o homem achar que sempre está certo em tudo, não admitir que diferenças existam entre um casal, a falta de elogio, críticas, ofensas, falta de carinho e atenção um com o outro, enfim... por causa do afastamento do casal.

Sim

Infelizmente, depois que as mulheres assumiram um papel social mais participativo, o romantismo acabou. A competição entre os dois sexos se tornou tão intensa que os homens esquecem do cavalheirismo e se igualam às mulheres de maneira hostil.

Sim

Digo "sim", o amor acabou. Tornou-se complemento, e não mais razão dos acontecimentos, principalmente num relacionamento entre duas pessoas. Outros fatores são hoje impostos por uma nova e péssima mentalidade social, baseada na realidade capitalista e materialista. "Ter" tornou-se mais importante do que "ser" e o amor, um objeto desejado desses que se adquire no shopping.

Não

Porque vivo situações que comprovam que ele não acabou! Sinto amor por parte de meu marido e de minhas filhas para comigo; como se isso não bastasse, constato que esse sentimento existe também em outras pessoas (alguns parentes, alguns amigos). Acredito que o que mata o amor é o egoísmo; onde esse sentimento negativo não existe, ou existe em menor dose, o amor ganha forças. Isso pra mim é tão simples de entender como uma continha de 2+2. O preço que as pessoas pagam por pensarem sempre primeiro nelas mesmas, tentando satisfazer apenas suas necessidades, é a falta de amor do semelhante; depois ficam aí pelos cantos da vida choramingando: "Ninguém me ama, ninguém me quer."

Não
O amor não acabou, mas está restrito a uma minoria amadurecida que realmente sabe o seu significado.

Sobre esta questão

Da mesma forma que a maioria das pessoas que responderam a essa pergunta, não acredito que o amor acabou. Acredito, sim, que o amor romântico está começando a sair de cena. Ainda bem. É aquele tipo de amor que não é construído na relação com a pessoa real, mas sobre a imagem que se faz dela, trazendo a ilusão de amor verdadeiro. Deseja-se tanto vivê-lo que, quando alguém o critica, provoca grande desapontamento Não é para menos. Nada pode unir tanto duas pessoas como a fusão romântica. A questão é que, por mais encantamento e exaltação que cause num primeiro momento, ela se torna opressiva por se opor à nossa individualidade.

No entanto, quando alguém alcança um estágio de desenvolvimento pessoal em que descobre o prazer de estar sozinho, percebendo as próprias singularidades, se dá conta de uma profunda mudança interna. Preservar a própria individualidade passa a ser fundamental, e a ideia básica de fusão do amor romântico, em que os dois se tornam um só, deixa de ser atraente. Muita gente com quem converso se mostra pessimista quanto à possibilidade de as pessoas alcançarem essa independência. Afirmam que o desejo de fusão com o outro está tão arraigado aos nossos ideais que ninguém vai querer sofrer a perda desse sonho. Não tenho tanta certeza assim.

O casamento é o melhor caminho para a vida a dois? Por quê?

Placar

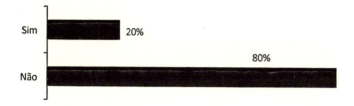

Sim 20%
Não 80%

Comentários

Sim

Penso que o casamento é a melhor "preparação" para uma união realmente prazerosa. Depois da separação, as expectativas em relação ao outro diminuem e, sendo assim, uma nova união — não necessariamente um casamento — terá mais chances de dar certo.

Não

Não, na minha opinião. O casamento nem sempre traz felicidade aos dois, creio eu que as pessoas conseguem ser felizes "separadas", em casas diferentes. Desta forma terão mais liberdade e mais privacidade também.

Sim

Embora seja conveniente, hoje em dia, definir melhor o que é o tal casamento. Tem os que moram juntos, mas dizem que a relação é "aberta". Tem os que moram em casas separadas para evitar "ocupar o espaço" do outro, ou ainda os que criam várias situações-limite para "não entrar em rotina". Acho que, no fim das contas, todos estão em busca da mesma coisa: alguém que seja nossa alma gêmea, com quem a gente, às vezes, se comunica mesmo sem falar, alguém em quem se fique pensando sem nem saber por quê. Alguém com quem se possa ficar em longos silêncios sem a necessidade de tentar achar um assunto. Ou com quem sempre se tenha assunto. Enfim, alguém com quem se queira imaginar daqui a alguns anos, se orgulhando dos filhos criados, sejam nossos, meus ou dele. Não importa o jeito, o formal ou o que for. Acho que isso tudo é casamento, e acho que as pessoas procuram por isso. Felizes dos que encontrarem.

Não

O cotidiano destrói boa parte do interesse entre duas pessoas. Acabam as surpresas, as descobertas, muitos dos desafios e, sobretudo, a emoção. Cedo ou tarde, acaba o tesão, e o sexo fica morno, rotineiro, quase burocrático. É claro que viver junto significa um monte de ganhos, como, por exemplo, o companheirismo e a possibilidade de estabelecer e desenvolver projetos comuns. Porém, a (falsa) sensação de segurança da conquista leva a uma quase inevitável acomodação. Aí fica tudo morno, sem graça, sem atrativos, e iniciam-se os interesses fora do casamento. Sou divorciada e ainda não encontrei um modelo de relacionamento a dois que considere "ideal"; mas tenho tido experiências bastante estimulantes e quando penso em casamento logo me vem a ideia de subtração, e não de soma.

Não

O namorado para a namorada: — Querida eu te amo tanto, mas tanto, que não quero me casar com você. — Por quê, amor? — É como a ferrugem: quando tomar conta de nossas vidas, será o fim de todos os sentimentos.

Sim

Estou casado há dez anos e vivo bastante feliz, apesar de alguns contratempos perfeitamente solucionáveis, principalmente quando se tem uma mulher que te ajuda e colabora, e vice-versa. Com essa vida estressante, nós temos que nos ajudar senão fica difícil até pra viver de comum acordo.

Não

Porque acho que cada um tem que descobrir o seu melhor caminho, baseando-se na própria personalidade, nos seus gostos, na sua maneira de viver; enfim, o casamento pode ser o melhor caminho para a vida a dois para algumas pessoas, e para outras, não.

Não

Acho que o casamento é o pior caminho para a vida a dois. Eu deveria escolher a mulher do meu gosto e a partir daí passarmos a viver juntos, nada de casamento e amor. O bom relacionamento é aquele com tesão, não só sexual, mas em todos os aspectos. É meu ponto de vista.

Não

Para aqueles que estão presos aos conceitos sociais que nos rodeiam, acreditam que sim; acreditam que somente no casamento é possível levar vida a dois, mesmo sem estar feliz. Encontrei uma pessoas incrível, muito interessante, e estou cada vez mais decidido que não vou ter uma união como esta que é proposta pela nossa sociedade, não foi assim em outras épocas da história. Tenho que me preocupar com o seguinte: as minhas atitudes estão machucando as pessoas ou não? (procuro não ofender nem machucar ninguém, agora agradar a todos é impossível). Amo a mulher que encontrei, quero fazê-la feliz e estar presente em sua vida, mas vou estar aberto para as coisas que estão acontecendo ao meu redor.

Não

No casamento, todos sabemos que o tesão acaba em pouco tempo, por mais que se lute para que isso não ocorra. E viver sem tesão, cá pra nós, não tem a menor graça.

Não

Não existe caminho único que sirva para todos os gostos. Cada um deve ter o seu caminho.

Não

Acredito que a minha resposta tenha a ver com minhas experiências nesse sentido, mas só posso mesmo falar de mim. Vejo pessoas casadas há muito tempo, companheiras, ainda com algum interesse sexual, mas comigo isso simplesmente não funcionou. Casei-me duas vezes, e quando o tesão arrefeceu, senti necessidade de estar com outro homem. Acho que não nasci para ser fiel e pago um preço por este comportamento. Não consigo viver com mais ninguém. Prefiro ser amante. Mas a felicidade independe de um compromisso formal ou não. Simplesmente creio que se deva ser feliz enquanto é possível ou enquanto durar.

Sim

Porque por vida a dois pressupõem-se duas pessoas vivenciando algum projeto, seja ele de que natureza for. Acredito que a instituição casamento, que vem sendo pensada e repensada ao longo de tantos séculos, é o que temos de melhor a fim de prover uma base de direitos e deveres que devem ser obedecidos, de forma que o convívio entre pessoas possa ser exercido de forma harmoniosa. É óbvio que o casamento, na maioria dos casos, não é a solução perfeita para um grande número de pessoas, mas é inegável que a experiência de um casamento é certamente a mais importante fonte de crescimento pessoal e amadurecimento afetivo que alguém pode experimentar dentro das possibilidades que a nossa sociedade oferece, tenha sido o casamento bem-sucedido ou não. É claro que pessoas que querem viver a vida como se o mundo fosse uma imensa Disneylândia jamais acharão que o casamento e todo o envolvimento que ele exige seja uma opção saudável de vida, então, elas sempre comem no McDonald's. É rápido, é fácil, já vem pronto. E parece muito gostoso, que digam nossas artérias.

Sim

Acredito integralmente nesta instituição, dita, por muitos contemporâneos, falida, ou, pelos mais incrédulos, rotulada de impossível. O casamento é, para mim, o melhor caminho para o autoconhecimento, para a vida não só dentro da sociedade, mas também para conviver melhor com suas emoções em nível interno e externo. É uma perfeita universidade do ego, em que ele aprende seus limites e os conhece. Outro ponto por que posso considerá-lo o melhor caminho é o sentimento que move essa máquina chamada casamento. Apesar de muitos negarem essa instituição, o nosso conceito de cultura, desde nossa infância, nos ensina a crescer, casar e multiplicar. Quem ama a si próprio buscará sempre unir esse amor a outro amor de alguém que sinta o mesmo. Portanto, acho uma hipocrisia um ser humano se dizer contra o casamento. Quem desdenha quer sempre comprar.

Sim

Casamento é bom, mas é como uma amizade que deu certo. Sou casada há 23 anos, considero meu marido mais meu companheiro que qualquer coisa, fico impressionada que ele ainda me ame, pois acho que, no fim, a gente fica como parente. Como sou filha de pais separados, não quero que meus filhos sofram o que sofri, nossa família é bem-unida. Mas o que se passa no meu coração é bem diferente, e vivo sonhando com aventuras, de fato, é o que me faz suportar o peso do casamento e do compromisso, mas acho que a família unida é importante para a felicidade dos filhos, e eu vou levando.

Sim

A resposta devia ser, na verdade, "depende". Mas, na falta da opção, vai o "sim". E por quê? Pode parecer óbvio, mas a vida a dois pressupõe que existam dois vivendo juntos. A questão não é se o casamento é "formal", oficial ou não. Mas estar casado (ou seja, morando junto, sob o mesmo teto, criando filhos, dividindo contas etc.) é a maneira mais completa de se partilhar a vida com outra pessoa. Esse papo de se dizer "sou casado mas moramos em casas separadas", embora seus defensores digam que preserva a relação e a individualidade, no fundo parece mais uma forma de se poupar do desgaste da verdadeira vida a dois, ou do medo desse desgaste.

Não

Já pensei que sim. Hoje, acho que o casamento se torna uma armadilha com o passar do tempo. Melhor seria uma relação em que os dois tivessem mais liberdade e morassem em casas separadas.

Não

Mas uma relação a dois mais intimista só faz bem a ambos. O homem faz questão de quantidade e qualidade, rejeita a intimidade e o autoconhecimento. A mulher é mais emoção e transa melhor quando preenche esses dois lados. Por isso, mesmo a revolução sexual mandou muitos casamentos para os ares, porque descobriu a autonomia, transformou a agressividade numa conquista diária, e os homens daquela geração permaneceram os mesmos. A década de 1990 era para a transformação do homem, mas ele foi ficando meio arredio, resistente a mudanças dessas atitudes femininas. Muitos outros casamentos se sentiram ameaçados com essas novas mulheres no pátrio poder; elas souberam ir primeiro à luta para depois galgarem novas conquistas, quando então perceberam que o problema não estava nelas e, sim, com os homens. Diante do tempo da separação, elas cresceram e não mais quiseram dividir o mesmo teto com aquele homem meio bonachão/bonzinho demais para o novo padrão da mulher. Conquistaram saídas e vidas noturnas, e o prazer foi ficando cada vez mais elástico. Diante dessa nova situação, tá difícil à beça acreditar em um nova relação. Eles ficaram sós num canto, desprotegidos da figura feminina, frustrados na vida sexual, com ejaculações precoces também, tornaram-se frios e manipuladores, passivos a essa Nova Mulher, embora no inconsciente desejem muito essa nova mulher guerreira/corajosa, que foi à luta e conquistou tudo de novo passo a passo, mas ficaram com dificuldades para novos relacionamentos.

Sim

Sim, se casamento tiver o sentido de compartilhar, dividir vontades, desejos, prazeres. Aninharem-se os dois, descobrirem-se, sem papéis, sem limites, sem regras, sem previsões. Um constante "descobrirem-se", "verem-se", "buscarem-se", tendo por objetivo não prender o outro, mas completá-lo, tendo-se certo que não se é o motivo, a causa, a razão da vida do outro. Simplesmente se é alguém que o outro ama e quer. Um complemento, alguém que com o passar do tempo sabe-se ser fundamental, mas nunca o alicerce da vida. Simplesmente amor, no qual habita o desejo de fazer o outro feliz, essa a condição fundamental.

Não

Inevitavelmente as pessoas acabam se "misturando" e perdendo suas identidades e privacidades nos casamentos convencionais (vivendo juntos). Acho complexa a questão de compartilhar espaços, hábitos e desejos 24 horas, levando a desgastes muitas vezes irreversíveis. É importante flexibilizar vontades próprias e aceitar o outro sem a pretensão de modificá-lo, mas o que fazer com a obrigatoriedade? O melhor caminho e o verdadeiro casamento só se dão quando as pessoas são capazes de propiciar a si próprias a plenitude e o gozo de usufruir a felicidade conquistada pela sua opção. Cabe a ambos estruturar na vida em comum a retribuição natural e consequente do bem-estar que vivenciam.

Não

Não acredito em casamento. Nunca me casei, e as pessoas casadas que conheço são visivelmente infelizes. Acho melhor viver a dois cada um no seu canto, pois a intimidade diária acaba com qualquer relacionamento.

Sobre esta questão

É surpreendente que a maioria das pessoas não considere o casamento o melhor caminho para a vida a dois. Até uns trinta anos atrás o placar seria completamente diferente. Isso significa que as mentalidades estão mudando e já é possível se imaginarem outras formas de viver uma relação a dois, e não mais a única que nos foi imposta.

Entretanto, falar contra o casamento é arriscado. As pessoas se ofendem como se fosse um pecado muito grave. Mas numa pesquisa feita pelo IBGE com homens e mulheres casadas e apresentada no programa Fantástico, da Rede Globo, há algum tempo, cerca de 80% dos entrevistados se declararam decepcionados com o casamento. Daí podermos estimar um percentual ainda maior se considerarmos a dificuldade de se aceitar e declarar a falência de algo em que tantas expectativas foram depositadas. Por que então a defesa veemente do casamento, se existe tanto sofrimento por causa dele?

O primeiro motivo alegado é bem hipócrita: a importância da família. Mas de que família estão falando? Da família nuclear — mãe, pai e filhos —, que surgiu depois da Revolução Industrial e que é fonte de tanta frustração, inveja, competição e brigas entre seus membros? Mas essa já está em processo de extinção, e todo mundo sabe disso. Nem há muito o que lamentar. Esteve por aí durante tanto tempo, e em nada contribuiu para formar uma sociedade mais justa. Não merece ser reeleita.

Um novo tipo de família, em que as pessoas se casam várias vezes, se torna cada vez mais comum. E os filhos de outros casamentos dos cônjuges convivem harmoniosamente com os da união mais atual. Sem contar o grande número de mães, e até de pais, que vivem sozinhos com seus filhos. Para infelicidade dos conservadores, nada indica que essas crianças, quando adultas, sejam mais problemáticas ou infelizes do que as vindas de lares tradicionais.

Outro motivo para não se questionar o casamento é a culpa religiosa. Por desinformação, acredita-se que o casamento foi instituído por Deus. Ignoram que, no início da Igreja Católica, o horror ao sexo era tanto que o casamento era visto como um sistema repugnante e poluído. As pessoas que optavam por não casar eram consideradas superiores. Não admitiam que no casamento pudesse haver um bem positivo ou que o afeto entre marido e mulher fosse belo e desejável. Até o século XIII, a Igreja não intervinha na união conjugal entre os nobres. Era um contrato entre duas famílias. Caso a mulher não procriasse, era devolvida à sua família ou ia para um convento. Só a partir dessa época é que decidiram controlar o casamento, transformando-o num sacramento. Quem tem coragem de contrariar o que é sagrado?

O medo de ficar sozinho e se sentir desamparado também faz com que as pessoas defendam o casamento. Para suportar a vida limitada que levam, é necessário acreditar que não há saída, que é assim mesmo com todo mundo. Se o casamento se torna opcional, e não mais um modelo imposto, fica muito mais difícil negar a própria covardia.

Eu não considero que o casamento seja o melhor caminho para a vida a dois. Ele obriga homens e mulheres a viver dentro de regras e normas estabelecidas, visando ao controle da liberdade de cada um. Para se manter a fantasia do par amoroso idealizado, muitas concessões são feitas, tornando a vida bastante limitada. A cobrança mais comum e aceita naturalmente é a de que você só deve amar uma única pessoa durante anos e somente com ela pode fazer sexo. Como é comum várias pessoas terem características que nos agradam e nos atraem sexualmente, fica difícil cumprir essas exigências. O resultado é muita gente infeliz, sem prazer de viver, recorrendo a tranquilizantes e antidepressivos.

Para um casamento ser satisfatório é necessário que sejam reformuladas as expectativas que foram criadas a respeito da vida a dois. Principalmente quanto à ideia de complementação, de os dois se transformarem num só e de que nada mais vai lhes faltar.

O tamanho do pênis influi no prazer da mulher? Por quê?

Placar

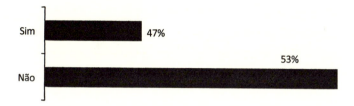

Sim 47%
Não 53%

Comentários

Não
Porque o importante não é o tamanho do pênis, mas sim como o sexo é feito!

Sim
Na verdade, acho que é mais a grossura que importa para o contato com a mucosa ser mais íntimo e possível de ser gostoso, mas não é só isso, lógico, senão um dedo amoroso não faria sucesso.

Não
Por experiência própria. Tive um namorado que tinha um pênis grande e grosso e nem por isso era uma maravilha. Fisicamente falando, se eu não estivesse com a vagina muito molhada, ele tinha que forçar mesmo a penetração. Mas o que acontece é que o homem que tem pênis grande e grosso acha que subestima a mulher, acredita demais na sua própria virilidade e pouco se importa no que a mulher pensa (isso não quer dizer que todos sejam assim). Basta que o pênis preencha a mulher que ela vai gostar, mas isso não é assim. O que importa não é o tamanho ou a grossura, e sim a maneira como o homem trata a mulher e o relacionamento entre eles. Meu namorado atual tem um pênis de proporções normais e me dá muito mais

prazer do que o outro bem-dotado. Isso porque a sensibilidade, o respeito e o carinho são os fundamentos da nossa relação, e não é preciso nem que ele use o pênis para que eu goze. Ele é uma figura humana fantástica e sensível, e isso já é pelo menos 50% pra fazer qualquer mulher gozar. Ele é o prazer da minha vida!

Sim

Quando há desproporção entre o tamanho do pênis e o da vagina. Assim como os pênis, as vaginas também têm variadas medidas, tanto na largura como na profundidade. Pode-se avaliar o tamanho da vagina de uma mulher pelo tamanho da boca. Aí existe uma relação direta.

Sim

Não sei quanto às outras mulheres, mas um pênis muito pequeno, além de ser esteticamente pouco atraente, também deixa a desejar quando o que se gosta, como no meu caso, é se sentir completamente "preenchida", além de um pênis maior tocar num lugarzinho lá no fundo que dá um prazer enlouquecedor. Bom, não só o tamanho, mas a grossura também é importante.

Não

Porque o que conta nessa hora é o amor verdadeiro, o carinho e a criatividade na cama.

Não

Porque a relação sexual não é apenas reduzida a uma penetração. É muito mais que isso.

Não

Tenho certeza que não! Acredito que vários fatores estejam envolvidos, não somente o tamanho do pênis. Exemplo: preliminares, toques na pele, beijos na boca, palavras, cheiros, música, elogios, cumplicidade, e principalmente, gostar de sentir prazer. Caso o seu parceiro seja um pouco tímido ou rápido demais, dê alguns toques durante a relação, tipo: coloque a mão dele no local onde te dá prazer, fale durante o ato, solicite que ele demore mais para chegar ao orgasmo, faça nele o que você gostaria de receber. O homem recebe a nossa informação através do toque, e não através da cobrança, da bronca, do bico. Senão, eles acabam nos comparando com as mães deles, e nós somos suas mulheres!

Não

Imagina! O que vale é a sensibilidade e, há homens que não têm nenhuma.

Não

Acho que não. E, como homem, "espero" que não, pois sei que não sou dos mais bem-dotados. Mas, justamente por isso e por já ter tido namoradas bastante experientes e nós nos termos dado bem na cama, penso que o tamanho não é o principal. Mas confesso que gostaria de ter um membro bem maior.

Não

O prazer da mulher está no carinho que é dedicado a ela.

Não

Acho que sexo é um conjunto de ações e prazer. Pode ser bom se o homem e a mulher se entendem sexualmente falando. Sexo tem que ser criativo e tem muitas maneiras do homem dar prazer a uma mulher. Não necessariamente tem que ter um pênis grande; o importante é "como" fazer e deixar o prazer "rolar".

Não

O prazer está muito associado ao clima que envolve o momento e aos estímulos do casal.

Não

Creio que o pênis acima de 20 cm até incomoda as mulheres, pois tenho 16 cm ereto e, de vez em quando, a minha namorada sente um certo incômodo, dependendo da posição, é claro. Agora, uma outra situação é o pênis menor que 8 cm ereto, não traz muita satisfação à mulher, pois além de visualmente não estimulá-la, ele também não preencherá o canal vaginal, deixando assim de proporcionar à mulher mais prazer. Agora existem também aqueles que têm seu pênis no intervalo citado anteriormente (8-20 cm) e ainda assim não conseguem satisfazer a mulher, pois fazem mecanicamente e não tentam aumentar o prazer da mulher, como por exemplo: tocando-a nos seios, ou mesmo chupando-os, falando sacanagens ao seu ouvido, variando as posições, fazendo isso concomitantemente com o movimento de vaivém do pênis de cima pra baixo, tocando o clitóris. Creio que o que importa não é o tamanho, mas sim o prazer que proporciona.

Não

Porque mais importante do que isso é a relação entre os dois. Se eles têm intimidade, carinho e não sofrem nenhum tipo de repressão ou problema, o tamanho não importa, se bem que a espessura, sim, grossos são melhores do que finos, porque dão maior contato nas paredes da vagina.

Sim

Mesmo sendo um homem respondendo, acredito que um pênis volumoso (não exagerado) faz diferença em virtude de uma penetração mais completa e volumosa dentro da vagina, estimulando melhor todos os seus cantos sensíveis. É certo que a arte de amar é mais do que isto, mas para a mulher é muito mais prazeroso ter um parceiro que saiba amar com um pênis maior.

Não

Porque existem dois tipos de orgasmos: o clitoriano e o vaginal. O clitoriano é alcançado com a estimulação do clitóris de várias formas, e o vaginal, com a penetração pênis/vagina. Acredito que para proporcionar um prazer ou até o alcance do orgasmos via penetração, é necessário que os relacionados tenham um grau de intimidade forte, sentimento verdadeiro, companheirismo, prazer em estarem juntos e uma libertação total dos seus ortodoxos ensinamentos familiares, morais e religiosos, buscando a cada dia uma nova forma de entender a liberdade afetiva. Há relatos de revistas e livros especializados na área de sexologia que informam que a preferência das mulheres não é em relação ao tamanho do pênis, mas ao diâmetro, porque elas alegam que o pênis grosso, ao penetrar a vagina, e no movimento de vaivém (fricção), consegue tocar com mais intensidade as paredes do canal interno da vagina, e com isso tocando com mais facilidade no ponto G (ponto de Gräfenberg), localizado mais ou menos a 5 cm dentro da vagina, proporcionando prazer e muitas vezes levando ao orgasmo. No meu entender, acredito que o homem que possua um pênis não muito grosso possa proporcionar um prazer tão intenso à mulher quanto o homem que possui um pênis grosso. Entendo que ele deve buscar posições que permitam-no tocar com o seu pênis o ponto G. O mais importante de tudo isso não é o tamanho, pois como é sabido de todos, tamanho não é documento, mas, sim, o sentimento que existe entre as pessoas, a vontade de reciprocidade de afetividade, prazer e muita intimidade.

Sim

O comprimento do pênis não importa muito, mas o diâmetro importa e muito. Se a mulher estiver muito lubrificada, ela não sente nada quando um pênis fino a penetra.

Não

A relação sexual envolve um clima de carinho, fantasias, desejos que o tamanho do pênis pouco vai influenciar. O que vale é a qualidade da relação.

Não

Porque o que importa mesmo é a forma como o homem toca e explora o corpo da mulher, acariciando os pontos sensíveis da parceira; o orgasmo acontece independentemente do tamanho do pênis. Mas que um pênis grande é mais tentador de se ver, ah, isso é... Mas é questão da nossa cabeça, não é?

Sim

Acho que um pênis muito pequeno pode atrapalhar, mas há outros fatores que são importantes. Não basta ter um pênis grande.

Não

O tamanho do pênis é irrelevante na relação sexual porque se descobriu que existem muitos pontos erógenos na mulher, mas dois podem ser estimulados pelo pênis, sem importar o seu tamanho: o clitóris e o ponto G.

Sim

Claro que influi. Quem afirma o contrário com certeza nunca transou com um homem com o pênis grosso para comparar com o fino. A mulher pode ter orgasmo sem penetração, mas se for penetrada percebe a diferença.

Sim

Infelizmente, sim. Se o pênis for grande demais, dói muuuuuuito. Se for pequeno demais, a mulher não sente o mesmo prazer de ter a vagina preenchida. É claro que os homens tentam compensar, mas sinceramente não é a mesma coisa!

Não

Porque a maioria das mulheres sente prazer através do clitóris, então poderá chegar ao orgasmo várias vezes sem penetração.

Sim

Acredito que o prazer exija conhecimento mútuo e compatibilidades anatômicas. Depois de alguns parceiros, as mulheres descobrem que tipo de pênis lhes agrada mais. Algumas preferem grandes, às vezes grandes machucam, então são melhores os médios ou pequenos até. Os mais "calibrosos" fazem mais pressão lateral e por aí vai. É uma conjunção de fatores. O resultado final? Só experimentando para saber, mas descobrir pode ser ótimo. Hehehe.

Sim

Mas pelo motivo inverso do que a maioria acha! Acho que o pênis muito grande é um incômodo, não cabe legal na boca e me lembra o bico de pato dos ginecologistas. Acho que o pênis menor é mais gostoso.

Sim

Acho que mais do que o tamanho, o diâmetro faz a diferença. Se for pequeno, mas grosso, é mais satisfatório, para mim, do que fino e grande.

Sim

Mas o tamanho do pênis deve ser sempre comparado ao tamanho da vagina da parceira. Uma questão que poderia e deve também ser levantada é: uma vagina muito grande influencia no prazer do homem? É claro que esta questão se aplica a alguns casos particulares, mas não deve ser determinante para a maioria dos casais.

Sim

Algumas mulheres dizem que não, que o importante é o que sentem um em relação ao outro (amor). Poucas têm a coragem de dizer que o tamanho do pênis influi. E para os homens que têm pênis grande, é penoso ouvir isso, tanto de uma mulher quanto de outros homens preconceituosos.

Sim

Qualquer mulher experiente que teve vários parceiros sabe que a espessura do pênis é importante.

Não

Tudo depende do entrosamento do casal.

Não

A partir do momento em que o homem saiba "utilizar" seu pênis dentro da vagina da mulher e dos movimentos realizados, o tamanho dele não influencia no prazer.

Sim

Na verdade, acho que depende da profundidade da vagina. Por isso, tanto um pênis muito pequeno quanto um muito grande influiria no prazer da mulher. Um pênis muito grande pode ser muito desagradável. O melhor mesmo seria que o tamanho do pênis fosse proporcional à profundidade da vagina.

Não

Até um certo limite físico razoável, não creio que haja problemas com relação ao tamanho do pênis. Sempre achei que não tenho um pênis grande, mas sempre busquei dar prazer às mulheres com quem estive. E elas em sua maioria sempre me disseram que sentiam bastante prazer.

Sim

Não sei porque as pessoas sempre protegem o homem dizendo que o tamanho do pênis não influi em nada no prazer da mulher. Na hora de valorizar apenas a mulher que tem bunda grande, eles não têm o menor cuidado. A verdade é que o comprimento do pênis não tem muita importância, mas a espessura faz a diferença.

Sim

As pessoas adoram dizer que só importa a habilidade do homem. Claro que isso é da maior importância, mas o tamanho do pênis influi, e muito. Não tanto pelo comprimento, mas pela grossura. Um pênis fino não dá o mesmo prazer que um grosso que ocupa toda a vagina e estimula sua parede.

Sim

Influi, sim. Um pênis muito grosso, na maioria das vezes, causa desconforto à mulher. Pênis muito longos também, porque têm ereção dificultada, e o homem força a entrada de qualquer jeito. Pênis pequenos não permitem à mulher desfrutar do ato como poderiam fazê-lo. Acho que o tamanho é uma questão muito importante, sim. Como o tamanho da vagina, por exemplo. Se for menor que os 7 cm mínimos, certamente vai causar dor em um homem com pênis avantajado (18 cm, por exemplo). Se tiver mais do que 15 cm pode não ter a pressão desejável sobre o pênis. Essa é uma questão muito importante.

Não

Muito mais do que o tamanho, deve haver um entrosamento entre os parceiros e sensibilidade para que as sensações sejam expostas. A vontade de satisfazerem-se mutuamente vai proporcionar um prazer maior do que um amante "avantajado", mas inábil, não atento às preliminares, proporcionaria.

Sim

A grande maioria das mulheres afirma que não, no entanto um homem com um pênis de dimensões muito pequenas raramente encontra parceiras interessadas.

Não

O que depende no que diz respeito aos atributos que um homem possa ter são o desejo, sua experiência e a forma como ele encara a parceira, o sentimento que ele tem por ela.

Sobre esta questão

As respostas variaram muito entre a certeza de que o tamanho do pênis não tem a menor importância e a certeza de que principalmente a espessura faz a diferença, por proporcionar uma sensação de preenchimento. Selecionei duas respostas que ilustram essa controvérsia.

"Não sei quanto às outras mulheres, mas um pênis muito pequeno, além de ser esteticamente pouco atraente, também deixa a desejar quando o que se gosta, como no meu caso, é se sentir completamente 'preenchida', além de um pênis maior tocar num lugarzinho lá no fundo que dá um prazer enlouquecedor. Bom, não só o tamanho, mas a grossura também é importante."

"O que depende no que diz respeito aos atributos que um homem possa ter são o desejo, sua experiência e a forma como ele encara a parceira, o sentimento que ele tem por ela."

Penso que por mais que se afirme que no sexo o importante é o carinho, o amor etc., ter o pênis pequeno é um drama para o homem. Entretanto, na maior parte dos casos não há motivo para tanto sofrimento. O problema é que todos aprenderam a associar o tamanho do pênis a força, potência e virilidade, e desde pequenos os meninos são condicionados por esse mito. Assim, o pênis passa a constituir grande fonte de orgulho ou de insegurança para o homem. Alguns até imaginam que com pênis pequeno estão impossibilitados de conseguir ereção, obter prazer ou de satisfazer uma mulher.

Ao contrário do que se diz, não existe relação entre a altura do homem, o tamanho da sua mão ou do seu pé e o seu pênis. A grande maioria dos homens tem pênis de tamanho médio que quando eretos, alcançam em média de 12 ou 13 cm a 18 ou 19 cm. O pênis flácido médio varia de 7 a 10 cm, podendo se apresentar de formas e tamanhos variados. Se estiver frio ou numa situação de estresse pode encolher a ponto de se tornar minúsculo.

As mulheres não se preocupam tanto quanto os homens com o tamanho do pênis. Na realidade, não faz muita diferença para o prazer da mulher, um pênis de 18, 15 ou 13 cm. Embora o maior problema dos homens seja com o compri-

mento, as pesquisas demonstram que a maioria das mulheres prefere pênis grosso a comprido. Declaram que o pênis ideal é o que pode forçar a entrada da vagina e friccioná-la para que a mulher o sinta dentro dela.

Entretanto, grande parte das mulheres concorda que a habilidade do parceiro para usar seu pênis é tão importante quanto o tamanho. Assim como o toque, o jeito de olhar, a tranquilidade — ao contrário da pressa em ejacular. Enfim, vários outros aspectos são tão importantes quanto as medidas. As maiores queixas das mulheres no sexo não são em relação ao tamanho do pênis, e, sim, quanto à habilidade sexual do homem e à sintonia que ele estabelece com a parceira.

A área de maior sensibilidade na vagina é a parte anterior, principalmente 5 cm dentro do canal vaginal, onde se localiza o ponto G. Todo órgão masculino é capaz de tocar aí. O mais importante é que no momento do ato sexual o homem e a mulher busquem uma posição em que a zona de maior sensibilidade possa ser estimulada. Contudo, se um homem se sentir inseguro por ter um pênis pequeno ou fino, provavelmente seu desempenho sexual vai ser prejudicado.

Os homens se desesperam quando broxam? Por quê?

Placar

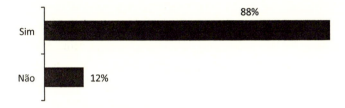

Comentários

Sim
Por vergonha.

Sim
Claro! Imagine como é para um homem perder aquilo que é "sinal" de sua masculinidade, mesmo que ninguém fique sabendo, é o fim, a pior coisa do mundo. Ele deve se sentir a pessoa mais inútil do mundo. Imagine você que é mulher se acontecesse algo do gênero, você iria se desesperar também.

Sim
Respondo "sim" pois já vivi essa situação várias vezes, parece um pesadelo daqueles que quando você acorda sabe que é real. Por mais compreensiva que seja a mulher, sempre vem aquela pergunta: "já aconteceu isto antes?" E você nunca sabe o que responder. O pior de tudo é que quando um homem broxa, ele não ficou sem tesão, ele apenas não consegue consumar a relação, e isto também traz uma grande frustração. Gostaria de falar que tenho consciência de que minha falta de ereção é psicológica, pois fiz vários testes e deu tudo normal. O ruim é que seis anos de terapia não resolveram o problema. A única coisa que me ajudou em 80% foi o Viagra.

Sim

Pensam que a vida não tem mais sentido.

Sim

É claro que sim! O binômio masculinidade/virilidade está de tal maneira gravado em nós, homens, que uma broxada significa um tremendo golpe na autoestima. Principalmente com uma nova amante e/ou namorada! Já aconteceu comigo numa dessas circunstâncias e creio que com muita gente que não tem coragem de confessar e, tenho certeza, foi um golpe duro. Pelo menos, para mim, foi. Não adianta justificar para si próprio, tipo: a culpa foi da ansiedade, nervosismo, fase da lua, vento nordeste, direção da maré, o escambau. O fato é que isso acontece quando o homem está morto de tesão e geralmente com uma uma nova pessoa. Dá dó olhar pra ele lá embaixo, mortinho, mortinho, encolhidinho, e a gente com aquela tremenda cara de babaca balbuciando desculpas. O pior é se acontece junto a uma mulher inteligente e sensível, a tendência dela é entender melhor que a gente. Mas que é chato, é...

Não

A maioria se desespera por motivos óbvios. Acho que também a forma como a mulher lida com essa situação determina um maior ou menor desespero.

Sim

Porque sentem comprometida sua masculinidade e têm medo de que isso se repita.

Sim

Porque a sociedade colocou na cabeça das pessoas que o homem, para ser macho, tem que estar disposto a fazer sexo com todas as mulheres, toda hora. Só de ver uma mulher pelada tem que ficar em ponto de bala. Então, como explicar para a garota que está na minha cama pelada que eu não estou sentindo nenhum tipo de ereção? E o pior: e se ela contar para suas amigas ou para os meus? E se ela pensar que eu sou bicha ou gay? Então, eu entro na internet para ficar mais por dentro de como funciona. E o que eu vejo? Fidelidade sexual é algo que não existe. Hoje, tanto homens como mulheres vão para cama desejando receber prazer, senão acabam procurando outros parceiros. Bem, agora definitivamente o meu fim chegou, não tenho mais coragem de olhar na cara de meus colegas e tenho medo de sair com uma garota e acontecer novamente.

Sim

Medo de que isso se repita novamente, principalmente com a mesma parceira.

Sim

Porque se sentem menos homem, não se sentem machos.

Sim

Depende; quando ele quer impressionar, claro que ficará desesperado. Mas dependendo do tipo de relacionamento, ele pode dar a volta por cima.

Sim

Muitos homens se desesperam ainda, infelizmente. Isso porque, para muitos homens, a ereção e o bom desempenho sexual são condições fundamentais para a posse e o domínio da fêmea. Eu realmente tenho muita pena dos homens que têm todo um compromisso com a ereção, como se a sexualidade se resumisse apenas à penetração *"penis in vagina"*. Eles perdem, com isso, toda a paisagem maravilhosa de uma viagem, de olho que estão na estação final, na chegada. Parece que há uma luz no fim da estrada, com uma nova geração de homens que parece estar surgindo, mais preocupados com a sensibilidade própria e da parceira que com a mera introdução sexual. Aos homens que estão preocupados com "broxar" ou não, eu diria que eles não conhecem absolutamente nada da natureza feminina. Não sabem o quanto é gratificante, para uma mulher que está amando naquele momento o seu parceiro, os momentos de ternura e carinho, o roçar das peles, a química de corpos e almas. Quando os homens descobrirem essa maravilha, não ficarão tão desesperados.

Não

Depende muito do homem e da mulher que estiverem tendo essa experiência. Se o homem que estiver tendo a relação sexual encara a ereção como o fator fundamental para a relação dele e o prazer de sua parceira, a resposta é "sim", pois sem ereção, não haverá performance sexual para nenhum dos dois. Entretanto, se sexo para essas pessoas não é encarado exclusivamente como ereção ou como penetração, acho que dá para encarar broxadas sem maiores problemas. Já tive experiências muito gratificantes, quando broxadas aconteceram, sim, mas sorrimos muito, conversamos, brincamos, e nos amamos demais também. Agora, não podemos confundir broxada com impotência sexual. Acho que impotência seria uma situação mais difícil de contornar, tanto para o homem quanto para a mulher. Por ser um fator permanente, tem que existir muita criatividade e uma cabeça aberta demais para aceitar que plenitude sexual será alcançada de uma forma diferente da convencional. Felizmente, hoje existe o Viagra e muitos seres humanos se beneficiando desse milagre.

Sim

Porque desconhecem outros meios que não sejam ficar de pau duro, tudo de bioenergética, tantras, sensibilidade só naquele determinado lugar, competição acirrada com a fêmea, diga-se de passagem com a figura materna, conflito bravo de se sair. Ah, muita bebedeira também, porque só conseguem relaxar por meios artificiais, não com um bom papo, com o lúdico, com o tato e aquele beijo gostoso da intimidade, que pode ser momentâneo. Quantas vezes dizemos coisas que só muito tempo depois iremos reconectar com "eu falei isso?". Ficam presos na libido, na posse, no poder, desvalorizando a mulher que está ao seu lado. Com a puta pode tudo, com o prazer nem sabem bem o que é isso, sem falar do lado afetivo, esse o maior dos problemas. Fazem tudo da cintura para baixo, esquecendo-se de perceber o lado de cima, aquele espaço morto (em alguns) perto do coração. Aí tudo só pode mesmo dar errado. Soltam a raiva, desqualificam a mulher e, quando ela reage, buscam saídas enganosas, se isolam por muitos e muitos dias, esquecendo que toda primeira vez é desconsertante, porque ainda estão presos no tamanho do pau. Tive homens com paus pequenos que me deixaram saudade. Se não viajei muito, acho que é isso.

Sim

Justamente por eles estarem tão preocupados em não broxarem, achando que sexo é só penetração.

Sim

Infelizmente, sim. E ainda existirá esta frustração enquanto permanecer o paradigma do homem ativo e da mulher passiva. Socialmente, isso já se tornou obsoleto. O homem já está ultrapassando a necessidade de mostrar o seu "poder" social para a mulher e seu círculo familiar. Só que ainda mantém na cabeça a ideia do "poder" na cama. A igualdade e o "ativismo" da mulher na cama estão em alta. Cabe a nós, homens, deixar um pouco o preconceito de lado para perdermos também o medo de falhar.

Sim

Não sei, às vezes acho que eles estão tão cheios de si por terem tantas opções sexuais, que tem vezes que eles nem ligam, só dizem que estão muito cansados e viram para o lado e dormem. Acho que os homens de verdade, esses sim, ficam muito chateados com uma broxada.

Sim

É frustrante. Se não dá desespero, pelo menos dá um tremendo baixo-astral.

Sim

Porque a preocupação será com a reprovação da parceira; o diálogo após o colapso é quase impossível.

Sim

Alguns homens, menos informados, pensam que isso pode significar alguma tendência homossexual.

Sim

Porque eles são cobrados a vida inteira a serem machos.

Sim

Infelizmente, sim. Não deveriam, mas, sim, se desesperam.

Broxar significa, socialmente falando, "ser menos macho". Isso destrói o homem. Tem que ter a cabeça muito feita para não cair na pressão social do "tem que estar ereto o tempo todo".

Sobre esta questão

É... broxar parece ser mesmo o maior terror masculino. Quase todos acham que os homens se desesperam quando isso acontece. Principalmente se os dois estão naquela fase da conquista em que cada um quer mostrar o melhor de si para o outro. Mas é justamente por isso que muitos homens broxam nessa situação. O pênis é mantido flácido pela ação da adrenalina que, por coincidência, é o hormônio da ansiedade. No momento em que há excitação sexual, a ação da adrenalina é contrabalançada por outras substâncias. Se o homem ficar ansioso na hora da penetração, preocupado com a necessidade de manter a ereção para conseguir penetrar a mulher, ele pode perder a ereção imediatamente, por encher o pênis de adrenalina.

O maior problema da impotência é que ela não pode ser escondida. É diferente na mulher que, mesmo sem desejo, pode realizar o ato sexual e até fingir. Para o homem, a falta do que ele acredita ser a própria essência da sua virilidade faz desmoronar sua autoimagem, afetando profundamente sua vida psíquica.

Todo homem pode falhar eventualmente. Mas, geralmente, quando isso acontece, o homem não quer conversar com a parceira. Muitas vezes a mulher deseja encarar o fato com naturalidade e recomeçar as carícias amorosas. Mas o homem, não. Ele quer curar-se sozinho. Não é nada fácil para ele ficar tranquilo numa hora dessas. O psicanalista argentino J. C. Kusnetzoff diz que quando o homem broxa, ele não quer ser consolado, e, sim, "curar-se" sozinho. Nesse momento, deseja desaparecer magicamente e voltar montado no pênis ereto, como cavaleiro ressuscitado do apocalipse vivido.

Para o ato sexual ocorrer de forma adequada, é necessário haver desejo sexual e prazer. Como não é uma máquina de fazer sexo, o homem pode ter dificuldade de obter ereção se tentar uma relação sexual sem ter vontade ou se estiver estressado. A questão é que quando falha a primeira vez, ele fica tão abalado que vai para a próxima relação inseguro, e aí tem grandes chances de falhar novamente.

Mas para ser considerada disfunção erétil — termo usado na literatura médica por soar menos pejorativo que impotência —, deve ser um fato que se repete, e não apenas um episódio. E pode ter causas orgânicas, como uma doença específica, por exemplo, diabete ou arteriosclerose, e causas psicológicas variadas, que geram ansiedade. Até os cinquenta anos, 70% dos casos são psicogênicos, mas a partir dessa idade as duas causas ocorrem por igual.

É muito maior do que se pensa o número de homens que sofrem dessa disfunção. Só que eles não contam nem para o melhor amigo. Nos Estados Unidos, em recente estudo, 52% dos homens revelaram descontentamento com seu desempenho sexual. E a euforia causada pela entrada do Viagra no mercado brasileiro também deixou claro o que antes ninguém sabia: a quantidade de homens inseguros com seu desempenho sexual.

O homem não precisa passar a vida deprimido por causa da impotência, porque sempre é possível restabelecer a ereção. No entanto, ele demora em média quatro anos para buscar ajuda no campo sexual. O medo de aceitar a impotência, a vergonha, a dificuldade de contar para outra pessoa levam o homem a achar que amanhã vai passar e vai adiando a procura de ajuda, alimentando assim um sofrimento desnecessário.

Entretanto, grande parte dos casos de impotência deixará de existir quando o homem se libertar da obrigação de provar que é macho. Partir para o ato sexual apenas quando existir desejo real pela parceira e não se preocupar com a ereção são pré-requisitos fundamentais. Aí talvez seja possível experimentar o sexo com liberdade, simplesmente para obter e proporcionar prazer, longe de qualquer tipo de ansiedade.

Os homens se queixam das mulheres no sexo? De quê?

Placar

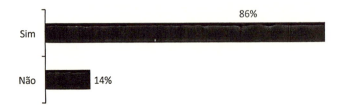

Sim — 86%
Não — 14%

Comentários

Sim

Por questão de "tempo", ou seja, eles elaboram sacanagens, elas elaboram romances; eles pensam em "foder", elas pensam em transar; eles gozam rápido, elas demoram mais tempo; eles levam mais tempo para se recomporem, elas gozam mais vezes.

Sim

Aqueles que se queixam são criaturas que não sabem lidar com o feminino. O homem, na sua ignorância, não percebe que a mulher precisa de um entendimento maior quando o assunto é sexo. Entendê-las seria a solução.

Sim

Claro! Inclusive creio que esse é o motivo para os homens procurarem sexo fora do relacionamento. Particularmente, não conheço homem satisfeito que mantenha relação fora de casa.

Sim

Eles acham que as mulheres são lentas.

Sim
Acho que existem mais os que reclamam do que os que elogiam.

Sim
Algumas são extremamente frias!

Sim
Eles se queixam porque não é sempre que estamos dispostas, "como máquinas de fazer sexo". Às vezes, temos outros interesses: carinho, ternura, compreensão, ou estamos estressadas e cansadas.

Sim
Ambos têm lá suas queixas, mas, normalmente, elas aparecem mais quando surge alguma crise, estão meio brigados. A melhor alternativa deve ser a conversa franca no momento certo e com habilidade. Jogar um na cara do outro, nos períodos mais tensos, não vale!

Não
São machistas e teriam que admitir sua, talvez, incapacidade de reverter esse quadro.

Sim
Acredito que sim, muitas mulheres não sabem o que realmente querem. Fazem sexo sem sentir vontade ou, quando sentem, não fazem.

Sim
Porque as mulheres não tomam iniciativa, não se realizam e não os realizam. Mas tudo se origina da forma como a mulher age e da falta de diálogo entre o casal. Eu, graças a Deus, vivo muito bem sexualmente e, tanto eu como meu parceiro, por já termos vivido algumas situações e experiências, conseguimos uma atitude harmoniosa nesse assunto; mas infelizmente, nós somos exceção à regra.

Sim
Acho que os que se queixam de sua mulher é porque não têm total cumplicidade na cama com sua parceira ou por ter vergonha de pedir certas posições ou fantasias e ter medo de levar um "não". Acabam procurando ter sexo pago, no qual o que se pede se paga, sem

receio de levar um "não", e se deixa levar numa fantasia que poderia ser bem mais prazerosa com sua própria mulher.

Sim

Não sei o porquê, mas em todos os lugares aonde vou, sempre tem alguém falando de mulher e, geralmente, não é bem.

Sim

Porque a maioria delas é muito reprimida, aí ficam dizendo: "Não faço isso", "Não faço aquilo", com medo do que o homem vá pensar sobre o moral dela. E enquanto isso, moral nada tem a ver com comportamento sexual.

Sobre esta questão

Pelo jeito, não são somente as mulheres que se queixam dos homens. Mas isso também tem um motivo. Devido à grande diferença entre a educação do homem e a da mulher em relação a sexo, durante muito tempo as mulheres foram divididas entre as fáceis, que serviam apenas para o prazer, e as direitas, para casar. Somente com o movimento de emancipação feminina e a liberação sexual se admitiu que a mulher gostasse de sexo. Porém, todos ficaram confusos: homens e mulheres. Desde então é necessário se adaptar a uma nova realidade: a satisfação sexual deve ser encontrada com a namorada ou esposa, que também pode, agora, buscar seu próprio prazer.

Mas da mulher o que ainda se espera é que fique bonita, atraente e aguarde passivamente que o homem demonstre interesse por ela. Não se costuma aceitar quando alguém tenta se afastar do padrão social de comportamento. Qualquer mudança de atitude gera logo críticas. Quem nunca ouviu comentários do tipo: "Hoje as mulheres atacam!", se referindo a mulheres que se dispõem a conquistar um homem? E o pior é que na maioria das vezes são elas próprias que comentam.

Os homens, ao contrário, acreditam que por serem homens cabe exclusivamente a eles tomar a iniciativa do encontro sexual. A maioria das mulheres também aceita isso, por achar que a natureza é assim mesmo. Elas se sentem inibidas, temendo desapontar o parceiro se forem ativas. Os homens se assustam com mulheres mais livres, mas do que mais reclamam da parceira é justamente a passividade. A consequência desse desencontro é um sexo insatisfatório para ambos, com cada um se esforçando para corresponder à expectativa do outro, tudo com pouquíssima espontaneidade.

Além da passividade, os homens se queixam também de a mulher não saber praticar bem o sexo oral ou nunca fazê-lo com prazer. Entre os casados, o grande problema é a falta de desejo sexual de suas esposas.

Sexo sem amor pode ser ótimo? Por quê?

Placar

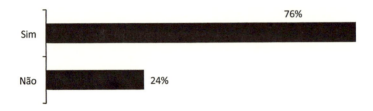

Sim — 76%
Não — 24%

Comentários

Não
Porque é sem entrega total.

Sim
Sexo é, de certa forma, uma necessidade biológica e, para existir tesão entre o casal, não precisa haver amor.

Sim
Por estar satisfazendo uma necessidade orgânica, natural. Não podemos esperar estar sempre em estado de paixão para fazer sexo, é físico também. É bom termos essas duas coisas separadas em mente, para não haver frustração nem expectativas vãs.

Sim
Pode ser ótimo, mas não excelente! Até porque há diferença entre fazer sexo e fazer amor.

Sim
Sim, um não tem necessariamente nada a ver com o outro. Muito embora, se for com amor, o sexo é bem melhor.

Sim
O amor pode assumir diversas formas. Desde que haja carinho e desejo, o sexo certamente pode ser bom.

Sim
Pela entrega naquele momento, não importando se existe amor ou não, o importante é viver o momento....

Sim
Faz parte do instinto do macho.

Sim
Acho possível um sexo sem amor ser ótimo, mas se for com amor é imbatível!

Não
É muito frio, chega a ser cruel.

Não
Não há amor sem sexo e nem sexo sem amor. Sexo é uma consequência de carinho, afeto, amor... Sexo sem amor nada mais é do que uma simples função biológica. Sexo com amor é a mais bonita expressão que pode haver entre um homem e uma mulher.

Sim
Sexo sem amor pode ser ótimo, sexo com amor pode ser ruim e todas as outras variações são possíveis.

Sim
Sem muita emoção, a mulher pode ter mais domínio sobre a situação.

Não
Porque sexo é complemento, e sem a existência do amor fica difícil e/ou torna-se aquela coisa mecânica.

Não
Já fiz sexo com um homem que não amava. Minha experiência não foi positiva. Não me sentia envolvida por ele. Esta falta de envolvimento meu pode até ter sido culpa dele. Não tentei com outro para saber se sim ou não.

Sim

Basta o(a) parceiro(a) só se ater à atração física entre eles.

Sim

Se houver liberdade verdadeira entre os envolvidos, atração física, alegria no sexo, a busca do prazer mútuo, por que não? Sexo com amor e sem essas características de repente pode ser até "inferior", apesar das extasiantes emoções que sentimos quando tocamos e somos tocados pela pessoa amada. Mas amor e sexo nem sempre "combinam", infelizmente.

Sim

Acredito que sexo independe do amor, mas existem condições predominantes na cama: A pessoa lhe faz bem? Nós realmente temos tesão de estar ali pra isso? É claro que o amor facilita e melhora sensivelmente o sexo, mas estar com uma pessoa muito bacana e sensual pode ser bom, mesmo sem amor.

Sim

Pelo simples fato de que sexo e amor são conceitos distintos. Existem pessoas que se amam e quase não fazem sexo e outras fazem sexo porque têm TESÃO. Um primarismo leva as pessoas de uma forma geral a embaralharem estes conceitos, aí preferem dizer que fazem amor e não que transam (TRANSAR = FAZER SEXO), trepam etc. com seus parceiros (maridos e esposas). Certamente o parceiro que só faz amor, mais dia, menos dia, vai ser trocado, pelo menos em termos de sexo, por um que transe bem gostoso. Pra ilustrar: Amo muito minha mulher, mas no sexo, não "faço amor", transo muito gostoso com ela. Amor eu faço com ela em todas as horas de nosso dia a dia.

Sim

Eu me sinto satisfeita fazendo sexo sem amor; claro que é mais gostoso com amor, mas no caso de ser só, sem amor é diferente, mas nem por isso deixa de ter o seu lado bom.

Sim

Claro que sexo com amor é muito bom, mas sexo é ótimo de qualquer jeito.

Sim

Pode ser ótimo, sim! Se rolar aquele tesão de ambas as partes, e a pessoa estiver tranquila e convicta do que está rolando, por que não?

Sim

Porque sexo pode estar somente ligado a atração física, e desde que haja respeito entre os parceiros, acredito que possa ser ótimo.

Sim

Porque se encararmos o sexo como uma coisa natural, bastando um olhar, um "click", enfim, com tesão e sem cobranças, temos o poder de relaxar e usufruir de momentos. Dependendo, essas pessoas se tornam grandes amigos que se curtem, sem subterfúgios.

Sim

Porque, na minha opinião, não é o amor que faz com que o sexo seja bom ou não, mas sim o desejo, o tesão mesmo. Não raro, vemos casais que se amam cujo sexo não é tão bom, assim como vemos o contrário: casais que não se amam, mas cujo sexo é fantástico.

Sim

Mesmo sem amar, você sente desejos, e se encontrar alguém cuja química da pele combina com a sua, pronto: está feito o par! E aí o sexo pode ser de ótima qualidade.

Sim

Você pode se divertir mais sem se preocupar com o amor, o sentimentalismo e o romantismo. É muito bom.

Não

Acho que o amor complementa o sexo.

Sim

Sim, porque muitas vezes as pessoas se amam, mas tem muitos pudores, e isso atrapalha. O importante na hora do sexo é soltar a mente e interpretar o personagem que quiser. Sexo ótimo não precisa de sentimento, mas se tiver os dois então é sempre o auge.

Sim

Sexo é algo muito instintivo, biológico.

Sim

Porque pode simplesmente rolar um clima de muito tesão naquele momento com uma pessoa que você menos espera.

Sim

Sexo só precisa de tesão, mas com amor é melhor...

Sim

Se for feito com prazer, entrega e carinho, tudo bem. Pois a energia positiva entre dois corpos, quando rola, é maravilhoso. Só não vale culpa.

Sim

Na minha opinião, não é necessário você amar a pessoa, mas, sim, confiar, desejar estar a fim da pessoa e ser correspondido do mesmo jeito.

Sim

Dependendo do grau de tesão que você tenha pela pessoa, pode ser muito bom mesmo não havendo amor, sendo somente atração.

Não

Se o sexo é um complemento do principal, que é o amor, como o complemento pode ser ótimo se não existe principal? Quem só faz sexo sem amor realiza um instinto animal, não usa as emoções e não sabe o que é o verdadeiro sexo racional e que possui uma energia transcendental.

Sim

Acho que existem diferentes formas de amor. Nem sempre aquela de que precisamos em um longo relacionamento.

Sim

O sexo não exige amor no sentido de interação absoluta, mas certamente exige afeto. Com afeto é possível fazer sexo sem amor.

Sim

Pois o próprio ato sexual em si é uma ação animal. O campo emotivo não interfere a ponto de prejudicar as sensações maravilhosas que podemos ter com os sentidos aflorados no ato sexual. Mas claro que com amor é ÓTIMO!

Sim

Porque dá para soltar tudo. Com amor fica aquele clima meloso.

Não

Sexo sem amor não dá o mesmo prazer quando feito com amor, e por isso não pode ser ótimo.

Sim

Porque um não tem nada a ver com outro! Desde que o casal combine sexualmente, o sexo pode ser ótimo mesmo sendo uma *"one-night-fuck"*!

Sim

Sexo nunca teve nada a ver com amor, ele já existia muito antes do conceito de amor ser inventado.

Não

Pode ser bom, mas não ótimo. Não havendo entrega total não chega a ser ótimo.

Sobre esta questão

Alguns afirmam que sexo tem que estar sempre ligado ao amor, entretanto, penso que isso não passa de mais uma tentativa de restringir a sexualidade feminina. Não se faz essa exigência ao homem. Ao contrário, sempre se aceitou que ele fizesse sexo com qualquer mulher. O que o homem não podia era recusar. Para provar que era macho, tinha que estar o tempo todo pronto para o ato sexual.

Com a mulher a história é bem diferente. Até algumas décadas atrás, caso ela gostasse de sexo, não podia demonstrar de jeito nenhum. Isso a desqualificaria como esposa. Ela devia apenas cumprir o dever conjugal: satisfazer o marido e lhe dar filhos.

Mas, na verdade, com tanta repressão o sexo não era bom mesmo para ninguém, muito menos para as mulheres. O homem chegava à vida adulta com pouquíssima experiência, no máximo algumas transas com prostitutas, o que reforçava a ideia de o sexo ser algo pouco digno, sujo. Quando casava com aquela moça virgem, que viria a ser a mãe dos seus filhos, o sexo se tornava, então, um problema bastante complicado para ele. Era feito no escuro, embaixo das cobertas, com muita pressa. Se a maioria dos homens ignora, hoje, que para haver penetração a mulher deve estar lubrificada, imagine naquela época! O prazer da mulher não era nem cogitado. E elas aguentavam tudo com bravura, ou melhor, mansidão.

Desejo sexual e amor são emoções distintas. Com a mudança das mentalidades, da década de 1960 para cá, começou-se a aceitar que a mulher tivesse prazer sexual, mas apenas com o marido ou com o homem que amasse. Se não fosse assim, era considerado falta de decência. É por isso que, atualmente, ainda encontramos quem insista em afirmar que é da natureza feminina só desejar sexo se existir amor.

Há também as que argumentam que sexo com amor é muito melhor. Claro, tudo o que se faz com amor é melhor, até mesmo um bolo de chocolate. Até aí nenhuma novidade. Ir à praia, ao cinema, tomar sorvete... com a pessoa amada pode ser mesmo muito melhor, e o sexo também. Mas desejo sexual e amor são emoções distintas, que podem existir juntas ou separadas.

Não há motivo para o sexo não ser ótimo, quando praticado entre duas pessoas que sentem atração e desejo uma pela outra. Porém, é comum o medo de que, sem amor, quando a relação sexual chegar ao fim, a frustração e uma sensação de vazio tomem conta da pessoa. Sem dúvida, isso vai ocorrer se existir pretensão de algo diferente do próprio prazer sexual. A frustração só ocupa o espaço de uma expectativa não satisfeita. O problema é que, como o sexo não é visto como natural, costuma-se misturar as coisas e se busca algo mais do que o prazer: a continuidade da relação, seja do namoro ou casamento. Aí a frustração não é com o sexo e, sim, com um projeto que não se realizou.

Independentemente de estarem se amando ou numa relação estável, se duas pessoas vão para o ato sexual buscando simplesmente obter e dar prazer, e isso acontece, por que não seria muito bom para os dois?

Você aceita o sexo anal? Por quê?

Placar

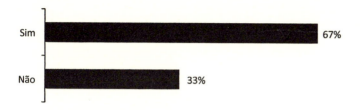

Comentários

Sim

É ótimo! Uma penetração traseira é um prazer sem limites com todo carinho. Sempre faço com minha parceira.

Sim

Primeiro porque me fascina e dá prazer fazê-lo. Sempre tenho fantasias que envolvem sexo anal. Segundo porque dá prazer ao parceiro, que também gosta. O difícil, às vezes, é que a maioria dos homens não sabe fazer um sexo anal carinhoso e tranquilo, agem com violência e desespero pelo prazer. Infelizmente, as mulheres têm um medo muito grande de fazer o sexo anal. O que me assusta um pouco é que os homens hoje têm uma fixação pelo sexo anal (quase uma necessidade de dominação). Muitos já querem logo o sexo oral e anal, quando o maior prazer ainda está na penetração da vagina. Sexo anal e oral para mim são complementos e satisfações.

Sim

Porque adoro dar o meu rabo para o meu namorado e não vejo mal algum nisso.

Sim

Acho uma delícia. Demorou para eu aceitar, mas agora sou viciada nele...

Não

Porque é doloroso. O vaginal é bem melhor.

Sim

Algumas mulheres apresentam certas resistências, mas nós todos achamos muito prazeroso e excitante!!!

Sim

Porque entre quatro paredes vale tudo que as partes curtem.

Não

Acho sujo, do ponto de vista da higiene e saúde, por mais limpo que seja o parceiro.

Não

Considero essa prática muito dolorosa e, consequentemente, não prazerosa. Sexo é sinônimo de prazer. Para os masoquistas deve ser maravilhoso! Porém, eu não sou masoquista.

Não

Porque não me dá tesão. Já tentei, mas não gostei.

Sim

Err, bem... Apesar de um trauma há alguns anos... Estou superdisposta a tentar de novo. Somente aguardando as oportunidades.

Não

Sou homem! Só se for no proctologista.

Não

Acho que fazer sexo anal é uma coisa meio doente. A região anal não foi feita para penetração, se penetro uma mulher no ânus, como já experimentei, sinto-me agredindo-a. Quando fiz sexo anal uma vez, depois de gozar não conseguia olhar nos olhos da parceira. Me senti mal. Não acho legal.

Sim

Sempre tive curiosidade, tentei fazer e foi maravilhoso! Mesmo não tendo sido completo. Senti um tesão muito grande! Valeu a pena tentar. Na próxima, será bem melhor, com certeza.

Sim

Porque é um presente para mim e para o homem que mais amo na vida, meu namorado.

Sim

É mais uma forma de, como mulher, sentir prazer. Depende de um aprendizado, mas, quando é bom, vale a pena.

Não

Nunca fiz sexo anal, não sinto a menor vontade de fazer.

Não

Porque acho anti-higiênico. Existem tantas partes no corpo que podem ser exploradas, porque então usar o ânus como se fosse uma vagina. Acredito que não há nenhum prazer na pessoa que está sendo introduzida.

Sim

As mulheres gostam de sentir um prazer maior. É claro que tem outras que não aceitam, mas têm vontade. Minha esposa não gosta, mas minha amante adora.

Sim

O sexo anal, se for benfeito, e carinhosamente benfeito, é muito prazeroso. O ânus é uma zona erógena e traz muito prazer.

Sim

Porque causa a impressão para nós homens de que a mulher se entregou totalmente e de que nós a possuímos por completo, a dominamos. E o melhor, com prazer.

Sim

Desde que desejado pelos dois parceiros, claro, é muito prazeroso.

Não

Não consigo porque dói muito.

Não

Porque no corpo da mulher existem outras áreas bem mais prazerosas. Pra falar a verdade, não sinto nenhum prazer com o sexo anal.

Sim

Porque me dá prazer. Na verdade, no meu caso não é aceitar, é fazer porque gosto.

Não

Porque vai contra a natureza humana. Nunca vimos outro "animal" fazer sexo anal por que só o animal homem/mulher têm que fazer isso? Se dá prazer, não sei e nem quero saber. O sexo vaginal, não importa a posição, é sempre prazeroso quando feito com amor. Romantismo, talvez. Acredito no amor, sexo sem amor é fingimento, é mentira, ou comércio, para mim isso é apenas um ato, um movimento, um engodo. Sexo anal, acredito, é o resultado de alguma coisa malresolvida na psique?

Não

É ridículo!!!

Sim

Tudo o que dá prazer vale a pena, principalmente se bem-elaborado na cabeça de quem pratica; é delicioso.

Não

Por ser uma prática que proporciona mais prazer ao homem do que à mulher. Com uma cultura sexual que ainda prioriza o prazer do homem em detrimento da parceira, acho que esta prática serve apenas para reforçar esta ideia. Só aceitaria fazer sexo anal com meu namorado se antes ele deixasse eu praticar nele (com um consolo ou vibrador) e me afirmasse que foi bom.

Sim

Perdi minha virgindade aos 18 anos com meu atual namorado. Eu era completamente inexperiente e com o tempo fomos nos soltando e aperfeiçoando posições e formas de se fazer sexo (oral e masturbação a dois). Mas tinha muito medo de fazer sexo anal, pois achava que iria sentir dor e que só dava prazer ao homem (além de ter aquele tabu que só prostituta faz sexo anal), já que o ponto máximo de prazer da mulher é o clitóris. Até que fui trabalhando este meu lado, deixando o preconceito e o medo pra trás e, principalmente, confiando no meu namorado, resolvi fazer sexo anal, usamos lubrificante e meu namorado foi supercarinhoso e cuidadoso como em minha primeira vez, relaxei e senti algo maravilhoso. Não senti dor nem medo e acabei gostando, por isso acho importante ter certeza se está ou não decidida a ter qualquer prática sexual.

Sim

Porque a dois tudo é válido para ter prazer total com seu companheiro.

Sim

É diferente do tradicional, porém é muito excitante e dá muito prazer.

Sim

Aceito e pratico com minha namorada. Vejo-o como uma forma de prazer muito grande, a minha namorada aprecia muito. Tenho o cuidado em manter a higiene lavando o pênis após a penetração e não o introduzindo na vagina imediatamente. Na nossa intimidade tudo é válido e sem culpas.

Sim

Além de sentir muito prazer em ser penetrada por trás, posso me masturbar pela frente com um massageador ou usar um vibrador.

Não

Porque sou homem, só aceito se for ativo com elas.

Sim

É um prazer a mais no relacionamento; com segurança vale tudo.

Não

É anti-higiênico e pode trazer problemas no ânus e no reto.

Sim

Penso que ao buscar a satisfação e plenitude sexual, não devo me prender a tabus que nada têm a ver com o prazer.

Sim

É muito gostoso para o homem e pode ser muito gostoso para a mulher também, se houver preparação e carinho.

Não

Porque já tentei e, além de ser dolorido, não é muito higiênico.

Não

Pelo menos, por enquanto, eu não consigo aceitar. Meu namorado insiste e tenho medo que doa muito. É talvez um pouco de preconceito, porque é sujo etc. Até que gostaria de mudar de ideia, mas...

Sim

A questão não é bem aceitar, no caso dos homens, mas de desejar. Eu desejo a mulher que não tem preconceito com esse tipo de relação, mas dependendo dela (mulher), abro mão tranquilamente desse tipo de prazer. Sei que poderá rolar em outra ocasião, mas não é gênero de primeira necessidade. O sexo dá margem a certos vícios, e o anal é um deles. Pode surgir uma fixação e aí a coisa complica.

Sim

Porque eu gosto e sinto prazer com ele. Até tenho orgasmos.

Sim

Quando o sexo anal é feito com carinho em uma posição confortável, ele pode ser prazeroso. Sempre não esquecer da camisinha e um lubrificante. Sexo anal não é com qualquer um e a qualquer hora, pois a área do corpo feminino feita para ser penetrada é a vagina, e não o ânus.

Não
Porque dói, e durante a relação me deixa irritada.

Sim
Primeiramente, porque sinto grande satisfação, e depois porque sei que estou agradando ao mesmo tempo o meu parceiro.

Sim
Para os homens pouco "dotados" ele é mais prazeroso, é mais apertado.

Sim
Mas que pergunta besta! Aceito sempre, se for com lubrificante e com camisinha. Aliás, gosto, peço, quero, sempre.

Sim
Porque é delicioso! No meu caso é feito com carinho, delicadeza e total prazer, por isso é satisfatório e prazeroso, mas acho que cada mulher tem que se acertar com o parceiro para dar certo e ser um tesão!

Sim
Tudo que dá prazer é bom. Tudo que é bom dá prazer. Então eu faria, sim, embora ainda não o tenha feito.

Sim
Porque creio que a sexualidade não está centrada nos órgãos genitais e que o corpo tem vários pontos de prazer. O ânus é um deles. Eu e minha mulher curtimos. Não tenho preconceitos, e ela acha sensual sentir o ânus do marido dela. Acabei gostando. Ela sente prazer com sexo anal e eu em lhe proporcionar esse prazer.

Sim
Porque sou ativo e gosto de comer um rabo...

Sim
Acho que traz muito prazer por ser uma região sensível e que pode dar prazer se acariciada com cuidado.

Sim

Acho um complemento perfeito.

Sim

Tento praticar com todas as minhas parceiras.

Sim

Porque se o homem souber fazer, é maravilhoso!

Não

É insalubre demais...

Sim

Porque entre quatro paredes vale tudo, desde que feito com amor e com a aceitação de ambos. Após a relação, se ela for prazerosa para os dois, eles se amarão mais ainda.

Sim

Porque eu acho que é um momento de extrema cumplicidade e um tipo de prazer que a relação vaginal não me oferece. Mas tenho que admitir que dói, sim, mesmo usando lubrificante. O parceiro tem que ter muito cuidado e carinho. Sei que ele gosta muito, mas não faço somente por isso, e sim porque a posição e a penetração são prazerosas. O problema pra mim é certo desconforto após, uma vontade louca de fazer xixi e, às vezes, sangramento. No mais, eu acho uma delícia, principalmente quando ele me amarra ou faz como se estivéssemos na posição de papai e mamãe.

Sim

Para mim, o problema do sexo anal é que demoro mais tempo para relaxar. Com paciência, e bem-feito, é uma fonte ilimitada de prazer.

Sim

É muito bom. Se o homem souber fazer bem, claro. Sou mulher e descobri há pouco tempo um intenso prazer no sexo anal.

Sim
É uma forma extremamente prazerosa de sexo, para quem come e para quem dá. Exige cuidados, claro. Mas, tomando os cuidados devidos, é ótimo!

Não
Porque acho um absurdo, uma coisa de animais, e não de pessoas.

Sim
Sou homem e adoro fazer sexo anal com minha parceira, pois, na minha visão, isso indica que ela se entregou todinha para mim.

Sobre esta questão

Aproximadamente dois terços das pessoas que responderam à pergunta aceitam o sexo anal. Essa prática sexual, que implica a introdução do pênis no ânus para a obtenção de prazer sexual, já foi muito usada na Antiguidade como método anticoncepcional. Na Mesopotâmia era praticado naturalmente, e entre os assírios chegou a ser elemento de cultos religiosos. Parece mentira, mas na Roma Antiga, na noite de núpcias, os homens se abstinham de tirar a virgindade da noiva em consideração à sua timidez, entretanto, praticavam sexo anal com ela.

Em muitas épocas da História da humanidade o sexo anal foi considerado pecado ou crime. Na França, antes da Revolução, essa prática era passível de condenação à morte na guilhotina, e na Inglaterra, no século XVII, era considerada crime contra a natureza, com penas de morte e prisão perpétua. Para o cristianismo era um pecado mortal. Em 1988, na Geórgia, Estados Unidos, um homem foi condenado a cinco anos de prisão por ter confessado ter mantido relação sexual anal com a esposa com o consentimento desta. Naquele estado vigorava uma lei de 1832. Mas, apesar de todas as sanções legais, o sexo anal sempre foi praticado.

Os homens desejam e apreciam mais o sexo anal do que as mulheres. Os sexólogos americanos Masters e Johnson afirmam que 43% das mulheres casadas já o experimentaram, embora a maioria delas não goste muito dessa atividade. Mas, de qualquer forma, o intercurso anal é uma prática comum, embora não costume ser bem-sucedida. Para que possa ser desfrutada é fundamental que as pessoas envolvidas não tenham preconceitos e não encarem o sexo anal como algo sujo e feio.

Em segundo lugar, é necessário que se aprenda a controlar os músculos do ânus, já que o esfíncter foi treinado desde cedo a ficar fechado. Só assim esse tipo de prática não produzirá dor. Além disso, é indicado o uso de lubrificantes que facilitem a penetração, na medida em que essa região não produz lubrificantes naturais na quantidade necessária.

Os homens são geralmente os que mais desejam, pois o aperto do ânus proporciona um prazer bastante intenso. A maioria das mulheres evita ou até mesmo recusa o sexo anal, alegando dor ou desconforto. Os músculos do ânus são muito mais apertados do que os da vagina, e se a introdução do pênis for feita de forma brusca pode realmente machucar. Independentemente da penetração, a estimulação anal é muito excitante para homens e mulheres, que muitas vezes se estimulam nessa área durante o ato sexual.

O fato de um homem sentir prazer em ser estimulado no ânus ou de desejar fazer sexo anal frequentemente com uma mulher não significa tendências homossexuais. O que define o homossexualidade é o desejo sexual por alguém do mesmo sexo, e não a área do corpo que proporciona prazer.

O sexo anal, assim como tantas outras práticas sexuais, só se justifica se for prazeroso para ambos os parceiros, e não por obrigação ou para agradar o outro. Muitos homens insistem, e a mulher, com medo de frustrá-lo e ser rejeitada por isso, se obriga. Nenhuma relação suporta tanto sacrifício.

A estimulação por penetração anal conduz ao orgasmo, embora não existam estatísticas determinando o número de pessoas que sentem orgasmo anal. Alguns cuidados são fundamentais: após a penetração anal, o pênis não deve ser introduzido na vagina sem se proceder à limpeza adequada para que as bactérias próprias do reto e do intestino não sejam conduzidas para o interior da vagina, causando infecções.

E não se pode esquecer também do uso de preservativos. A penetração anal por si só não causa aids, mas, segundo os especialistas, é a forma mais fácil de transmissão do vírus, que é absorvido diretamente pela corrente sanguínea através da mucosa anal.

É possível viver bem tendo vários parceiros sexuais? Por quê?

Placar

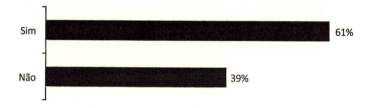

Comentários

Sim
Qual o problema transar com várias pessoas? Isso já acontece com muita gente. É tão comum!

Sim
Porque não existe um único modelo para se viver bem. Esses modelos podem ser inúmeros.

Não
Porque a pessoa não está sendo honesta com os demais e, principalmente, consigo mesma. O relacionamento é coisa séria e envolve sentimentos que não podem ser ignorados. A pessoa que vive com vários parceiros é uma promíscua e não é nem feliz, nem faz os seus pares felizes.

Sim
Desde que todos saibam e aceitem.

Sim
Desde que esses vários sejam sempre os mesmos, tudo bem.

Não

Posso até admitir, mas não concordo. Comigo não aconteceria. Um deslize, talvez, mas tendo outros parceiros? Não!

Não

Porque acho que uma pessoa com vários parceiros não é livre, é como um bicho engaiolado.

Sim

É perfeitamente possível que você tenha tesão em mais de uma pessoa. Se você souber administrar os estresses que podem ocorrer entre os seus parceiros sexuais, é uma possibilidade fascinante.

Sim

Depende da forma de ver a vida, da criação, e da forma como se vê o sexo.

Não

Só para quem considera que o sexo é um pouco mais que satisfação de necessidades fisiológicas. Acho muito difícil querer ter mais do que um parceiro de cada vez. Poligamia só existe em países culturalmente atrasados em relação aos direitos das mulheres. A poligamia, nesses países, rima com desvalorização da mulher. Quem (homem ou mulher), em sã consciência, quer fazer parte de um harém? Me mostre alguém que não se sinta desvalorizado em uma situação desse tipo. Não dá, nós já somos muitos no planeta, no trabalho, na cidade. Agora, ter que se dividir em múltiplos parceiros e não ter exclusividade com ninguém é meio demais, não acha?

Sim

Partindo do princípio de que a pessoa não tem envolvimento sentimental com nenhum dos parceiros, ela viverá feliz com todos eles, pois o relacionamento será estritamente sexual e acabará pois não terão mais nenhuma afinidade além do sexo. Cada parceiro atrai esse tipo de pessoa de uma forma, só se sente completo quando tem essa variedade. Quando se ama, adoramos tudo na pessoa, e não conseguimos imaginar ter outro companheiro na nossa vida. Não estou dizendo que o desejo vai embora, jamais, ela irá sentir tesão em outras pessoas, mas despertará para esse desejo.

Sim

É muito bom variar. Se você transa sempre com o mesmo parceiro, depois de algum tempo, não tem mais graça nenhuma, fica tudo meio repetitivo, mesmo existindo amor.

Sim

Ninguém preenche todas as nossas necessidades. Com parceiros variados, podemos ter muito mais satisfação sexual. Há momentos em que sentimos vontade de estar com determinado parceiro, mas, em outros, podemos desejar um parceiro bem diferente daquele. Acho que todos deviam lutar para se libertar desse preconceito que prega que só um parceiro é suficiente. Isso, na maioria das vezes, não é verdade.

Não

Suponho que um deles será especial, e a pessoa deveria realizar-se com esse.

Não

Única e exclusivamente pelas doenças que circulam pelos novos tempos. Quem não se importar com essa questão está desprezando, além da vida de um outro ser humano, a sua própria vida. Quem não ama viver não tem como ser feliz, não só no sexo, mas em nada.

Sim

Porque sexo é uma coisa, amor é outra. Uma pessoa pode ter apenas um parceiro sexual, e não amar ninguém; mas pode também ter vários parceiros e amar uma pessoa só.

Sim

Depende da pessoa; se ela não sente falta de uma só companheira, e se sente bem ao lado de várias, é válido. Ela pode ter muito prazer (por fora), mas interiormente...

Sim

Toda a vida se divide em fases. A felicidade nunca é plena, sendo assim, quando nos encontramos em um momento em que o desejo sexual está à flor da pele, vários parceiros sexuais se tornam um ótimo atalho para a realização pessoal. (Obviamente ter cuidado para evitar algumas consequências desta "boa vida" é fundamental para ser feliz em fases posteriores.)

Sim

Vejo em algumas respostas que prevalece a velha ideia de que sexo tem a ver com amor, moral e toda esta cantilena conservadora e repressora. Uma delas fala em infelicidade; sim, ela existe em função exatamente desta confusão, o que gera sentimentos de culpa e outros equívocos. Se as pessoas perceberem que não existe essa ligação e que sexo é uma coisa natural (uma necessidade fisiológica até), certamente terão uma melhor vida sexual, com um ou mais parceiros, guardadas as precauções para preservação da saúde que, não só nos dias de hoje, sempre foram necessárias.

Sim

Vários talvez poderiam causar muitos problemas, mas com dois parceiros daria pra viver tranquilamente, mas sem que um saiba do outro.

Não

Porque acho que a partir do momento que você se descobre com outra pessoa, sexualmente falando, você pode se realizar totalmente com uma única pessoa. Embora pareça paradoxal o que disse anteriormente, eu tenho que conviver com dois parceiros, mas por forças das circunstâncias e por estar ainda casada. Agora meu tesão é direcionado para um só. É nele que penso quando estou tendo minhas fantasias e é com ele que tenho meus momentos de enorme prazer. Com o outro é a obrigação, é pelo carinho que tenho por ele como pessoa, mas não como desejo ou como atração química. Mas continuo defendendo a tese de que se você se realiza com uma pessoa sexualmente, a cada dia você terá uma surpresa, sempre será muito gostoso fazer sexo com ela. Eu vivi isso durante 12 anos de minha vida com meu companheiro, mas, agora não dá mais e enquanto meu atual namorado estiver me completando é com ele que continuarei a fazer sexo, o que não me impede de ter atração por outros homens, mas eu procuro me controlar, porque acho importante a gente ser fiel a nossos sentimentos, e porque senão a coisa se torna fácil e vulgar e, com isso, extremamente passageira. Eu pergunto: "Vale a pena?" Por mais que nossos instintos digam que sim, acho que a ressaca moral do dia seguinte é muito grande.

Sim
Falo por experiência própria porque já cheguei a ter quatro a cinco parceiras, simultaneamente. O problema que pode ocorrer é se alguma delas, por algum motivo, achar que deve ser a única a receber atenção. Então é bom deixar as coisas bem claras no início: sexo é "gratuito", relacionamento é "a combinar"! Insisto neste ponto, porque se o assunto não é debatido e esclarecido, logo logo pode gerar muita confusão desnecessária. E a finalidade é justamente o inverso. Abraços.

Não
Porque viver bem não implica em quantidade e, sim, qualidade. É necessário que se crie vínculo com o(a) parceiro(a). Se a multiplicidade de parceiros fosse boa, você não acha que o mundo estaria melhor? Porque hoje o que mais vemos são pessoas mais infelizes, depressivas, vazias e fúteis em sua maioria.

Sim
Amor e sexo são coisas totalmente diferentes. Quando uma pessoa realmente se liberta dos valores repressivos da sua educação, percebe que pode sentir tesão por várias pessoas e ter prazer sexual com parceiros variados. Cada pessoa tem um cheiro, um jeito de tocar, de beijar etc. Só as pessoas reprimidas ainda acreditam que tesão só se sente por uma pessoa de cada vez.

Sim
Porque amor é uma coisa, sexo, outra. Acho que uma pessoa pode ser muito feliz com vários parceiros sexuais. Agora é importante que haja um mínimo de discernimento na escolha dos parceiros, ou seja, não se deve sair por aí dando para qualquer um, melhor explicando,

deve se ter certeza de que está sentindo tesão. Sou mulher, e a minha preocupação em escolher os meus parceiros sem confundir as coisas não é pelo medo de me considerarem galinha, piranha etc., mas sim para não me frustrar com escolhas erradas.

Não

A pessoa que tem vários parceiros sexuais, na verdade, não tem nenhum, pois esta pessoa nem sabe o que a satisfaz. É difícil reunir cada requisito e formar um único parceiro.

Não

Porque acima da necessidade física está a necessidade afetiva. A transa sem laços afetivos está condenada ao fracasso, pois gera um vazio imenso na pessoa. A raiz do tesão está no carinho e na afetividade que passamos a ter pela pessoa com que convivemos (entre outras coisas também necessárias para "apimentar" um relacionamento). Concordo com você em todas as suas ideias, menos nessa. Na minha opinião, quando você afirma isso, está terrivelmente equivocada. Além de um corpo, temos alma e sentimentos. Se alguém conseguir provar o contrário, estará indo contra a natureza humana.

Não

Porque a dispersão leva à falta de concentração, e sem concentração não pode haver sexo satisfatório, e sem sexo satisfatório não pode haver amor verdadeiro, só patologias amorosas.

Não

Uma pessoa pode ter diversos parceiros, mas, com certeza, não está vivendo bem, pois essa diversidade é simplesmente um indicativo de uma busca urgente pela pessoa ideal. Quando encontrar a pessoa ideal, deixará os demais. E novamente iniciará essa busca quando a relação anterior acabar.

Sim

É simples. Posso ter mais de um parceiro para fazer qualquer coisa de que gosto. Não me imponho este limite. Não viveria bem se me fosse imposto um número X fixo de parceiros em qualquer uma das atividades que me dão prazer. Imagina se a imposição fosse justamente na atividade que me é mais prazerosa? Você só pode tomar sorvete com a sua namorada. O quê? Não aceitaria!

Não

Sexo começa na cabeça. E ter duas pessoas ao mesmo tempo é complicado. Já passei por essa situação e por estar arraigada à ideia da monogamia, sempre pensava na outra quando estava com uma delas. Acho que o rendimento nunca é o mesmo de quando você está totalmente livre de corpo e mente para se dedicar àquela única do momento. A menos que você consiga se desligar completa e totalmente do mundo quando estiver com cada uma delas!

Sobre esta questão

A ideia de não se ter um único parceiro sexual ainda assusta muita gente. Não poderia ser diferente, principalmente para as mulheres que foram condicionadas a acreditar que sexo só é bom se existir amor; e mais, que só é possível amar uma pessoa de cada vez. Os homens, ao contrário, sempre acharam natural ter outras mulheres além da esposa.

Penso que a relação fixa e estável com uma única pessoa proporciona, para a maioria, um modo de vida repressivo e insatisfatório. A exclusividade exigida, aliada ao modo como um casal se isola e se fecha, é a maneira mais fácil e rápida de destruir o afeto e o desejo sexual entre eles. Embora a maioria das pessoas tente se convencer do contrário, todos no fundo sabem disso. Na televisão, por exemplo, os programas de humor, a publicidade, as novelas não se cansam de mostrar o pesado fardo que é manter uma relação conjugal.

No dia em que as pessoas começarem a perceber que existem formas de relacionamento afetivo-sexual diferentes e bem mais satisfatórias do que as tradicionais, suas vidas vão se abrir para infinitas possibilidades. Ter alguns parceiros que amamos e desejamos sexualmente pode ser bem interessante. Não existindo nenhuma espécie de compromisso e os dois só se vendo quando sentem vontade. Nesse encontro, um se dedica inteiramente ao outro, a relação de amor entre eles é explorada ao máximo, e a intimidade se aprofunda. Ao se separar, cada um vai viver sua vida, e não importa quando vai ser o próximo encontro. Não há preocupação quanto a isso. Por que não podemos viver essa experiência tão surpreendente com mais de um parceiro no mesmo período da vida?

Agora você deve estar pensando: "Eu nunca conseguiria viver assim." É uma reação comum, porque acreditamos que no amor temos que buscar no outro algo para nos completar. Isso é falso. Por causa dessa ideia é que existe tanta gente infeliz na vida. As pessoas não precisam nada uma das outras para que o encontro amoroso seja uma troca de intensas emoções. Mas o que quase todos procuram são relações em que no máximo um dá força à fraqueza do outro, e ambos se contentam com a mediocridade dessa vida a dois.

Acredito que possa haver um ótimo encontro entre duas pessoas que, quando estão juntas e conversam, trocam ideias, descobrem coisas novas, brincam, riem, leem, se fazem carinho, e ainda por cima podem experimentar um sexo excitante e criativo, provocado pela saudade do corpo e do cheiro do outro.

O machão está em baixa? Por quê?

Placar

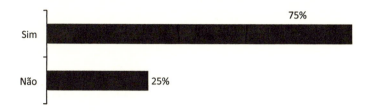

Comentários

Sim
A estrutura de produção mudou e o mercado de trabalho cresceu muito. A mulher foi recrutada para o trabalho e, através dele, começou a alcançar sua autonomia e liberdade. O machismo está caindo, porque a mulher é mais autônoma, livre e, consequentemente, mais poderosa.

Sim
"Machão" não é o macho. Macho é muito mais, foge a estereótipos e é, sobretudo, aquele que se respeita. Não "força a barra" mesmo porque, para este novo homem, mulher é muito "macho".

Não
Porque é uma questão de educação, difícil de mudar, até para nós mulheres, educadoras e conscientes.

Sim
O homem tem que se adequar à nova realidade da vida moderna. Esse negócio de machão já foi. Sinto muito, homens machistas.

Sim

Os homens estão aprendendo a utilizar uma virtude outrora da mulher, ou seja, estão usando mais a sensibilidade. Estão aprendendo a se tornar mais gentis, garbosos e corteses.

Sim

Exemplificando com o trânsito: se você for revidar ou mesmo retrucar a alguém, pode acabar levando tiros só porque "foi macho" e não ficou calado.

Sim

Concordo, porque isso já está fora de moda. Ser machão é ser antiquado nas ideias, no modo de ser. Numa época de cumplicidade, de igualdade e amizade, isso não serve.

Não

Machão sempre será machão.

Não

Porque as mulheres curtem esses tipos.

Não

Porque é desse tipo de homem que a mulher gosta, embora não admita publicamente.

Sim

Porque as mulheres deixaram os aventais em casa e foram à luta, deixando que os homens os herdassem. E que façam bom proveito deles!

Sim

O machão tem ideias limitadas e limitadoras. Faz-se macho sufocando a mulher.

Sim

Os homens estão vendo que a mulher está dominando o mundo aos poucos e que elas estão, na maioria das vezes, certas.

Sim

Porque, hoje em dia, a mulher tem bem mais liberdade de expressão do que antigamente.

Sim
As mulheres é que são poderosas.

Não
Porque a cada dia me convenço de que o machismo está mais introjetado na cabeça das próprias mulheres, infelizmente.

Sim
A mulher hoje está em alta, tem mais espaço: trabalha fora, umas não casam mais virgem. Os tempos mudaram!

Sim
Porque hoje os homens não exigem virgindade como antes, porém querem ter seus direitos como antes. Esquecem só que as mulheres também têm os seus e buscam conquistá-los cada dia mais.

Sim
Acho que está em baixa apesar de essa mudança ser lenta, muito lenta. Ninguém suporta mais machões, nem as mulheres e até mesmo os homens.

Não
Nossa sociedade se diz aberta e liberal, mas na verdade é tudo superficial, nossos homens continuam os mesmos. Mudar significa que estão perdendo a masculinidade.

Sim
Está em baixa, pois as mulheres hoje são mais independentes e não permitem ver tanta ignorância e falta de respeito.

Sim
Felizmente, hoje a maioria dos homens não tem mais vergonha de ser gentil e delicado. Esta civilidade está sepultando os machões.

Não
Eu penso que hoje os machões não precisam usar voz grossa, autoritarismo e outras coisas. Os homens continuam machões no pensamento, talvez não se exponham como antes, nos gestos ou roupas, mas continuam com a mesma mentalidade.

Não

Porque ainda existem muitos homens que se acham livres para aprontar (serem infiéis), não admitindo sequer a possibilidade de que sua companheira tenha o mesmo direito. Muitos inclusive fogem ou "cortam" o assunto quando questionados a respeito.

Não

Porque os homens continuam impondo condições para as mulheres, como em algumas músicas de funk.

Sim

Claro. As mulheres estão muito mais conscientes e estão determinando ao homem que essa história de machismo não está com nada. Cada um com sua masculinidade e feminilidade, mas sem imposições.

Não

Gostaria que estivesse, mas é uma questão de genética, de cultura e outros problemas mais. O que é uma pena, porque mulher curte muito homem. Esse negócio de machão quem gosta mesmo é gay.

Sim

O machão é, na verdade, uma autoafirmação do cara que quer provar pra si mesmo que é bom em tudo que faz, principalmente na cama com as mulheres. Esse estereótipo está totalmente desacreditado. Pega até mal dar uma de machão.

Sobre esta questão

O homem machão está perdendo o prestígio. Ainda bem. Isso é bom para a mulher e principalmente para ele próprio. Os homens estão esgotados, exaustos de serem cobrados a corresponder a um ideal masculino inatingível. Sentem-se obrigados a ser fortes, ter sucesso e nunca falhar. O famoso poema "If", de Rudyard Kipling, começa assim: "Se és capaz de manter a tua calma quando todos ao redor já a perderam e te culpam, se és capaz...", e continua enumerando infinitas condições para, no final, se o jovem for capaz de tudo, dizer: "Então, és um Homem, meu filho." Ufa! Como é difícil ser homem!

Desde pequenos os homens são desafiados a provar sua masculinidade. O masculino é uma tragédia coletiva. Nunca relaxar para sempre ser considerado macho gera angústia nos homens, além de sentimento de inferioridade entre eles. Em nossa sociedade, ser homem requer um esforço sobre-humano. Ele é tão emotivo e sensível quanto a mulher, mas aprende que para ser macho não pode chorar. Tem que ser agressivo, não ter medo de nada e, mais do que tudo, ser competente no sexo, ou seja, nunca falhar.

Como defesa contra a ansiedade que essas exigências provocam, e para encobrir o sentimento de inferioridade por não alcançar o ideal masculino, eis que surge o machão. Sempre alerta, seu objetivo é deixar claro que despreza as mulheres, os homossexuais e é superior aos outros homens. Até o movimento de emancipação feminina, há quarenta anos, o machão ainda agradava às mulheres. Os papéis sociais masculino e feminino eram claramente definidos. As mulheres se conformavam em apenas expressar características de personalidade que lhes eram atribuídas: meiguice, gentileza, fragilidade, indecisão. Ocultando quaisquer outras que estivessem ligadas a coragem, força, decisão, elas se mutilavam. Sabiam que seriam repudiadas. Assim, valorizavam homens também mutilados, isto é, os que só expressavam uma parte de si: força, agressão, coragem, desafio, poder. Acontece que, a partir daí, as mulheres passaram a se sentir no direito de se mostrar por inteiro. Podiam ser fracas, mas também fortes, dóceis e agressivas, indecisas e decididas, medrosas e corajosas, dependendo do momento e das circunstâncias. O caminho natural foi desejar se relacionar com homens que pudessem ser inteiros também, que assim como elas não mais precisassem reprimir vários aspectos da personalidade.

O machão perdeu seu lugar. Quanto mais autônoma e livre de estereótipos, mais a mulher valoriza o homem sensível, que não tenha vergonha de chorar, de ficar triste, que fale dos seus sentimentos e aceite seus próprios fracassos.

No que diz respeito à sexualidade, isso é evidente. A mulher gosta cada vez mais dos homens que não têm vergonha quando a ereção falha e que vão para o ato sexual não para cumprir a missão de macho, mas para trocar com ela todos os prazeres que o sexo pode proporcionar.

Você gostaria de ser amarrado(a) na cama? Por quê?

Placar

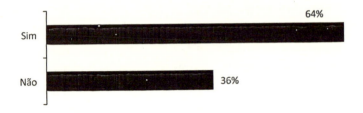

Comentários

Sim

Pela sensação de estar completamente à mercê da mulher. Só não se deve fazer isto em uma casa distante de tudo: vai que a mulher tem um enfarte fulminante e você fica lá, amarrado pelo resto da eternidade...

Sim

Para sentir-me dominado.

Sim

Por quê? Você ainda pergunta? Imagine só um homem te dominando e você amarrada, te possuindo e você implorando, pedindo para ele parar e enquanto você pede mais, ele te chupa e faz loucuras com você, e você sem poder empurrá-lo porque você está ali dominada por ele sem poder fazer nada... é muito excitante.

Sim

Acho que é uma fantasia... não sei... me agrada a ideia de ficar imóvel, enquanto o meu namorado me beija e me toca. Só receber e depois fazer o mesmo com ele.

Sim

Me excita só de pensar... não sei se na prática vai ser bom.

Não

Me sufocaria.

Não

De um modo geral, não gosto de sentir-me tolhido, de saber que não posso me movimentar.

Não

Na hora do sexo, as mãos têm participação importante, nada mais gostoso que alisar o corpo da mulher. O tesão aumenta na medida em que as mãos avançam.

Sim

Porque sempre tive a tara de ser tratado como um escravo e acho que devemos dar vazão aos nossos desejos, na medida do possível, é claro.

Sim

Porque sinto desejo mais forte para ser tocada sem poder tocá-lo.

Sim

Gostaria muito que meu parceiro me amarrasse, mas isso não acontece. Acho que deve ser muito excitante.

Sim

Acho excitante a ideia de ser dominada na cama.

Sim

No jogo do amor vale tudo e essa é uma maneira bem gostosa de fantasiar no amor.

Não

Porque não faz meu gênero

Não

Porque não, liberdade é fundamental. Não me sinto bem perdendo o controle sobre minha pessoa. Além de não confiar minha integridade física a ninguém!

Não

Gosto de usar minhas mãos.

Não

Denota submissão e passividade, além de violência e autoritarismo.

Sim

É uma maneira diferente de fazer sexo, a submissão em alguns casos pode ser excitante.

Sim

Eu particularmente prefiro amarrar. Acho muito excitante poder controlar o tesão da minha parceira.

Não

Simplesmente não necessito desse mecanismo para excitar-me ou melhorar meu desempenho, só depende da parceira.

Não

Gosto de segurar e abraçar como também acariciar... E amarrado seria difícil.

Sim

Sim, mas sem violência, só para fazer de conta, fantasiar.

Sim

Adoro. Também levar uns tapas na cara e ser chamado de safado!

Sim

Questão de fantasia... Às vezes gosto de ser dominado por uma mulher. É muito excitante vê-la comandando a situação.

Sim
Para me sentir dominada... Sou muito dominadora e gostaria de por um momento me sentir dominada...

Não
Gosto de toda e qualquer sacanagem. Porém, ser amarrado na cama nunca me chamou a atenção. Pra fazer isso, só com uma parceira de muita confiança. Não gostaria de ficar amarrado à cama e não ter como sair. De mãos livres, aceito qualquer coisa...

Não
Gostaria de estar com as mão bem livres para fazer carinhos em todo o corpo dela e ela em mim.

Não
Não me sinto bem sendo dominado. Gosto de dominar e de ver a outra pessoa vulnerável, fragilizada. Isso me dá tesão.

Não
Sinto-me prisioneiro sem poder trocar carícias e aproveitar o tesão.

Sim
Amarrar pés e mãos com cuidado e delicadeza deve ser excitante.

Sim
Gosto de sentir que sou dominada.

Sim
Porque é o único lugar onde posso me entregar por inteiro. Porque ter orgasmo é a melhor sensação.

Sim
Porque é uma fantasia excitante. Gostaria de muito mais coisas, por exemplo: ser prostituta da alta sociedade.

Sim
É uma fantasia de submissão que se assemelha ao estupro e, se bem transada, pode ser gostosa.

Não

No meu caso, só em me imaginar amarrada já fico excitada, não necessitando de cordas ou o que for.

Não

Gosto de ser livre.

Sim

Porque ser dominado às vezes é excitante!

Sim

Acho que seria muito excitante ser dominado por uma fêmea voraz que me possuísse da maneira que eu gostaria de possuí-la.

Sim

Um ato carinhoso com uma pimenta sempre é bom.

Sim

Para ser chupado pela feiticeira até não aguentar mais. Aí se Deus ajudar... É covardia.

Sim

Pela fantasia da dominação (só na cama!)

Não

Puta que pariu! Como esta merda de repressão sexual leva a doenças como estas que se podem comprovar pelas respostas afirmativas que vemos aqui nesta pesquisa. Essas pessoas não sabem nem o que é fazer sexo bem, pois pra isso você deve interagir (trocar) prazeres com o parceiro a todo momento, e como fazer isso amarrado a um local? Teve alguém que até fez referência a estupro, o que acho pertinente (é claro que violência consentida não é estupro), pois fica claro que parece existir pessoas que sentem prazer nas relações que implicam dominação. Isso só vai acabar no dia em que as pessoas passarem a encarar com naturalidade as coisas do sexo e definitivamente deixarem de associar o prazer sexual a outras bobagens (amor, dominação, continuidade, artificialidades etc.).

Não

Perco o tesão! Tenho fobia.

Sim

Às vezes acho que seria bom mudar um pouco a rotina, ser amarrada na cama, fazer um sexo um pouco mais violento, ou seja, sem machucar ou deixar marcas, mas um sexo firme, gostoso pelo simples fato de ser possuída com tanto prazer. Ser amarrada na cama seria uma dessas ideias gostosas de se viver ou sentir...

Sim

Gosto de ser dominado...

Sim

Contanto que fosse com alguém em quem eu tivesse plena confiança e de quem eu goste muito... Faz parte das fantasias... quase essencial.

Não

Porque é desconfortável e também pode machucar o parceiro. Existem tantas outras fantasias mais excitantes!

Sim

Porque deve ser gostoso poder sentir prazer, ser tocada e ser obrigada a ficar imóvel...

Não

Eu não sou sádico e além disso corro o risco de ser esquecido lá, amarrado na cama!

Sim

Acho interessante o fato de ficar "preso", a mercê de minha parceira, deixando-a decidir o que fazer, como fazer e quando fazer... Ah! Uma venda nos olhos para completar!

Não

Não sentiria nada de mais.

Sim

Gostaria, pois passar a fantasia para a realidade, por vezes, é agradável.

Sim

Acho muito excitante!

Não

Porque gosto de fazer carícias e de tocar minha parceira durante a relação, mudar de posição...

Sim

Adoraria com amor e confiança. Seria, para mim, algo diferente. Acho que os homens fazem mais o papel de prisioneiros.

Sim

Adoraria ser amarrado enquanto uma mulher cavalgaria sobre mim e chupasse toda minha porra.

Não

É uma maneira agressiva, no amor não combina.

Não

Porque não posso nem pensar em ser amarrada seja onde for... Tenho pavor!

Não

A sensação de aprisionamento não me agrada de maneira alguma.

Não

Prazer nada tem a ver com "tortura", mesmo que seja uma tortura de carinho.

Não

Porque com certeza sentiria medo.

Não

Prefiro abraçar e acariciar o tempo todo e para isto preciso ter livres os braços e pernas, além de detestar a sensação de perda da minha liberdade.

Sim

Gostaria. Com a ressalva de que a pessoa a me amarrar deve ser de minha confiança...

Sim

Me excitaria muito, porque assim sentiria muito prazer, sem poder sair do lugar...

Sim

Para saber qual a sensação que se tem quando neutralizado.

Sim

Acho excitante se for feito com a pessoa certa. Aquela com a qual se quer transar gostoso.

Sim

Para saber se eu suportaria.

Sim

Para experimentar novas sensações.

Sim

Já fui amarrada várias vezes e acho excitante. Sempre experimento posições e situações novas no sexo, pois a vida melhora em todos os aspectos, inclusive às vezes sinto vontade de apanhar e outras vezes de bater. Meu namorado acha o máximo, estamos juntos já faz mais de dois anos e continuamos muito apaixonados.

Sim

Porque eu gostaria de saber qual é a sensação de ser dominada.

Sim

Porque seria uma experiência nova e apesar da ideia louca, a ideia de amarrar, para mim, tem a ver com estupro, que é uma fantasia.

Sim

E gostaria que ela me excitasse passando os cabelos no meu corpo.

Não

Não gosto da ideia de não me mover. Preciso de liberdade, na cama e fora dela.

Sim

Muito. Gostaria mesmo é que minha parceira me fizesse carinho em todo o corpo até eu explodir de tesão.

Sim

Dá um clima a mais. Fico imaginando como deve ser bom.

Sobre esta questão

A maioria das pessoas respondeu que gostaria de ser amarrada na cama. Isso surpreende, porque em nossa cultura cristã são tantos tabus e preconceitos a respeito do sexo, que qualquer fantasia gera ansiedade e culpa. Embora seja comum todos terem fantasias, pouca gente tem coragem de falar delas ou mesmo de aceitá-las como naturais. Por ser um segredo tão bem-guardado, ninguém sabe qual é a fantasia do outro, e cada um fica com a sua, se envergonhando dela, imaginando ser mais bizarra do que a da maioria.

As fantasias sexuais variam de pessoa para pessoa e podem ou não incluir o parceiro, mas algumas são mais comuns: sexo grupal, experiências sadomasoquistas, sexo violento, relações homossexuais. Entretanto, para que uma fantasia seja realizada é fundamental que haja um consenso e uma negociação entre as partes, de forma que um dos parceiros possa interromper o jogo a qualquer momento.

Você já transou com uma pessoa casada? Por quê?

Placar

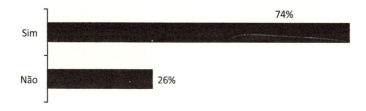

Comentários

Sim
Ela estava insatisfeita com o marido.

Sim
Ela não estava satisfeita carinhosamente nem sentimentalmente com seu casamento, e disto surgiu a oportunidade de termos algo!

Não
Nunca me senti atraída por homens casados. Quando descubro, dou logo um jeito de cair fora, não acho certo o que eles fazem.

Sim
Porque me dou muito bem com essa pessoa e nossa relação é muito simples e descomplicada. Cada um na sua.

Não
Porque não tive oportunidade. Mas gostaria muito!

Não
Porque considero errado, mas se o homem que amo fosse casado ficaria em dúvida.

Sim

Bateu o clima e aconteceu. Não acho errado. Casamento não é posse, nem prisão. Se assim o fosse não seria um contrato de comum acordo.

Sim

Porque me envolvi afetivamente. Ele me seduziu, e por um ano eu me deixei ser seduzida. Aí, um dia, eu já estava apaixonada e ele deu o bote. Foi sofrido depois. Não digo que me arrependo profundamente porque nasceu desse relacionamento uma filha que eu amo muito, mas rompemos a relação na base do ódio. Eu já me perdoei e já o perdoei. No momento ele e minha filha estão se aproximando, mas já se passaram 15 anos. Tudo bem, antes tarde do que nunca.

Sim

Bem, não tenho nenhum problema moral, estava interessada e disponível, a outra pessoa é que fez sua escolha. Depois, acho o casamento (já vivi dois) tedioso, acho impossível viver, amar e fazer sexo somente com uma única pessoa o resto da vida. Penso que a fidelidade como valor deve ser repensada como lealdade e companheirismo, construindo outros vínculos que segurem a relação, baseada em amizade e respeito. Hoje, penso que promiscuidade, por exemplo, é transar sem camisinha. Se a pessoa é casada ou não, acho que é uma questão muito pessoal e que dever ser um direito de escolha individual.

Sim

Porque amo um homem casado.

Sim

Foi minha primeira vez, senti algo diferente nos olhos daquela mulher, mas depois me arrependi, gostaria de saber o que me levou a fazer isso.

Não

Não sou de nenhuma religião, mas acredito que o meu criador, Deus, e consequentemente Jesus, a quem devo total respeito, não gostariam disso.

Sim

Porque ela era gostosa.

Sim

Porque não pude evitar, ela me deixou louco de vontade de tê-la.

Sim

Se tem um desejo especial por aquilo que é proibido, a galinha do vizinho é sempre mais gostosa, pelo menos em tese.

Sim

Ahhh!!! Sei lá... Eu adoro conquistar e parece que ela tava um pouco carente. Acho que ela curtiu, sim. Acredito que às vezes uma relação recreativa faz bem...

Sim

Meu marido tem uma amante e não "liga" para mim. Sendo assim, resolvi transar com um amigo, também casado. Gostei muito!

Sim

Porque era um amigo, além de bonito e sedutor, e eu achei interessante, pois também sou casada.

Não

Nunca tive oportunidade, mas se tivesse provavelmente não transaria para não me envolver em problemas conjugais de outro casal.

Sim

Porque é muito mais fácil e não traz problemas. Todos sabem o que esperam uns dos outros, ou seja, o envolvimento acaba logo, e sem traumas.

Sim

Não com uma, mas com três. Com a primeira pessoa, simplesmente não sabia que era casada. Com as demais, foi tudo muito claro antes de acontecer. Pintou um clima, saímos e transamos. Acho que todos deveriam ter a oportunidade de comparar. Aliás, questiono essa coisa de fidelidade...

Sim

Me apaixonei por ele pela internet, ele veio até minha cidade (ele mora em São Paulo e eu em São Luís-MA) e nós nos amamos muito, de todas as formas. Eu nunca imaginei que aconteceria comigo, mas aconteceu, depois disso aconteceu novamente quando ele veio aqui de novo, mas agora estamos só nos falando pela internet. Ainda sinto vontade de fazer amor com ele, mas não como antes. Acho que foi só a realização de um sonho, uma fantasia, e agora acabou.

Sim

Não transei porque ela era casada e, sim, porque era ELA.

Sim

Porque a pessoa era extremamente sensual, adorável, inteligente, gostosa e havia uma troca muito interessante, sem cobranças e sem compromissos.

Sim

Por puro tesão. Já fazia um tempo que a gente se olhava e sempre que ficávamos juntos, ele sempre dizia algumas gracinhas. Resolvi conferir. Foi maravilhoso este momento. Ele quis continuar os nossos encontros, mas eu sabia que ele era casado e aí ele veio com aquelas conversas de sempre, que não era feliz e que estava para pedir a separação. Esta novela nós, mulheres, estamos cansadas de ouvir.

Sim

Ela me seduziu.

Não

Não, só com a minha esposa.

Sim

Carinho, carência afetiva (de ambas as partes) e atração física. Ser casado não evita que a pessoa tenha sentimentos e desejos, consequentemente, é natural que ocorram situações deste tipo quando as pessoas se encontram vulneráveis afetivamente.

Sim

Porque o casamento dessa pessoa não ia bem. Segundo ela, o marido não a satisfazia plenamente (ejaculação precoce) e ela procurou fora de casa o que não encontrava em casa.

Sim

Porque me atraía muito e estava sozinha, precisando de sexo.

Sim

Porque rolou a atração. E ela era muito legal e boa na cama. Fizemos várias vezes de novo. E foi muito válido e principalmente bom.

Sim

Ele me explicou que apesar de ser casado, não vivia maritalmente com a esposa.

Sim

Por paixão, por prazer, por atração (a recíproca foi verdadeira).

Sim

Porque não existe compromisso, é só sexo. Além do mais, é excitante e desperta minhas fantasias profundas.

Sim

A atração entre duas pessoas, na maioria das vezes, é inevitável. O fato de existir uma terceira pessoa não impede nada.

Sim

Porque rolou um clima, sem que se precisasse questionar se o fato de ser casada ou não constituiria um impeditivo para o relacionamento.

Não

Porque elas ainda não permitiram.

Sim

Porque é superexcitante saber que há outra pessoa na relação.

Sim

Porque me apaixonei e pensei que seria pra sempre.

Não

Não, pois nunca tive oportunidade de querer, apesar de ter ficado com uma mulher assim. Ressalto que hoje não ficaria por uma questão de ética e amor, pois a pessoa com a qual eu me relaciono atualmente me preenche em todos os setores da vida a dois, e principalmente em relação a fazer amor. Enquanto houver diálogo criativo, crítico e aberto num relacionamento, certamente este estará mais preparado contra as adversidades mundanas, sem contar o laço amoroso, sendo que este só tende a se solidificar mais e mais.

Sim

Porque ela era muito gostosa, insistiu e criou uma situação da qual não pude (e nem queria) fugir.

Sim

Porque sou casado, quero manter meu casamento, e geralmente as pessoas casadas são mais discretas e entendem melhor nossa falta de tempo para o lazer.

Sim

Porque a oportunidade surgiu, mas não foi uma relação heterossexual, pois sou homossexual e ele, bissexual. Nunca mais nos encontramos, mas foi legal.

Sim

Eu estava sozinha e ele era bem interessante. Desde o início sabia e ficou bem claro que não haveria envolvimento por demais amoroso.

Sim

Encontrei nela a intimidade que nunca desfrutei em 23 anos de casado.

Sim

Nos apaixonamos perdidamente.

Sim
Porque era uma pessoa atraente.

Sim
Porque fica mais garantido o segredo.

Sim
Grande empatia, preservação do casamento dela (ajudou e muito) e muita ternura e carinho de ambas as partes.

Não
Não transei e nem transo, porque se transarem com a minha ficarei muito bravo.

Sim
Paixão... simplesmente por paixão...

Sim
Porque naquele momento não existia pessoa casada ou pessoa solteira, só pessoas que se sentiram atraídas por motivos entre os quais se destaca uma coisa simples: TESÃO, aliado ao fato de as pessoas se acharem interessantes o suficiente para gostarem da presença da outra. Desculpe, sei que o espaço é democrático, mas a pessoa, provavelmente mulher, que respondeu "paixão", deveria ter respondido TESÃO (sem ele, não há paixão que consiga acabar em transa). Um outro que respondeu que ficaria bravo, além de machista é muito bobo (pra ser educado). Aprende uma coisa: os únicos que sabem com certeza onde seus maridos e esposas estão são os VIÚVOS.

Não
Isto só poderia ser sinal de pouca autoestima! Quem vai se contentar com migalhas? E a ética? Quem tem o direito de intrometer-se num relacionamento já estabelecido? Não é justo!

Sim
Senti muito tesão e não consegui resistir. Como tinha plena consciência de que não poderia esperar compromisso, tudo rolou numa boa!

Sim

Deu tesão e, na aproximação, a química aconteceu. Foi bom, não houve cobranças e nos damos bem.

Sim

Porque também sou casada e pintou um clima legal, mas foi só uma atração...

Sim

Nos envolvemos e a transa foi inevitável...

Sim

Porque tivemos um envolvimento, ou melhor, ainda temos. Ele está longe, mas o sentimento continua. Também sou casada.

Sim

Porque tive vontade e não conhecia a mulher dele. Eu acho que cada um tem que ter responsabilidade e eu satisfiz o meu desejo, o casamento dele é problema dele.

Sim

Transei porque não faço distinção entre pessoas casadas e solteiras, salvo as questões de ordem prática. Tive um namoro de dois anos com um homem casado. Nunca pensei na hipótese dele se separar, pois tudo que vivemos foi maravilhoso e sinto que de outra forma não seria o fogo e a entrega que foi. Ficamos muito cúmplices! Nunca me senti culpada, assim como nunca o vi como um canalha. Sentia claramente que eram relações distintas. Nunca perguntei absolutamente nada sobre sua mulher e seu casamento; o que sei, foi o que ele quis contar. Nós nos respeitamos muito. Acho que transar com um homem casado tem uma grande vantagem: normalmente, o casamento deixa a relação morna, e o homem vem cheio de gás, cheio de fogo! E não há o desgaste do cotidiano. Mas também penso que isso pode ter sido a minha experiência, apenas, pois tenho amigas que me relatam transas com homens casados com as mesmas cobranças de um casamento ou namoro estável. Dá pra entender?

Sim

Não vejo nenhum problema nisto. Como diz o dito popular, "casado não é capado". O importante é o prazer, sem problemas familiares.

Sim

Porque num determinado momento sentimos desejo um pelo outro e não encontramos nenhum motivo para não transarmos.

Sim

Me senti terrivelmente atraída, estava sozinha e gosto de caras mais velhos; ele foi extremamente galanteador e me agarrou!

Sim

Porque era uma antiga namorada que reencontrei e não foi bom porque durante algum tempo fui o outro. Aliás, nunca vejo uma reportagem sobre ser o outro. É muito deprimente viver de migalhas.

Não

Aquilo que não quero para mim não desejo para outro homem.

Sim

Por quê? Porque deu tesão, oras... Precisa de mais algum motivo???

Sim

Porque ele estava pulando em cima de mim. Acabei cedendo. Mas me senti meio mal depois, acho sacanagem com a esposa do cara. Ela certamente não ia gostar se soubesse. Só faria de novo se fosse um casal sabidamente liberal.

Sim

O amor foi mais forte...

Sim

Porque a gente não escolhe se vai gostar de uma pessoa casada ou sem compromisso, a gente só escolhe se envolver. Pra mim, a experiência foi ótima. Deu tudo certo, na época, eu também era comprometida com outra pessoa e hoje nós estamos juntos, deixamos nossos outros relacionamentos e vivemos felizes.

Sim

Transei poucas vezes com pessoas casadas, apenas três. O primeiro era um antigo namorado de adolescência que reencontrei quase se separando e achamos que tínhamos o direito de deixar rolar o que na época não era possível. O segundo foi tesão e só. Raramente os encontro, moramos em cidades diferentes agora. O terceiro achei que estava dando um tempo com a ex-mulher e tínhamos reprimido durante alguns anos todo contato mais íntimo e até de amizade. Mas quando soube que ele a estava namorando também, me senti impossibilitada de continuar transando com ele. Agora somos amigos de conversar sobre tudo, inclusive sexo mais prazeroso e tal, mas só na teoria, apesar de ele continuar com muito desejo.

Sim

No começo não sabia, mas depois que ele me contou e eu já estava apaixonada, continuei tendo um caso. Mas não suportei a pressão de saber que tinha outra pessoa e que era sua esposa, então logo me afastei. Se dependesse dele continuávamos — para ele era muito cômodo, enquanto pra mim, muito incômodo. Eu tenho pena da esposa dele. Confesso: gosto dele, mas gosto muito mais de mim e me valorizo por isso. Pela atitude dele percebi que jamais deixaria a sua esposa para ficar comigo.

Sobre esta questão

Apesar de a maioria ter respondido que já fez sexo com uma pessoa casada, quando duas pessoas se casam, elas se sentem como que adquirindo um título de propriedade, e cada uma se acha no direito de exercer um controle sobre a outra, principalmente quanto ao corpo.

Mulheres e homens casados costumam ter proprietários. Alguns usam aliança no dedo para não deixar dúvidas de que têm um dono a quem devem satisfações. Ambos são valorizados se cumprem o papel que a sociedade espera deles. E a expectativa em relação à mulher é que seja esposa e mãe. Portanto, a mulher que transa com homem casado, a amante, geralmente é vista como transgredindo os valores morais, a destruidora de lares. Socialmente, muitos a desvalorizam, ale-

gando que são inferiores por se contentar com migalhas. Várias expressões pejorativas são empregadas para mostrar como essas mulheres são percebidas. "Não ser a matriz, e sim, a filial", é uma das acusações que sofrem, além de terem que ouvir afirmações como: "Se ele te amasse, largaria a mulher para ficar com você."

Claro que tudo é diferente quando se trata do homem. Numa sociedade patriarcal, ele é valorizado quando se relaciona com a mulher casada. Afinal, imagina-se que ganhou a competição com o marido enganado. Não é isso que se espera de um homem? Força, sucesso, poder, coragem e ousadia. O prestígio dele aumenta. Acredita-se que seja mais competente sexualmente do que o marido, que fica estigmatizado como "corno" e é acusado de não ter sabido segurar a mulher, de não saber se fazer respeitar.

Entretanto, as relações extraconjugais se tornam cada vez mais comuns para os dois sexos, e cresce o número de mulheres solteiras, separadas ou mesmo casadas que se relacionam com homens casados. Mas como se sentem essas mulheres? Uma vez que, de maneira geral, as pessoas estão submetidas a um modelo de relacionamento amoroso, a maioria delas acaba se sentindo inferior, competindo com a esposa e sofrendo porque o homem não opta por uma relação estável com ela. A questão é que não adianta transgredir só nas atitudes. É importante que se modifique também a maneira de pensar, a visão que se tem do amor. Hoje, as mentalidades estão mudando bastante e já é possível encontrar mulheres que não desejam manter relações amorosas estáveis com uma única pessoa. Preferem ter encontros eventuais com o homem que amam, desde que haja muita emoção, sem correr o risco de cair na rotina. Assim, a relação com o homem casado não é problema algum para elas, ao contrário, pode até ser desejável por permitir uma vida livre, com vários outros interesses. Sem contar que muitos homens casados, por viver uma relação morna com a esposa, chegam para o encontro com muito desejo e amor para dar.

Você já foi trocado(a) por outro(a)? Como foi?

Placar

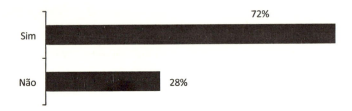

Comentários

Sim
Eu tinha uma namorada que não me dava carinho e, ainda com ela, procurei outras. Ela soube de meu relacionamento e procurou um rapaz para me fazer ciúmes, e ao sair do meu colégio, dei de cara com os dois se agarrando. Doeu muito.

Sim
Ele saiu para a festa e me deixou em casa. Ele encontrou com a outra, fiquei sabendo depois.

Sim
Beijava uma mina que me trocou por um cara que morava mais perto, ou seja, se acomodou!!!

Sim
Foi horrível saber que depois de um ano e meio tinha sido trocada por uma mulher pior do que eu.

Sim

Foi horrível, me senti muito mal, porque eu achava que meu marido era fiel, e me enganei, ele ficou tão diferente com a sua amante, muito apaixonado, quis se separar, saiu de casa, mas eu gostaria que ele voltasse, sei que vai ser muito difícil confiar nele novamente.

Sim

Devido à minha condição financeira ser baixa, a mercenária me mandou ler jornal. Não tenho vergonha de assumir isto! Só vou responder o seguinte: a pior pobreza é a de espírito!

Sim

Foi muito dolorido, quase morri por dentro. A autoestima cai.

Sim

Meu namorado estava na cama com outra e ele me falou que queria acabar o namoro comigo.

Sim

Eu tinha 14 anos de casada quando soube que estava sendo traída, ou seja, trocada por uma desqualificada; isto durou dez anos. Eu fiquei sabendo pela própria, que começou a fazer ligações para minha casa, pedindo pensão para um suposto filho. Eu, muito esperta, exigi exame de DNA, que deu erro de paternidade e assim acabei com a desqualificada, que só queria um homem para a sustentar. Sei que ele também teve culpa, mas eu não deixei que tirassem o que eu mais amava e amo, pois estamos juntos até hoje. Lutei e valeu a pena. Um conselho: se você ama, lute por esse amor.

Sim

Uma merda, pois a troca é normal, mas a traição com mentira é fogo. Porém, estou recuperado.

Sim

Eu estava de rolo com um cara há uns quatro meses; estava muito apaixonada até um dia em que eu o vi com outra garota, foi um choque.

Sim

Foi de repente, senti um "frio na espinha" e nesse dia, depois disso, não consegui mais falar com essa pessoa, uma pena, pois era um grande amigo...

Sim

Sou mulher e fui trocada por um homem, não soube o que fazer!

Sim

Foi há muito tempo atrás e por coincidência com uma pessoa que também se chamava Regina. Meu nome é Alex, hoje tenho 46 anos e moro em São Paulo. Na época tinha 15 anos e vivia com meus pais em Curitiba, no Paraná. Ela chamava-se Regina e era minha vizinha de edifício. Ela morava no 13º e eu no 16º andar do bloco anexo ao do edifício dela. Como todo garoto acha, eu imaginava que era único e que o Universo girava em torno de mim. Com o tempo fui me apaixonando pela garota. Essa paixão foi aumentando de forma avassaladora. Não tinha ideia desta intensidade porque era muito jovem e imaturo, mas sabia que gostava muito dela. Com o passar de alguns meses, fiquei surpreso ao saber que ela havia me trocado por outro garoto da alta sociedade curitibana e que namorava com ele no Clube Curitibano (clube social que congrega a elite de Curitiba). Na época, para mim isso foi um choque enorme. Tão grande que entrei em profunda depressão, apesar de, na época, não ter consciência disso. O choque foi tão grande que eu desejava morrer, desejava me matar. Pensei inúmeras vezes em me jogar lá do 16º andar. Foi muito difícil ter sido trocado por outro. Meu rendimento escolar foi a zero. Só tirava notas baixas e acabei reprovado no colégio. Minha autoestima foi lá embaixo. Eu me acabei. Mas o pior ainda estava por vir. As consequências de uma pessoa ser trocada por outra com tão pouca idade é que você acaba criando formas psicológicas de proteção contra novas perdas. São atitudes defensivas que o ser humano cria. Nos vinte anos que se seguiram eu infelizmente vivi um terrível círculo vicioso para me proteger. Com a ajuda dela e do psicólogo consegui entender o círculo vicioso. Para poder "enterrar" aquele caso amoroso da juventude, fui à casa da mãe da moça (hoje uma mulher casada que mora em Fortaleza, com quem não mantive contato desde aquela época), olhando fotos e ouvindo detalhes da vida dela em Fortaleza com seu marido e sua família, para romper definitivamente o círculo vicioso. Entendendo o círculo, consegui ser fiel à minha esposa e a paz pode reinar em minha vida agora.

Sim
Várias vezes. Meu ex foi trabalhar em outro país, vinha de férias a cada dois meses, e depois de um ano nessa situação casou-se por lá mesmo... Não voltou. Meu atual "caso", nesses três anos que estamos "juntos", sempre tem uma namoradinha, que dura uns dois meses no máximo e termina voltando. Ou seja, já virou uma doença. Sou trocada de tempos em tempos.

Sim
Por dinheiro.

Sim
Minha esposa me trocou por outro.

Não
Nunca fui trocada por outra, talvez porque nosso amor supere qualquer casinho. Com isso não quis dizer que ele não me traiu.

Sim
Ruim, mas eu também não gostava mais do meu marido, então foi também um empurrão na vida.

Sim
Não foi declarado publicamente, mas o telefone lá de casa andava tocando muito e ninguém falava nada do outro lado quando eu atendia, e um belo dia uma engraçadinha resolveu me ligar no trabalho e falar coisas com as quais eu não tinha nada a ver. Era assunto dela com ele e eu com isso????????

Sim
Uma excelente oportunidade de conhecer o traste que estava do meu lado.

Sim

Eu namorava há cinco anos com ele, na época eu tinha 16 anos, e ele tinha 29, ele estava morando em São Paulo e nos víamos nas férias, mas tínhamos um relacionamento muito sério, eu o amava muito e foi o homem que mais amei até hoje. Resumindo, um belo dia ele me liga e me diz que vai chegar dentro de dois dias na cidade em que moro até hoje (Manaus), e no telefone eu fiquei superemocionada em saber que ele estava de volta, mas em seguida a minha emoção se transformou na maior decepção amorosa da minha vida: ele me diz que "vai chegar, mas não está sozinho", está chegando com sua NOIVA. Eu calei no telefone e engoli em seco. Depois fui descobrir que eles já estavam juntos há dois anos. Eles casaram-se, tiveram um filho e eu demorei muito pra me livrar desse trauma sentimental. Depois de alguns anos, nos relacionamos de novo, ele estava prestes a deixar a mulher para ficar comigo, mas aí foi minha vez de dizer "não" para ele, ainda ficamos uns oito meses juntos, eu sendo a outra, e ele casado, mas me apaixonei por um outro homem e dei um ponto final em tudo isso. Mas, depois de tudo isso, não consigo guardar mágoas dessa pessoa e vivo muito feliz com o homem com que estou hoje.

Sim

Meu ex-marido se encantou por uma amiga de minha filha, foi uma situação delicada, complicada, ele não assumia a relação, mentia para mim e negava tudo, enfim... Muitas pessoas os viam juntos, mas não comentavam. A situação foi ficando insustentável. A mãe dela chegou a ir na minha casa, mas eu estava no trabalho. Passamos momentos difíceis, eu e meus filhos, e o meu ex só assumiu a garota quando ela engravidou. Acho que ambos entraram numa roubada e o tempo mostrou isso.

Sim

Eu estava chegando de viagem e fui ao encontro da pessoa, quando a flagrei com outra! Nossa, o que senti na hora, foi como se eu fosse descartável, tivesse sido jogada fora!

Não

Graças a Deus nunca aconteceu isso comigo.

Sim

Tenho 51 anos e fui trocada por uma de 25 anos.

Sim

Ela não me queria para marido e, sim, para ser apenas amante.

Sim

Eu era menina de 14 anos e meu primeiro namorado tinha vinte. Ele queria intimidades e eu não tinha maturidade, aí ele me deixou para namorar uma guria mais velha. Fiquei apaixonada por vários anos ainda e inconformada...

Sim

Meu ex-noivo casou-se com uma ex-amiga minha, eu achava que nós não estávamos nos entendendo, conversamos e decidimos terminar o noivado. Quatro dias depois ele já estava passeando pela cidade com outra mulher. Depois de um ano, eles se casaram.

Sim

De repente ele se tornou muito ignorante; eu ia atrás dele e ele não me dava a mínima, com muito custo falou que tinha outra, chegou até a guardar as calcinhas dela.

Sim

Ela gostou de outro e começou a conversar com ele e acabaram marcando um encontro, e acabou nosso relacionamento.

Sim

Perdi minha esposa para um moleque. Descobri que tinha ficado velho e ranzinza com 35 anos. Recuperei minha autoestima, voltei a ser aquele safado e bom efedepê. Após virar amante de minha ex, "roubei-a" de volta. Agora somos felizes.

Sim

Sim, horrível.

Não

Não, mas deve ser uma situação bem chata; antes de ser trocado, deve prevalecer o diálogo.

Sim

Uma questão de grana. Fiquei arrasado, mas depois conheci a mulher da minha vida e tudo ficou melhor do que antes!

Sim

Doloroso.

Sim

Fiquei com ele um ano, pois tinha terminado com a ex. Quando completou um ano de namoro e eu apaixonadíssima, simplesmente ele voltou para a esposa. Fazer o quê, né?

Sim

Fui trocada e sofri pra caramba!

Sim

Estava namorando o Rodrigo e de repente ele terminou comigo, depois fui descobrir que era por causa de outra. Mas hoje em dia acho que foi bom.

Sobre esta questão

Incrível! A maioria das pessoas foi trocada por outro(a). Bom... quando alguém é trocado por outro numa relação amorosa, o sofrimento é intenso e é difícil digerir essa perda. A falta da pessoa amada provoca uma sensação de vazio e desamparo. Fomos ensinados a acreditar que apenas o parceiro amoroso é capaz de nos garantir que não estamos sós, somos amados e importantes, o que aumenta nossa autoestima.

Quando o parceiro prefere outra pessoa para viver ao seu lado, quem é excluído se sente profundamente desvalorizado, com a autoestima bastante comprometida. Acredita que falhou em alguma coisa e que sua falta de atrativos foi a grande responsável. Imagina que a pessoa escolhida é muito mais interessante, mais bonita, mais inteligente e melhor na cama. Tentando se sentir um pouco melhor, há quem tente desvalorizar o rival com comentários depreciativos, como se adiantasse alguma coisa: "Você viu como ela tem a canela fina?" ou "O cara é um imbecil que não sabe nem falar direito."

Mas nada disso adianta. É comum numa situação de rejeição serem reeditadas inconscientemente todas as rejeições sofridas desde a infância, exacerbando a dor do momento. Sem que se perceba, se chora naquela perda todas as outras anteriores. Entretanto, se a pessoa não depende tanto de apreciações externas para alimentar sua autoestima, pode ficar triste, sofre pela perda, mas sabe que vai continuar vivendo bem e experimentar novas relações amorosas.

Os homens suportam menos do que as mulheres a dor de se saber trocado por outro. Além de tudo o que a mulher sofre, ele ainda tem que tolerar a censura social por não ter correspondido ao ideal masculino da nossa cultura de força, sucesso e poder. Não ter conseguido segurar a própria mulher se reveste da dramática ideia de que não foi "macho" o suficiente, principalmente na cama. Muitos homens, desesperados, partem para agressões físicas ou entram em depressão.

Contudo, ser trocado por outro não significa que se é inferior. Em muitos casos, a troca ocorre porque a pessoa objeto da nova paixão possui algum aspecto que satisfaz inconscientemente uma exigência momentânea do outro, sem haver uma vinculação necessária com o parceiro rejeitado.

Você transaria com alguém do mesmo sexo? Por quê?

Placar

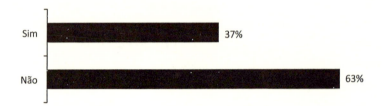

Sim 37%
Não 63%

Comentários

Não

Não me atrai em nada. Prefiro o complemento que a natureza criou. O pênis entra na vagina! Esta é a ordem natural das coisas.

Sim

Acho que tudo é possível nessa vida. Nunca me aconteceu tal situação, mas gostaria, pois acho isso uma forma de abrir desejos reprimidos.

Sim

Porque mulheres são lindas, perfumadas e têm um gosto melhor!

Sim

Na verdade, já transei com pessoas do mesmo sexo. Hoje, tenho uma relação heterossexual, mas não descarto a possibilidade de ter uma nova relação ou transa com uma pessoa do mesmo sexo.

Não

Porque não sinto atração por outro homem e ainda acho **extremamente nojento**.

Sim

Porque é muito bom, uma pessoa do mesmo sexo sabe o que a outra deseja e faz um amor maravilhoso.

Não

Não sou fanático religioso, mas acredito que isso seja uma imundície para o espírito.

Sim

Para realizar novamente uma fantasia com meu companheiro.

Não

Não transaria, pois acho que não me sentiria bem, sou homem e sou um apaixonado pelas mulheres. Se Deus pretendesse que nosso relacionamento fosse com pessoas do mesmo sexo, não criaria macho/fêmea, homem/mulher.

Sim

Nunca fiz, mas confesso que já fantasiei sobre isso. Mas, quando um casal de lésbicas passa na rua onde eu moro, sinto aversão.

Sim

Pelo prazer, pelo diferente, pelo proibido, pela novidade e principalmente pelo tesão.

Sim

Sou mulher e sei, por experiência própria, que somente uma mulher pode compreender a outra EM TODA A SUA EXTENSÃO, seja no aspecto físico, sentimental, sexual, espiritual — enfim —, na dinâmica da vida em si. Na hora do amor, o sexo é muito mais doce, carinhoso e envolvente entre duas mulheres. Nós, mulheres, damos de 10 a 0 nos homens em termos de prazer, o qual é integral e não só centralizado nos órgãos genitais. Os homens não estão com nada, superatrasados, mesquinhos e egoístas em tudo, nem fazer amor sabem...

Sim

Para descobrir novos caminhos e satisfazer a minha curiosidade.

Não

Masculino não combina com masculino. O homem consome e a mulher fornece. Se o homem fornece, passa a desempenhar o papel feminino. As energias de homens e mulheres são diferentes e energias iguais não combinam.

Sim

Porque é uma pessoa como outra qualquer. Não sei porque as pessoas têm tanto preconceito.

Sim

Para experimentar e dependendo do parceiro e da ocasião...

Não

Não sinto o menor tesão por pessoa do mesmo sexo. Considero a homossexualidade uma coisa repugnante e antinatural.

Não

Eu acho estranho duas pessoas do mesmo sexo transando. Ou é porque tá faltando mulher no caso do homem e vice-versa. Além do mais, os opostos se atraem. Eu penso assim, mas cada um leva a vida que quer.

Não

Porque não existe nada mais gostoso do que uma penetração.

Não

Por sentir prazer com o corpo do sexo oposto. Acho que quem transa com o mesmo sexo está com algum problema de relacionamento.

Não

Deve ser uma coisa horrível. Nunca fui chegada a uma mulher.

Não

É difícil de responder, pois a atração física é uma coisa muito estranha. Às vezes, sinto tesão por alguém, mas não tenho coragem de ter uma relação. Com o sexo oposto é muito mais fácil. Acho que é o conservadorismo e o machismo.

Não
É muito estranho e também existe uma cultura de repressão que não ajuda.

Não
Acho que cada sexo tem seu par, o oposto. Ou seja, homem com mulher e vice-versa. Não tenho nada contra, mas não faria.

Não
Porque sou mulher e não consigo me ver beijando a boca de outra mulher. Sei que duas mulheres juntas dá muito prazer, pois tem muitas preliminares, mas e a penetração quando chegar a hora de sentir dentro de mim, como vai ser?

Não
Porque não aceito uma relação entre o mesmo sexo, talvez por criação ou por religião. O certo é que não me sentiria à vontade.

Não
Porque não é da minha índole ter esse tipo de relacionamento, não acho legal. Prefiro as relações heterossexuais e de preferência com meninas de 16 a 22 aninhos, mas sem dispensar minha namorada que tem 33 anos. Ela é sensacional sexualmente, mas tenho um tesão danado por essas menininhas.

Sim
Porque o prazer, para mim, independe de as pessoas serem do mesmo sexo. Se é saudável, sincero ou até mesmo por pura transa, é válido.

Não
Porque gosto de transar com quem amo, o que coincide com meu namorado, alguém do sexo oposto. Não é preconceito, respeito a opção sexual individual, mas sou heterossexual convicta.

Sim
O prazer e o tesão são mais importantes do que os tabus hipócritas da sociedade, pois o que importa mesmo é viver como se quer e ter o prazer e o tesão como principal realização da vida. Se eu tiver tesão em uma pessoa do mesmo sexo que eu, não tenho dúvida de que vou transar numa boa.

Sim

Porque o que vale é o prazer, não importa como. O importante é gozar, não interessa de que jeito. O gosto é igual, só muda a forma de fazer: seja homem, mulher ou na masturbação.

Não

Sou homem, não tenho interesse e acho muito feio. Já vi fotos em site e acho degradante para os caras da foto.

Não

Não sinto a mínima vontade, me dá até nojo! Nada mais lindo do que a mulher. Homem é um troço nojento!

Sim

Para conhecer melhor o corpo humano e experimentar novas sensações, novo calor. Ainda não tive o prazer. No entanto, acredito que seria uma experiência excitante.

Sim

Sou casada há 10 anos e gostaria de experimentar e, se gostar, fazer mais vezes, para variar um pouco...

Não

Por quê? Porque sexo para mim tem que ser com amor. Jamais amaria uma mulher. Só faço sexo quando estou amando.

Não

Por preconceito ou não, não tenho vontade.

Não

Não, porque acho bizarro. Não há nada melhor que uma boa mulher para satisfazer meus desejos. Sou homem e amo as mulheres e as quero. Tomara que os outros homens também pensem assim.

Não

Seria estranho! Uma coisa que não tem a ver com outra, mas também não sou contra.

Não

Não transaria, na minha visão isso não tem nada a ver. Homem com mulher, além de ser uma prática decente, é saudável.

Sim

Me excita ver duas mulheres transando.

Sim

O prazer sexual está intimamente ligado com o tesão em se satisfazer. Topo tudo que me provoque um gozo bacana. Sou homem, tenho minha namorada, mas se um dia pintar tesão por um cara, acho que rola.

Não

Deus fez as coisas tão perfeitinhas pra se encaixarem. Fazer de outro jeito, pelo menos pra mim, não teria o mesmo prazer ou alguma atração.

Sim

Tenho minha namorada, já somos noivos com casamento marcado e desde o primeiro ano de namoro, praticamos troca entre casais ou sexo a três. Curto muito tocar outro membro que não o meu.

Não

Porque não conseguiria. Não haveria tesão.

Não

Apesar de não ter qualquer discriminação por pessoas que tenham atração pelo mesmo sexo e até conviver e ser amiga de muitas, a situação não me causa excitação, o que por mim é considerada a mola mestra de qualquer envolvimento.

Sim

Porque o tesão vem pelo toque, com as mãos, com a língua. É uma loucura.

Não

Porque tem muita mulher dando mole para eu transar com outro homem.

Sim

Porque, apesar de amar ser mulher e gostar de homens, também gosto de emoções diferentes!

Sim

Para satisfazer o desejo sexual do meu namorado e também por certa curiosidade.

Sim

Para transar tem que haver tesão, e este não faz distinção entre homem e mulher.

Sim

Porque eu acho as mulheres atraentes, tenho fantasias e gostaria de saber se elas também são boas de cama.

Não

Não há sentido algum. Devemos estar sempre em auto-observação. Só assim deixaremos de cometer tanta bobagem e tanta insensatez. Já se dizia: 'Vigiai e Orai', ou seja, levarmos a vida a sério, para evitarmos o arrependimento e as consequências funestas, provocadas pela nossa curiosidade ociosa. Há tanto para se fazer, tanto para se desenvolver. Esquecemos de que temos uma partícula divina e sagrada dentro de nós. Perdemos de vista que nosso corpo é um templo. Só pensamos em prazeres passageiros que de prazer não têm nada, senão estaríamos plenos, mas parece que as pessoas querem mais, cada vez mais, esquecendo dos valores espirituais que é o que realmente temos e devemos cultivar, já que não temos nada e nada levamos. Tudo isso sem fanatismo.

Não

Acho que não tem muito a ver não, pelo mesmo modo que não transo com caras mais novos do que eu pois poderia pensar que é meu irmão, ou mais velhos por pensar no meu pai com uma mulher, certamente iria ser como se fosse com a minha mãe e isso é inconcebível. Nada contra quem curte isso, mas realmente não me entra na mente esta ideia. Somos animais racionais, seres pensantes. Os animais irracionais não têm critérios, mas nós devemos ter, pelo menos o mínimo de critério.

Sim

Por que não? O amor é incondicional, o resto é preconceito.

Não

Eu acho que se temos sexos opostos e Deus fez o homem e a mulher, isso quer dizer que não tem lógica eu transar com uma mulher.

Sim

É uma fantasia minha. Gostaria de experimentar para saber se realmente mulher transa melhor do que homem.

Não

Não tenho nada contra, mas, para mim, transa mesmo requer sexos diferentes. Não tem jeito, pode-se até inventar, mas não tem jeito...

Sobre esta questão

Sharon Stone estava numa festa em Hollywood quando desapareceu acompanhada de uma atraente mulher. As duas só voltaram muito depois... a sobremesa já estava sendo servida. Mas ela também adora fazer sexo com homens. Sua secretária se encarrega de marcar todos os seus encontros amorosos. Essas indiscrições foram divulgadas pelo jornal Sunday Mirror e fazem parte da biografia não autorizada da atriz. Outra estrela americana, Jodie Foster, teve seu desejo sexual por mulheres revelado num livro escrito por seu próprio irmão. Entrevistada pelos jornais, declarou: "Tive uma ótima educação, que nunca me fez diferenciar homens e mulheres." Esses são apenas alguns exemplos dos incontáveis casos famosos de bissexualidade. As estatísticas mostram que a grande maioria das pessoas já sentiu, de alguma forma, desejo por ambos os sexos. É possível que, daqui a algum tempo, a maioria coloque em prática esse desejo.

30 Você já viveu alguma decepção amorosa? Como foi?

Placar

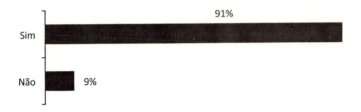

Sim 91%
Não 9%

Comentários

Sim
Foi horrível! Quase tive a minha primeira vez com um cara, que disse para mim, mesmo depois de dois meses de namoro, que nós só tínhamos "ficado". Sem contar que ele também namorou uma colega minha e passava com ela na minha frente. Eu devia estar louca!

Sim
Apaixonei-me por uma colega de trabalho que nem ao menos dignou-se a responder minha declaração de amor e me trata como se eu nada tivesse dito, como se aquela declaração não tivesse existido.

Sim
Ele tinha uma namorada e nunquinha a deixou!

Sim
Horrível, depositei todas as minhas esperanças nele. Quando vi, ele não era a pessoa que eu esperava.

Sim

Estava fazendo planos para noivar. Festa de noivado e até marcando casamento. Tinha sete anos e meio de relacionamento. Fizemos lista de festa de noivado, comprei aliança. Ela foi para um congresso no Rio de Janeiro. Voltou diferente e comecei a desconfiar. Estavam trocando telefonemas e e-mail. Descobri tudo. Depois disso perdi a confiança, e o namoro não foi mais o mesmo. Não aguentei a traição e saí fora. Isto foi em outubro de 2000. Até hoje, eu estou um pouco fechado para novos relacionamentos. Já fiquei com várias mulheres, rolou transa e tudo. Mas quando deito a cabeça no travesseiro, me sinto magoado.

Sim

Foi horrível, até hoje não superei essa decepção. Não sei como fazer para tentar esquecer isso. Estou sofrendo muito com isso e não posso viver em paz. Tudo me faz lembrar essa mulher com quem meu marido se envolveu. Essa é uma sombra que me persegue por todas as partes aonde vou. Quando estou tendo relações sexuais com meu marido, não consigo relaxar e fico achando que ele está comigo, mas pensando na outra. Não sei o que fazer e estou desesperada. Não consigo mais acreditar no que ele diz. Ele vive dizendo que me ama e o que fez foi uma loucura. Que nunca mais vai se repetir, mas não acredito no seu amor, nem na sua sinceridade, pois a decepção foi muito grande e trouxe pra mim consequências psicológicas muito graves.

Sim

Simplesmente fui deixada pelo meu noivo um mês e meio antes de casar. Que tal?

Sim

Ele me traía descaradamente e jurava que me amava, daí então começou meu terror, por fim ele começou a me tratar com violência.

Sim

Em outubro do ano que se passou comprei uma casa e me mudei para ela. Antes de me mudar, a casa estava em reforma e conheci meu vizinho, um médico, muito simpático e solteiro, mora com os pais e desde aquele momento me apaixonei por ele, mas guardei somente para mim. Em março, descobri que ele ia se mudar, então arrumei um jeito de falar para ele o que sentia. Eu com 26 e ele com 33 anos, então ele disse que sempre se sentiu muito atraído por mim também e que gostava muito de mim. Um belo dia resolvemos sair e fomos para um motel. Quando chegamos lá, ambos nervosos, ele broxou, não conseguiu nenhuma. Mas marcamos horários para falarmos no dia seguinte, ele já havia se mudado e eu só tinha o bip, o celular e o e-mail dele. Liguei várias vezes, enviei mensagem, inclusive em uma delas falei a respeito do que houve, e ele sumiu. Me enviou um e-mail dizendo que não quer nada comigo e que era para que eu o deixasse em paz. Eu sou casada, mas posso dizer que sou louca por ele.

Sim

Eu descobri que meu ex não era o que eu pensava, ele era doce e gentil enquanto namorávamos. Depois ele se tornou hostil, por isso terminamos.

Sim

Fiquei casada com meu ex-marido durante dez anos. Nos separamos, mas continuamos gostando um do outro, e mesmo separados a gente ainda mantinha nossos encontros. Sempre nos damos muito bem, mas sofri e sofro demais quando descobri que ele já estava com outra mulher logo após o primeiro mês de separação. Ainda tenho esperança no retorno do nosso relacionamento, tenho um filho de 9 anos. Ele diz que gosta muito de mim, mas que tem medo do relacionamento voltar a ser o que era, péssimo, mas o que eu faço com este sentimento que tenho e não consigo apagar? Não consigo me envolver com outra pessoa, e fico constantemente deprimida.

Sim

Vivi 10 anos com uma pessoa que amo muito. Ela deixou-me há um ano dizendo que eu não a amava mais. Nossos primeiros anos juntos foram inesquecíveis, conforme ela mesmo diz, mas depois vieram vários problemas: minhas filhas adolescentes vieram morar comigo, as ligações de minha ex para elas e eu sem saber administrar os ciúmes que o fato causava. A minha falta de jeito pra demonstrar carinho na presença das filhas causou mais afastamento, o fato de eu ser vasectomizado e ela ansiar por uma gravidez... os vários avisos que ela me dava e eu não reconhecia, a minha falta de ciúmes dela (que inclusive tentou me provocar, chamar a atenção de várias formas, hoje eu sei). Agora, 13 meses após nossa separação, ela está grávida de 6 meses, vive sozinha conforme ela mesmo afirma... e para sua filha que está a caminho.

Sim

Tive minha maior decepção amorosa há quase dois anos. Eu estava a fim de uma garota da faculdade. Um dia, depois de uma semana puxando assunto com ela, resolvi convidá-la pra sair. A princípio, ela disse para eu ligar pra ela no dia seguinte que ela daria a resposta. No dia seguinte, quando liguei, ela disse que achava melhor não, porque queria curtir a vida e estava a fim de outro cara. Apesar de ter entendido perfeitamente sem nenhum rancor, fiquei arrasado, pois eu era louco por ela. Semanas depois superei isso. Três meses depois do telefonema, ela me ligou em casa e perguntou se eu tava chateado com ela e eu disse que não. Então ela perguntou se queria sair comigo evidentemente eu aceitei. "Ficamos" juntos por dois encontros. Eu estava esperançoso. Achava que tudo ia mudar pra melhor. Principalmente depois do primeiro encontro. Foi uma noite inesquecível. Mas no segundo encontro veio a decepção: ela estava mudada. Parecia que estava meio apática. Então a convidei pra sair (nós estávamos no portão da casa dela). Então, depois de chegar no local (no outro lado da cidade), ela chegou a falar na minha cara que não estava a fim de compromisso. A princípio, até poderia aceitar isso, exceto ela ter ficado o tempo todo falando do ex-namorado dela. Coisas do tipo: "Eu era louca por ele", "Hoje nós somos muito amigos", "Sofri muito quando tudo terminou"... Mas ela não estava apenas contando a vida amorosa dela. Resumindo, seria mais fácil ela dizer por telefone (ou na casa dela, que seja) que não estava a fim de mim do que me fazer gastar gasolina pra levá-la pra passear e passar por uma humilhação dessas. Era possível notar que ela queria acabar com qualquer esperança minha, queria me deixar lá embaixo, como se estivesse me comparando com o ex dela e como se ele fosse melhor. Nos seis meses seguintes passei por uma fase depressiva, mas, graças a Deus, eu dei a volta por cima.

Sim

Um dia, você acorda e descobre que sua vida não passa de um acordo entre casais em que você é apenas alguém que viveu a partir de um determinado tempo e não representou absolutamente nada para o outro, daí que tudo começa a se misturar na sua cabeça e vem a triste realidade de todo o tempo que se perde quando não se pensa em si própria e no seu futuro como pessoa!

Sim

Meu marido me trocou por uma mulher 15 anos mais jovem que eu. Foi a maior traição. Casada há 12 anos, me deparei com essa situação. Até hoje não consigo confiar em mais ninguém, já se passaram 9 anos, ele refez a vida dele, eu continuo na mesma.

Sim

Vivi uma grande paixão com um homem que se dizia infeliz em seu casamento, e a mulher dele estava prestes a dar a luz a seu filho. Após o nascimento do menino, disse que sairia de casa de qualquer maneira, e me propôs morarmos juntos. Aceitei e vivemos uma paixão avassaladora. Após cinco meses morando juntos, engravidei. Após pensarmos bastante a respeito (ambos havíamos combinado que não haveria mais filhos), decidimos ter o bebê. Ele mostrava-se feliz com a gravidez, vivia acariciando minha barriga e conversando com o bebê. Por outro lado, enfrentava dificuldades com a ex-mulher, que não o deixava ver o filho e entrou com um processo de separação litigiosa, exigindo divisão dos bens. Quando eu estava no 7º mês de gravidez, ele me abandonou, após ter-se mostrado distante por uma semana, alegando haver omitido de mim ser evangélico e estar perdendo tempo para sua Salvação, pois aquela família que havíamos constituído era adúltera aos olhos de Deus. Voltou para a ex-mulher com quem dizia ter vivido um verdadeiro inferno. Após ter partido, telefonou-me para pedir que deixasse o apartamento onde morávamos e, ao questioná-lo sobre o bebê, ele disse que não o registraria, pois tinha dúvidas de que fosse sua filha. Fiquei desesperada com esta situação e por pouco não perdi o bebê. Após seu nascimento, ele não a registrou e fui obrigada a entrar com uma ação de investigação de paternidade na justiça.

Sim

Ele é casado e no começo estava superempolgado, chegou a pedir a separação, mas a mulher pediu um tempo. Depois disso, ficou mais calmo e agora diz que não vai se separar da mulher por enquanto... que está bom assim e não pode me dizer como será o futuro. Pode ser que separe ou não... Ele não quer começar uma vida novamente e deixar tudo de mão beijada.

Sim

Atualmente estou vivendo uma decepção amorosa. Estou apaixonada pelo meu melhor amigo e estou sofrendo, pois ele sabe que eu o amo, mas ele não gosta de mim.

Sim

Namorei um cara durante 5 anos, terminamos várias vezes. Eu o amava muito e fui trocada por amigos. Ele se achava muito novo e queria aproveitar a vida, só que ele não me deixa esquecê-lo, me procura sempre, não sei se ele gosta de mim ou não. Por mim, eu passava o resto da minha vida do lado dele, mas não sei o que faço para esquecê-lo.

Sim

Quando não consigo ter relações com minha mulher. Faço uso do Viagra por conta própria e uma vez não consegui. Também gosto de ser penetrado por trás quando estou excitado. Gostaria de saber de algum medicamento capaz de me impedir de sentir este desejo.

Sim

Meu namorado estava saindo com uma mulher casada.

Sim

Me entreguei de corpo e alma para uma pessoa que apenas queria brincar comigo e com tantas outras que também entraram no jogo do "idiota".

Sim

Meu ex-namorado me trocou por uma velha de quase 40 anos. No começo foi muito difícil, agora eu já não ligo mais. Eu o chamo de garoto de programa, pois ela o comprou, com dinheiro e roupas no shopping. Agora, depois de um mês, ele se arrependeu.

Sim

Alguém me fez acreditar que me amava e eu nem imaginava que pra ele tudo não passava de uma simples brincadeira. Foi um sonho que se transformou em pesadelo.

Sim

Arrumei um namorado que se dizia apaixonado, que me amava, mas me traía adoidado.

Sim

Me doei por inteiro e achava que era recíproco, a decepção veio logo... Ou talvez tenha projetado meu ideal de homem, companheiro, na pessoa que não tinha nada a ver com o meu perfil ideal.

Sim

Eu conheci um cara na internet e nos falamos por algum tempo. Ele dizia estar apaixonado, só que precisava terminar com a namorada, e tem uma semana que ele sumiu.

Sim

Eu imaginei que estava no país das maravilhas e acordei com a dura realidade. Geralmente os homens fazem das mulheres um "objeto de prazer". Infelizmente para nós, as coisas têm outros sentidos...

Sim

Gostava muito de uma menina, mas ela simplesmente deixou de gostar de mim! E ainda a amo muito!

Sim

Sim, e foi com a minha melhor amiga, se é que existe amizade entre um homem e uma mulher. A gente combina em tudo, porém quando percebi já estava tão envolvido que não consegui controlar. Quando me declarei, recebi aquele famoso "a gente não deve".

Sim

Minha decepção ocorreu há algum tempo, mas não consigo esquecer, pois a pessoa que me decepcionou ainda vive comigo. Foi algo muito ruim pra mim, nos separamos por causa disso, mas acabamos voltando um ano depois do ocorrido. Hoje me pego pensando se foi certa ou não essa volta, já que durante os oito anos de convivência tivemos uma filha que hoje tem cinco anos. Foram tantas coisas que eu passaria algumas horas digitando tudo que eu passei com essa pessoa. É difícil entender minha situação com esse pequeno resumo de meu relacionamento, mas essa foi uma maneira de desabafar com alguém que possa entender minha situação.

Sim

No começo de um namoro, minha melhor amiga ficou com meu namorado! Foi linda a cena dos dois se beijando, até aplaudi!

Sim

Gostava muito de uma pessoa, e ela não gostava de mim. Contudo, eu não conseguia perceber isso, mas todo mundo já havia percebido há muito tempo que ela não me amava. Até que ela terminou comigo.

Sim

Eu fiquei apaixonada pelo meu amigo, mas ele estava apaixonado pela minha melhor amiga e pior, ela gostava dele. Estão namorando há um ano e, mesmo negando, eu ainda o amo.

Sim

Saí com um rapaz mais novo, não o conhecia. Ele estava mais nervoso do que eu, só de eu tocá-lo ele gozou e não quis fazer sexo oral comigo. Não gostei. Ele me procurou novamente, mas não rolou nada. Valeu como experiência.

Sim

Namorei por vários anos, vindo a noivar com uma mulher, porém nunca levei muito a sério. Não sei se por inexperiência, haja vista que era muito jovem. A bem da verdade, quando decidi mudar, ela me deixou.

Sim

Eu e meu ex-noivo estávamos felizes e nunca tínhamos brigado, mas em uma viagem que ele fez para a cidade onde ele nasceu e viveu até um tempo antes de me conhecer, mudou tudo. Ele reencontrou a ex dele e voltaram, e a besta da história fuim eu porque ele jogou tudo pro alto e acabou comigo pra ficar com ela. Mas o que eu não aceito nessa história foi o desprezo que ele me deu sem eu merecer. Ele mal olhava na minha cara e quando veio me devolver a aliança nem teve coragem de olhar nos meus olhos.

Sim

Aos 21 anos, quando passei a morar com o pai do meu filho, porque engravidei. Foi muito conturbada a nossa relação, uma mistura de responsabilidade com uma vida para que eu não estava preparada para assumir, e acredito que nem ele, pois como eu, também na época tinha 21 anos. Mas hoje vivo bem, tenho um relacionamento com outra pessoa há quase dois anos e pretendo me casar com ela, pois agora me sinto madura para dividir uma vida a dois, ou quase a três (o meu filho).

Sim

Eu descobri que o moço com que eu mantinha uma relação de quase namoro mentia pra mim há quase dois anos. Ele tinha uma filha e morava com a mãe de sua filha.

Sim

Namorava uma menina há 2 anos, porém de 2 meses para cá mantinha contatos com uma ex-namorada. Por obra do acaso, as duas se encontraram e descobriram tudo que estava acontecendo. Agora nenhuma das duas quer falar comigo.

Sim

Traição no casamento que durava 18 anos.

Sim

Foi há pouco tempo. O rapaz tinha namorada e me disse que o máximo que poderíamos ter era amizade. Eu fiquei muito triste, chorei muito, mas estou tentando esquecer, está sendo difícil, pois eu convivo com ele, no mínimo, cinco horas por dia.

Sim

Acreditava estar mesmo apaixonada, vivendo o grande amor da minha vida. Depois de um ano, descobri que ele era casado, mas jurou que estaria se separando. Resultado... sofri. Ele não se separou, me procurava somente quando eu estava de rolo com alguém e ainda se achava no direito de me cobrar cumplicidade. Hoje estou casada com outra pessoa, é claro. E ele, sofrendo as desilusões que causou a tantas pessoas.

Sim

Quando eu fazia e dava de tudo pro meu marido e ele estava bem bonito, com a autoestima em alta, reformado. Então ele se apaixonou pela companheira de trabalho, isso porque estávamos há seis meses juntos e eu comprei até carro zero pra ele. Acho que homem só dá valor quando a mulher não liga muito pra ele.

Sim

Bem no dia em que meu filho estava fazendo 2 anos, e eu 9 anos de casamento, e era dia dos namorados, a revelação: estou te traindo. O mundo desabou em minha cabeça e até hoje, depois de um ano, não consigo lidar com a situação; segundo ele, não tem por quê, pois me ama e não quer me perder. Aí a pergunta que faço: quem ama, então, trai? Porque dentro de mim mudou tanto que até me desconheço.

Sim

Me apaixonei pelo meu amante, mas quando fui perceber já havia colocado meu casamento em risco. Gostaria que ele também sentisse o mesmo.

Sim

O meu primeiro namoro durou dois anos e eu me guardei, pois acreditava que me casaria virgem; ele me largou e vai casar com outra esse ano, mas o que mais me decepcionou foi o meu outro namoro, ao qual resolvi me entregar, e ele, que ainda amo, me largou depois da minha primeira vez.

Sim

Amei um homem mesmo... me casei com ele. Acreditava ser amada, pois ele me dizia isso... Só que após o casório, ainda na lua de mel, ele já me dizia o que realmente queria... Ele pensava que meu pai era rico, mas não era... Ele me abandonou 12 dias após o parto... depois voltou e me deixou no 9º mês de gestação... Quase morri.

Sim

Ela não soube esperar o momento certo.

Sim

Meu casamento é uma decepção amorosa... investi minha vida nele, e o retorno foi nenhum... Vivo em função de meu filho. E sinto falta de muitas coisas que perdi nos melhores anos de minha vida.

Sim

Sou casada há 12 anos e depois de 2 ou 3 anos de casada descobri que não amava meu marido. Hoje conheci outra pessoa e estou muito apaixonada por ele, mas meu marido não quer se separar... Há esse outro homem que amo e está afastado de mim, porque diz que precisa fazer isso para eu tomar a decisão mais correta. Será que é isso ou ele não gosta de mim? Preciso tirar essa dúvida que está me consumindo.

Sim

Meu próprio namorado, em que eu confiava muito mais do que qualquer pessoa, arranjou uma outra e já estava namorando com ela e tudo, mas só durante a semana, porque fim de semana era normal comigo! Ela frequentava a casa dele quando eu não estava lá, e namorávamos havia 3 anos! Aí um dia, quando eu estava voltando do enterro do meu pai, me falaram que eles estavam juntos, e foi um choque pra mim, porque eu pensava que ele era diferente de todos os homens! O tempo passou, eu acabei perdoando, e estamos namorando há 5 anos, mas o que eu senti, isso nunca será esquecido! Hoje eu amadureci muito e sei que praticamente todos os homens são iguais!

Sim

O cara não deu conta do recado, porque ofereci uma camisinha e ele achou "sem gosto".

Sim

Meu primeiro namorado, com o qual eu perdi a virgindade. Ficamos juntos 1 ano, e sem motivo aparente ele terminou; fiquei muito mal, sofri muito e tinha apenas 16 anos de idade, e acho que apesar de ter 25 anos hoje, nunca vivi um amor como aquele...

Sim

Fui trocada depois de 22 anos de casamento e com 2 filhas adolescentes pela minha empregada.

Sim

Muito doloroso, parece que o mundo vai desabar sobre nossa cabeça. Eu era noivo e descobri que estava sendo traído quando minha irmã foi a um show e encontrou minha noiva com outro, sentada na mesa ao lado.

Sim

Foi muito triste, pois vivi durante 8 anos com uma pessoa que não podia ficar comigo e que me mandou procurar um namorado porque me amava demais, mas não ficaria comigo por causa de sua família; ele era casado. Aí eu arrumei uma pessoa e me casei já faz 2 anos, e hoje ele sofre pela dor de ter me perdido.

Sim

Eu me apaixonei por um cara que ia ficar alguns meses na minha cidade e fiz dele a minha vida. Morava só com uma irmã, então, ele vivia lá em casa e eu dava tudo do bom e do melhor para ele. Cama confortável, o melhor de comer, de beber, comida na cama, remédio quando ficava doente... finalmente chegou o dia da partida. A despedida foi horrível, mas nos próximos meses havia várias possibilidades de novos encontros, então, eu me tranquilizei. Depois de trabalhar o verão todo, peguei a última semana de férias e fui então encontrar o meu amor e matar as saudades que me afligiam tanto... fomos em uma casa noturna, da qual ele era um dos donos. Eu fiquei na área vip e ele sumiu! Eu fui procurá-lo e quando achei, ele estava aos beijos com uma garota horrível. Meu Deus! Nem sei explicar o que senti! Bebi todas e fiquei com o melhor amigo dele. Por sinal, fiquei com o melhor amigo dele por 9 meses!

Sim

Descobri que o homem com quem iria me casar estava tendo um caso com a advogada da empresa dele.

Sim

Estou vivendo ela neste momento. Namorei 2 anos e fui noiva durante 6 meses, e acabei ficando grávida. E ele simplesmente me abandonou...

Sim

Namorei um garoto por 2 anos. Descobri a traição e depois ele mesmo confessou que já havia saído com mais de cinco. Eu gostava muito dele, mas terminei. Até hoje ele corre atrás de mim...

Sim

Quando a pessoa de que gostava muito me deixou por causa de outro.

Sim

Eu já tive várias decepções amorosas, isso faz parte da vida. Gosto de viver e de ser feliz, a vida é curta, e se nós não aproveitarmos bem logo, passa e teremos só lembranças daquilo que nós poderíamos fazer e não fizemos. Temos que viver o hoje, o amanhã pertence a Deus.

Sim

Ele namorava comigo e era noivo de outra sem eu saber! Quando eu descobri foi um imenso sofrimento de quase 3 anos!

Sim

Saí de uma cidade pequena para morar numa metrópole, deixando namorado e tudo. Era meu sonho. Logo que cheguei conheci esse cara, fomos ficando amigos, pois estudávamos na mesma faculdade. Fiquei apaixonadérrima, achando que ele era alma gêmea e tudo... Me entreguei a ele e nós transamos... Na hora, ele disse que não gostava de usar camisinha e que perdia o tesão... Transamos sem camisinha...

Depois de umas semanas, ele me procurou dizendo que tinha encontrado umas verruguinhas em seu pênis e disse, muito pálido, para eu procurar um médico. Fui ao médico, era muito cedo para aparecer, fiz todos os exames e nada. Depois de uns 6 meses, estava numa crise terrível no emprego, muito fraca de saúde e as verrugas começaram a aparecer na região anal e vaginal. Acabei descobrindo que ele já tinha transado sem camisinha com outra menina da turma da faculdade. Não queiram passar por isso. Sofri muito e até hoje, 4 anos depois, ainda tenho que fazer acompanhamento, pois pode virar até câncer. Dancei legal achando que ele era o cara ideal e ainda por cima peguei uma DST. Quer maior decepção amorosa que essa?

Sim

Me apaixonei por um heterossexual. No começo ele começou a corresponder (ou foi minha imaginação), ele ia todo final de semana lá em casa, saímos sempre juntos, eu já havia dito que o amava, ele se fazia de ingênuo; quando ele viu que eu não estava mais aguentando a situação, fugiu, me desprezou, fingiu nem me conhecer, me maltratou com palavras, foi horrível, fiquei três meses em depressão. Aprendi a lição: não me iludo mais com amores impossíveis.

Sim

Me envolvi com um homem mais velho no trabalho por achar que ele fosse o homem mais gentil e charmoso do mundo. Sempre me fazendo elogios e galanteios, ao cabo de dois meses acabou me conquistando… mas depois que ficamos juntos uma vez, começou a se afastar Como eu tinha acabado de terminar um relacionamento de 7 anos, estava desacostumada com paquera, namoro, relacionamento em geral e me senti perdida, fiz o que achei certo, disse como me sentia, que gostava dele, sendo honesta e sincera. Ele sempre dizia que sentia o mesmo, que gostava de mim também, falava mil coisas, mas não demonstrava, e por fim descobri que ele tinha uma namorada, e ainda demorei meses para me convencer de que ele fora mentiroso e insensível, um lobo em pele de cordeiro… Muitas vezes, cheguei a pedir que ele me dissesse que não tínhamos chance, precisava ouvir isso dele pra esquecer de vez, mas ele alimentou uma esperança em mim enquanto pôde. Felizmente, um belo dia eu o enxerguei como ele realmente era e vi o desrespeito que estava cometendo comigo, e terminei tudo. Foi uma grande decepção para mim, principalmente pela falta de experiência e por acreditar muito nas pessoas, achar que, se formos honestos, as pessoas irão retribuir. Mas não foi o que aconteceu... Hoje sinto um grande arrependimento por tudo que fiz pensando que ele fosse sincero comigo e até mesmo vergonha de ter sido tão ingênua e boba. Mas passou!

Sim

Depois de 9 meses, quando ele dizia ter encontrado a mulher que ele sempre buscou e de ter falado em casamento, pediu um tempo alegando que não tinha "tocado sininho", que não tinha química: isto num homem de 43 anos, viúvo há quase 2 anos, e hoje continua me ligando dizendo que, das ex que ele tem, sou a única amiga, e pra saber como eu vou... e eu que pensei ter encontrado minha alma gêmea!

Sim

Já vivi uma decepção amorosa, sim. Eu o conheci por meio de uma amiga em comum e o achei interessante. Nada rolou de cara. Só depois de uns 2 anos fomos nos encontrar na praia, ambos em um barzinho com todo aquele clima e acabamos ficando juntos, e rolou de tudo naquela noite mesmo. Os dois ficaram vidrados um pelo outro, mas o detalhe é que ele estava namorando uma menina e estava pulando a cerca comigo. Víamos-nos toda a semana pelo menos duas vezes, e ele continuava namorando ela. Tentei aguentar a duplicidade, mas não deu muito certo pra mim. Sou do tipo que gosta do namorado só pra mim, sem dividir com mais ninguém, e estava bem apaixonada por ele. Foi daí que resolvi colocá-lo na parede e insistir para ele tomar uma decisão. Ficamos uns três meses juntos nesse vai não vai, até que eu decidi cair fora. Foi difícil pra mim, pois gostava muito dele e sei que foi difícil pra ele, pois não tinha certeza de que seria feliz somente com ela. Acho que tomei a atitude certa e aprendi que quando o que a gente quer não é correspondido, é melhor ficar sozinha ao invés de ficar se iludindo com possíveis mudanças da outra parte. Atualmente, ele continua com ela, mas eu sei que tem relacionamentos com outras meninas.

Sim

Ele me engravidou e não assumiu. Tive de abortar.

Sim

Sim. Aos 15 anos fui morar com um rapaz 10 anos mais velho que eu, vivemos 9 anos felizes, até que um dia ele me traiu com uma pessoa que se dizia minha amiga. Nos separamos pela primeira vez e depois voltamos, ficamos 1 ano e meio juntos, só que eu percebi que aquele amor que eu sentia por ele havia esfriado; nos separamos de novo e ficamos 8 meses separados. Ficamos frágeis e carentes e voltamos novamente, com o passar do tempo cheguei à conclusão de que eu não amava mais. No início deste ano, nós nos separamos, agora é pra valer, eu tenho um novo amor e ele também. Mas sempre fica aquela dúvida: será que eu vou ser enganada novamente?

Sim

Estou vivendo uma e não sei o que fazer. Tudo está acontecendo tão rápido que não estou acreditando no que está acontecendo. Quando o conheci foi tudo muito agradável, não que hoje não seja, mas se eu soubesse que ele era casado, não teria entrado! De forma alguma. Hoje, estamos juntos, mas está tudo errado: ele se separou da esposa, mas faz tudo errado. Acho que ela não passou bons pedaços com ele. Estou sentindo na pele. Hoje ele mente, dorme na rua, estou escrevendo supergrilada! Morrendo de vontade de quebrar as pernas dele... ele é um safado!

Sim

Meu ex-marido e eu voltamos de uma noitada de cerveja com os amigos e eu caí na cama, dormi. Acordei de madrugada com uns gritos, não o vi do lado... levantei meio dormindo e dei de cara com ele na porta do quarto da empregada, pelado, completamente bêbado... ainda tentou explicar, mas não aceitei suas desculpas, e nos separamos no dia seguinte. Foi muito chocante pra mim... Depois ainda tive que aguentar a família da garota, que era menor, me importunando, ligando pra lá pra saber o que houve etc...

Sim

Namorava há uns 6 anos, mas estava morando fora da cidade para estudar e ele também. Ele manteve relacionamento comigo e com outra na frente de todos os amigos, e ainda quando nos encontramos no final do ano não teve coragem de falar, eu soube através de outros...

Sim

Eu tive um relacionamento de 4 anos, ao qual só eu me dedicava, só eu amava e sofria. Fui noiva por quase um ano apesar de tudo, para ver se algo mudava, e nada aconteceu. Tive que deixá-lo, pois logo descobri que não o amava mais. Foram longos 4 anos muito sofridos.

Sim

Deixei meu marido por um grande amor (que era casado), este prometendo "mundos e fundos" e juras de amor eternas. Eu, apaixonadíssima, fui iludida por esse amor, envolvendo filhos e tudo. Como eu via que daquele mato não saía cachorro, tirei meu corpo fora.

Sim

Meu marido enviou uma mensagem de aniversário para uma ex-namorada que ele não via (o que eu pressuponho) há mais de 3 anos.

Sim

Meu marido me traiu.

Sim

Planejávamos morar juntos e de repente ele ficou estranho. Quando quis saber o que estava acontecendo, ele me disse que tinha reencontrado uma ex-namorada e estava confuso. Pediu um tempo e se casou com ela.

Sobre esta questão

Quase todas as pessoas declararam ter tido uma grande decepção amorosa. Acredito que grande parte das decepções esteja ligada às expectativas que se tem a respeito do amor romântico.

Desde a primeira metade do século XX, existe uma campanha, incorporada por todos os meios de comunicação, que procura convencer as pessoas de que só é possível ser feliz vivendo um romance, que traz a ilusão do amor verdadeiro. Tão grande quanto o desejo de vivê-lo. Por isso, poucos suportam ouvir que, apesar de toda a magia prometida, ele não passa de uma mentira. Sem contar que traz mais tristeza do que alegria, além de muito sofrimento.

Somos condicionados, desde crianças, a ter expectativas amorosas dentro dos ideais do amor romântico. Entretanto, são várias as mentiras que o amor romântico impinge para manter a fantasia do par amoroso idealizado, em que duas pessoas se completam, nada mais lhes faltando. Entre elas estão afirmações absurdas como:

Só é possível amar uma pessoa de cada vez.
Quem ama não sente tesão por mais ninguém.
O amado é a única fonte de interesse do outro.
Quem ama sente desejo sexual pela mesma pessoa a vida inteira.
Qualquer atividade só tem graça se a pessoa amada estiver presente.
Todos devem encontrar um dia a pessoa certa.

Como nenhuma delas corresponde à realidade, em pouco tempo de relação as pessoas se decepcionam e se frustram. No amor romântico você idealiza a pessoa amada e projeta nela tudo o que gostaria de ser ou como gostaria que ela fosse. Não se relaciona com a pessoa real, mas com a inventada. É claro que, na intimidade da convivência do dia a dia, você acaba enxergando a pessoa do jeito que ela é. Não dá mais para manter a idealização, e a consequência natural é o desencanto. É por isso que se faz tanta música de dor de amor. E para completar, todo mundo adora.

A bissexualidade é o sexo do futuro? Por quê?

Placar

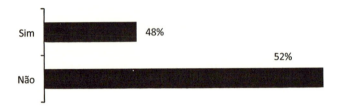

Sim 48%
Não 52%

Comentários

Não
Não vejo por que seria.

Sim
O amor transcende a questão dos gêneros. Podemos ser livres para amar longe de dogmas e preconceitos. O amor é dádiva do espírito que se traduz em harmonia...

Sim
Freud já não disse que todos somos bissexuais? Acredito que uns com menos e outros mais porcentagem de bissexualidade. Esse jogo masculino/feminino é fascinante. Não existe dominador e dominado e, sim, ambos dentro de cada um de nós.

Não
Isso é um papo de quem não se ajusta bem com sua própria sexualidade. Aí fica inventando que "o mundo é gay" e bobagens afins. Vamos, cada um de nós, viver a nossa sexualidade com dignidade, sem querer rotular os demais. Isso não é um tipo de patrulhamento? Achar que o "certo" é ser bissexual? E os heterossexuais, será que no futuro irão para a fogueira?

Sim

Porque o mundo modernizado dá muito espaço à ousadia, do tipo de se desprender de tabus e cultura limitada. Acho que todos nascem bi, depois resolve se permanece ou curte de tudo mesmo.

Não

O sexo do futuro é a multi-identidade.

Sim

Sim, porque no fundo todo homem e toda mulher são um pouco homossexuais, basta ter coragem de se libertar.

Não

Porque não existe o sexo do futuro. O que existe é a opção sexual de cada um e a demonstração para a sociedade. O que vai acontecer no futuro é que as pessoas vão demonstrar mais a opção sexual.

Sim

Na busca pela felicidade, me vi confrontada com o amor por outra mulher. Acho que o que buscamos mesmo é ser feliz, não importa se como hétero, bi ou homossexual.

Sim

Nossa, que maravilha a gente poder transitar sem medos nem conceitos formatados!

Não

Porque não e pronto!

Sim

É o dobro do prazer.

Sim

Óbvio que no futuro todos, no Ocidente, teremos uma melhor percepção corporal e seremos menos reprimidos. Isso é culpa de uma repressão eclesiástica que, até algumas décadas atrás, ainda era interessante do ponto de vista de controle da família, mas agora que estamos rumando para um mundo onde faremos tudo sem sair de casa, qual será a utilidade de continuar reprimindo a libido?

Sim

Todos temos desejos por pessoas de ambos os sexos. Alguns têm preferência maior por esse ou aquele sexo, mas acredito que, no futuro, assumir a bissexualidade será mais fácil para todos nós.

Sim

As pessoas estão se assumindo mais na busca do prazer. Não importa o Estado, a Igreja, a família... Todas essas barreiras "morais" estão sucumbindo lentamente. As pessoas, hoje, têm menos bloqueios pra dizer: eu sou homo (ele ou ela) ou eu sou bi. Há a tendência de se quebrar valores preestabelecidos.

Sim

Porque Freud já dizia que todos somos bissexuais... Ninguém é 100% heterossexual, graças a Deus, mas uns mais e outros menos... E com a liberdade sexual as pessoas vão começar a se sentir melhor, a assumir seus desejos e a explorar sua sexualidade. Afinal, tudo é uma questão de moral; na Roma Antiga, a bissexualidade era normal e tida até como saudável, mas aí veio a dinastia da Igreja Católica, que dura até hoje, e a prática comum da bissexualidade ficou no ostracismo... E aproveitando o clima de citações, termino com uma do João Ubaldo Ribeiro em seu livro *A casa dos budas ditosos: Luxúria*: "Preferências, sim; exclusividade, jamais!"

Sim

Passei a pensar assim de algum tempo para cá!

Não

Porque se Deus quisesse que o homem fosse de outro, não faria a mulher.

Sim

Acredito na liberdade mútua de sentir prazer de várias formas.

Não

Não tem nada a ver. Não podemos confundir globalização com libertinagem.

Sim

O ser humano tem que ser livre para experimentar todas as formas de amar e de sentir prazer. Afinal, não temos muito tempo a perder!

Não

Na minha opinião, o sexo é entre um homem e uma mulher. Você ter relações com ambos os sexos é uma atitude nojenta.

Sim

A consciência cada vez mais abrangente, a inteligência mais desenvolvida, com o avanço da tecnologia, proporcionará às pessoas uma visão mais aproximada da realidade. Estaremos mais perto da verdade, com isso dissolvendo muitos conflitos e, quem sabe, tornando-nos um pouco mais felizes.

Sim

Porque as pessoas estão exercendo com mais liberdade e menos autocensura seus desejos e fantasias.

Sim

Porque acho que as pessoas vão descobrir que o importante é ser feliz com a pessoa que amamos.

Não

Acho que gostar do mesmo sexo é uma opção, mas não uma "evolução". Não acredito ser a escolha de tanta gente.

Sim

Porque a tendência é o prazer sexual sem preconceitos.

Sim

Se pessoas colocarem o preconceito à parte, vão perceber que não há mal nenhum em se relacionar com o mesmo sexo. Só acho que esse futuro talvez esteja um pouco distante ainda.

Sobre esta questão

Nunca se falou tanto em bissexualidade como nos anos 1990. A manchete de capa da revista americana Newsweek de julho de 1995 era: "Bissexualidade: nem homo nem hétero. Uma nova identidade sexual emerge." Estamos começando a viver em outro século, assim como em outro milênio. É natural então que sejam feitas inúmeras especulações sobre a nossa sexualidade daqui para frente. Se acrescentarmos a essas conjecturas as transformações radicais ocorridas nos últimos 30 anos, fica mais fácil entender a questão que já começa a ser discutida no mundo ocidental: A bissexualidade será o sexo do futuro?

Essa discussão existe desde a década de 1970. A Newsweek de 27 de maio de 1974 trouxe uma matéria em que a cantora Joan Baez declarava que um dos maiores amores de sua vida havia sido uma mulher que, após quatro anos de relacionamentos exclusivamente lésbicos, estava namorando um homem.

Existe grande diferença entre o fascínio com a bissexualidade atual e a de trinta anos atrás. Nos anos 1970, na época da revolução sexual, se buscava o prazer, a liberdade e o rompimento dos limites. A bissexualidade e a cultura das drogas prometia a experiência do limite, da fronteira, da contestação. A bissexualidade e aquilo que foi seu inquietante sinônimo durante um certo período — a androginia — eram características da época.

Os que transam com os dois sexos sempre foram acusados de indecisos, de estar em cima do muro, de não conseguir se definir. Os heterossexuais costumam ver a bissexualidade como um estágio e não como uma condição alcançada na vida. Muitos gays e lésbicas desprezam os bissexuais acusando-os de insistir em manter os "privilégios heterossexuais" e de não ter coragem de se assumir. Pode ser mesmo que alguns homossexuais resistam a ser colocados em categorias e por isso se declarem bissexuais para ter mais liberdade. Mas e os que realmente desejam homens e mulheres?

Em 1975, a famosa antropóloga Margareth Mead declarou: "Acho que chegou o tempo em que devemos reconhecer a bissexualidade como uma forma normal de comportamento humano. É importante mudar atitudes tradicionais em relação à homossexualidade, mas realmente não deveremos conseguir retirar a carapaça de nossas crenças culturais sobre escolha sexual se não admitirmos a capacidade bem-documentada (atestada no correr dos tempos) de o ser humano amar pessoas de ambos os sexos." Porém, a aceitação social da bissexualidade sofreu um retrocesso na década de 1980, com o surgimento da aids. Os bissexuais foram acusados de gays enrustidos, que estariam disseminando o vírus HIV, inclusive para as próprias esposas.

Contudo, é fundamental que não se confundam valores morais impostos socialmente — como a heterossexualidade — com uma epidemia que vai ser erradicada a qualquer momento e que, enquanto isso não acontece, pode ter seu contágio controlado com o uso de preservativos. Claro que o aumento de casos de aids entre pessoas casadas está diretamente relacionado aos preconceitos e ideias equivocadas sobre fidelidade. Fica difícil um homem bissexual inserir o uso da camisinha no sexo com a esposa.

Quase todas as pessoas afirmam que romperiam um namoro ou casamento se descobrissem que seus parceiros são bissexuais. Mas isso é uma questão cultural, que depende da época e do lugar em que se vive. Na Grécia Clássica (século V a.C.), a iniciação sexual de um jovem se dava com o seu tutor. E os cidadãos gregos respeitáveis tinham mulher e filhos, embora as relações sexuais não fossem somente com a esposa. Havia as concubinas, as cortesãs e os efebos (jovens rapazes).

Seríamos todos bissexuais dependendo apenas da permissividade da cultura em que vivemos? O sexólogo americano Alfred Kinsey desenvolveu, em 1948, a famosa escala Kinsey para medir a homo, a hetero e a bissexualidade. Entrevistando doze mil homens e oito mil mulheres, elaborou uma classificação da sexualidade de 0 a 6:

Exclusivamente heterossexual.
Predominantemente heterossexual, apenas incidentalmente homossexual.
Predominantemente heterossexual, mais do que eventualmente homossexual.
Igualmente heterossexual e homossexual.
Predominantemente homossexual, mais do que eventualmente heterossexual.
Predominantemente homossexual, apenas incidentalmente heterossexual.
Exclusivamente homossexual.

A escala Kinsey, apesar de colaborar para a tolerância social, foi criticada por alguns por ignorar completamente questões de contexto social, prática cultural (essa amostra foi retirada de brancos de classe média), intensidade erótica, atividade física, envolvimento emocional e fantasia sexual.

Marjorie Garber, professora da Universidade de Harvard que elaborou um profundo estudo sobre o tema, compara a afirmação de que os seres humanos são heterossexuais ou homossexuais às crenças de antigamente, como: o mundo é plano, o sol gira ao redor da Terra. E pergunta: "Será que a bissexualidade é um 'terceiro tipo' de identidade sexual, entre a homossexualidade e a heterossexualidade — ou além dessas duas categorias? Ou será que é uma coisa que, de cara, põe em questão o próprio conceito de identidade sexual? Por que, em vez de hetero, homo, auto, pan e bissexualidade, não dizemos simplesmente 'sexualidade'? E será que a bissexualidade não tem algo fundamental a nos ensinar sobre a natureza do erotismo humano?"

A mulher deve dividir a conta do motel com o homem? Por quê?

Placar

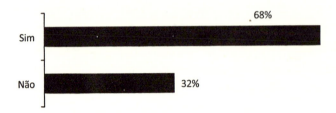

Comentários

Sim

Hoje em dia nós estamos na modernidade e queremos direitos iguais. Eu concordo, pois muitas vezes o parceiro não tem esse dinheiro, e o prazer é mútuo. Porém, se ele é um cavalheiro e quer pagar, também acho legal.

Sim

Acho que as pessoas que afirmam que o homem tem que pagar sozinho a conta do motel para fazer sexo com uma mulher, consideram-na uma eterna prostituta. Acreditam que ela está sendo usada e, portanto, quem usa é quem paga.

Sim

Ela também participa do ato sexual.

Sim

Tanto dividir quanto pagar, o fato é que não faz sentido onerar apenas um. Tudo deve ser combinado, dividido, inclusive as contas!

Sim

Os dois entram no hotel pra sentir prazer juntos. São adultos, economicamente ativos. Por que não dividir uma conta se isso trará liberdade para ambos?

Sim

Essa coisa de somente o homem pagar a conta do motel não condiz com a atual realidade que vivemos. Se as mulheres lutam por direitos iguais, devem dividir também os deveres. A mulher não é mais submissa ao homem como ocorria décadas atrás, portanto ela deve, sim, pagar a conta do motel.

Não

Depende; se for logo no começo o homem deve bancar a conta, vai lá saber se o que ele quer é apenas uma transa, que fique com a despesa. Agora, sendo um relacionamento legal, a mulher pode dividir, de vez em quando, a despesa.

Não

Isso não deve se tornar uma constante. Perde-se o tempero da coisa. Igualdade entre os sexos? Toda mulher gosta de um "dengo". Ou estou enganado?

Sim

Só deve dividir se foi muito bom para ela.

Sim

Porque o dinheiro com que ela irá pagar o motel será dado por um homem.

Sim

Não acredito que deva ser uma obrigação do homem pagar a conta, como também não acho que seja uma obrigação dos tempos modernos a divisão da mesma. Creio que o importante é que alguém pague a conta (ou ambos) e que os deliciosos momentos de prazer não sejam evitados por uma mera questão de modernidade.

Não

Porque se vão para o motel, acho que o homem deve arcar com todas as despesas, afinal é por ele que estamos lá.

Não

Talvez eu tenha o modo de ver a vida diferente, não por questões financeiras, mas é que não me sinto bem.

Sim

Simplesmente pelo fato de que, se não se quer ser considerada objeto de uso, pelo qual se paga, deveria "rachar" a conta do motel. O que quero dizer é que o pensamento de que o homem deve arcar com o pagamento integral em outras palavras está dizendo: "Se quer ter o prazer de ir para cama comigo, deve arcar com os custos." Os tempos são outros, ou seja, talvez fosse justo o pagamento do motel pelo homem, numa época em que poucas mulheres trabalhavam. Quando a mulher vai para a cama com o homem, não esta recebendo prazer também?

Sim

Porque direitos e obrigações são iguais.

Não

Porque ele tem que ser cavalheiro e por ser ele quem vai experimentar a fruta.

Sim

Natural. Direitos iguais, despesas iguais. É até mais divertido, é possível investir em gastos que aumentem o prazer dos dois, como uma suíte com mais alternativas e um jantar mais elaborado. O difícil é encontrar a mulher que aceite, pois a maioria, quando se trata de relações a dois, acha que o homem, para ganhá-la, tem a obrigação de "bancar" todas as despesas, chamando-o de pão-duro, se ele faz uma proposta dessas. É claro que existem alguns casos raros, mas a maioria quer mais é que o homem segure as despesas. No fundo, não passam de "machistas liberadas", ainda não assumiram o novo papel da mulher na sociedade.

Sim

Eu, como homem, gosto de ser gentil, mas se um dia eu estiver sem dinheiro para pagar o motel, ou se ela quiser dividir a conta, não haverá problemas.

Sim

Me sentiria superbem, até se ela quisesse pagar a conta toda.

Não

Interessante observar que os participantes estão colocando o fato de se ir a um motel como se fosse uma transação comercial... alguns chegam até a falar em "direitos e deveres"! Isso me deixa preocupado. A cada dia que passa, estamos deixando de dar valor a uma gama infinita de sentimentos, em nome da igualdade entre os sexos. Pelo andar da carruagem, em breve não haverá mais sinais de carinho, de cavalheirismo nem de romantismo entre os casais na hora do sexo; não se fará mais amor... mas apenas sexo. Com isso, talvez a mulher conquiste por completo a tal da igualdade que tanto deseja (sem saber exatamente o que é ser igual a um homem), mas perderá toda a doçura e emoção que um relacionamento "menos igual" (na ótica dela) pode proporcionar. Acho o preço alto demais, além de ser um caminho sem volta. Pensem se é isso que realmente desejam. A situação muda, evidentemente, quando o homem não tem dinheiro, e a mulher, se tem, se propõe a pagar. Mas ver a coisa sob o prisma de direitos e deveres ou de que ambos gozam, ambos compartilham o mesmo quarto por determinado tempo... desculpem-me, mas isso é simplista demais. Inclusive, muitos homens hoje em dia estão se aproveitando dessa postura das mulheres e têm saído e se divertido às custas delas que, ingenuamente, pagam as contas achando que, com isso, dão provas de independência e igualdade...

Sim

A mulher deve dividir a conta somente nas vezes em que tiver orgasmos muito intensos.

Sim

Porque a mulher deve deixar de ser observadora passiva e indiferente e assumir seu papel imprescindível de ser pensante, inteligente, autônomo.

Não

Tenho 39 anos, sou mulher e... como diz a música, sou "amante à moda antiga". Ainda prezo o romantismo, a gentileza, o ato de conquistar. Não compartilho, de forma nenhuma, dessas ideias feministas não femininas de mulheres que querem ser e ter tudo igual ao homem. Sou mulher! Existem certas coisas feitas pelo homem que eu não quero perder, nem deixar de sentir, como o cavalheirismo, por exemplo. E isso (perdoem-me as feministas) não tem nada a ver com independência econômica, muito menos com liberdade individual. Quem insiste nessa ideia... hummmmm... não sei não...

Sim

Totalmente natural. Se ambos trabalham, se ambos se gostam, e se ambos não são egoístas, é claro que dividirão todas as contas: motel, jantar ou almoço etc. Essa ideia de se sentir mal quando tem que rachar, ao invés de ele pagar tudo, é puro machismo, muito maior do que aquele em que o homem é o todo-poderoso que deve assumir a parte de gastos financeiros. Grande besteira e ilusão as mulheres do século XXI, libertárias — em ação e pensamento — ficarem esperando este tipo de atitude sempre. De vez em quando é legal que o homem pague as contas, incluindo de motel. A não ser que ele seja rico e nem se importe em pagar tudo SEMPRE (o que é raro, eu acho), o legal e justo deveria ser sempre rachar as contas, e como disse nossa colega em alguns e-mails anteriores, sobra mais para os dois curtirem, depois.

Sim

Porque o prazer foi para os dois! Ora bolas! Que desproposito considerar o homem como o único a arcar com as despesas. Essa visão de homem como provedor já está muito fora de época!

Não

Pode até ser um conceito meio machista, mas em condições normais, acho que compete ao homem não só pagar o motel, mas também o cinema e demais atividades que envolvam os dois. Porém, cabe à mulher ter a capacidade de compreender que nem sempre estamos com disponibilidade financeira para tanto. Nessas horas é muito interessante que a mulher por si própria tome a iniciativa e se ofereça para ajudar ou mesmo pagar a conta.

Sim

Acho muito bonito várias mulheres respondendo que devem dividir a conta. Contudo, minha experiência demonstra que, na prática, é muito raro alguma mulher se oferecer para dividir. Na maioria das vezes elas continuam achando que é obrigação do homem.

Não

Já paguei muita coisa pra homem, agora cheeegaaaa!!!!! Só ele vai pagar motel, almoço, cinema, qualquer coisa...

Não

Sou uma mulher independente e já dividi conta de motel, foi uma vez para nunca mais. Os homens machistas começam a acreditar que é sua obrigação; prefiro gastar com lingeries e acessórios do que dividir a conta.

Não

É engraçado, divido conta de bar, de restaurante, de táxi, mas de motel não fico à vontade. Já dividi, mas me senti desvalorizada.

Sim

Porque se ela está desfrutando do ato sexual, assim como o homem, deve também dividir a conta. Senão está desfrutando, não deveria estar lá fazendo sexo com ele.

Não

Penso que não, pois a mulher tem outras despesas, que deveriam contar indiretamente no motel, por exemplo, a roupa íntima.

Sim

Com o crescimento do número de mulheres no mercado de trabalho, vários comportamentos que antes eram dados como parte do homem mudaram. Esse aumento fez crescer também a independência das mulheres, daí a participação na divisão das contas.

Não

Nós mulheres podemos dividir outras contas, mas dividir conta de motel é demais!

Sim

Claro, onde fica a igualdade, afinal, ela está ou não sentindo prazer? Será que ela está lá somente para satisfazer os desejos do parceiro?

Não

Homem nasceu para pagar a conta da mulher. Se ela está dando de graça, economiza a grana do motel.

Sim

Porque conta de motel é que nem de restaurante, o homem não tem a obrigação de pagar pra mostrar que é macho, nem a mulher que paga está sendo aviltada!!! Não é nenhuma concessão da mulher dividir as despesas, é obrigação, e digo mais: é a única saída se elas querem ser livres.

Sim

Só o homem deve pagar se ela for uma garota de programa!

Não

Podem me chamar de machista, não ligo porque não me sinto assim! Mas a conta do motel eu só pago em condições especialíssimas. Não me considero o prato do dia, mas sei muito bem o valor de uma conquista. Não quero apenas sexo, quero algo mais; gentilezas, cavalheirismo, dengos. Não abro mão dessas coisas. O prazer começa aí. Você, que não concorda, não precisa ficar revoltada, exaltada. Apenas vá e pague a conta!

Sim

Eu me sentiria muito bem dividindo a conta, até pagaria a conta toda se fosse o caso. O difícil é achar alguém pra ir comigo a um motel.

Sim

Eu sempre racho as despesas com os homens com que saio, a menos que ele faça questão absoluta de pagar. É muito melhor, porque rachando a gente acaba podendo fazer as coisas em dobro e nos divertimos muito mais. Na minha faixa de idade, a maioria dos homens parece não se incomodar em rachar despesas, e muitas vezes verdadeiramente apreciam. Tanto na praia quanto no motel.

Não

Como já li aqui, a mulher pode pagar, mas isso não deve ser colocado como se fosse uma obrigação. Esse papo de direitos e deveres iguais está acabando com a beleza dos relacionamentos. Vocês, mulheres, ainda vão se arrepender por estarem deixando de ser femininas, pois é isso que está acontecendo. E como foi dito, é um caminho sem volta.

Sim

É incrível que existam pessoas que responderam "não". Talvez ainda tenhamos que percorrer uma parte do caminho no sentido de erradicar os machismos de homens e principalmente de algumas mulheres que se dizem amantes à moda antiga e românticas. Não dá para esquecer que essas mulheres criam filhos machistas — os mesmos que julgam ser a mulher uma propriedade na qual podem mandar, dar porrada e até matar. Românticas uma ova, machistas isto sim!

Não

Pode parecer estranho, talvez seja puro preconceito mesmo! Eu não pago nem divido conta de motel, de jeito nenhum! Para mim dá a impressão de que eu estou pagando para ter prazer, como se eu estivesse pagando para ter um parceiro para fazer sexo comigo. Maluco? Mas é minha opinião!

Sim

Passei a respeitar muito mais a minha namorada, quando na primeira vez em que fomos a um motel, ela fez questão de dividir a conta. Entendi que, diferentemente de outras namoradas que tive, ela não se sente inferior a mim. Ela nos vê em condições de igualdade.

Sim

Se eu estivesse sem grana e combinasse antes que dessa vez ele ia pagar e da próxima eu pagaria... tudo bem. Agora, essa história de o homem ter que pagar só porque é homem é uma vergonha para a mulher. Mostra que ela é incompetente para arcar com o custo do seu próprio prazer. Depois ainda tem mulher reclamando do machismo.

Sobre esta questão

Felizmente, a grande maioria respondeu que homens e mulheres devem dividir as contas. Por mais que me esforce, não consigo achar um motivo pelo qual o homem tenha, simplesmente pelo fato de ser homem, que ser o responsável pela despesa do motel ou de qualquer outra.

Provavelmente, essa ideia vem de uma época bem distante, em que a mulher era uma mercadoria, que podia ser comprada, vendida ou trocada. Diante de tanta opressão, ela percebeu que a única forma de obter alguma vantagem — joias, sedas, perfumes — era controlando as necessidades sexuais masculinas. Esse é o fundamento da prostituição feminina.

Entretanto, os tempos mudaram. Há quatro décadas as mulheres lutam pela igualdade de direitos. Mas na contramão da história ainda tem gente se recusando a aceitar que homens e mulheres têm os mesmos direitos e deveres. É grande o número de mulheres que deseja usufruir os benefícios da emancipação feminina, mas não deseja arcar com o ônus dessa emancipação. E essa desculpa de que o homem pagar a conta é uma questão de gentileza, de cavalheirismo, não convence mais ninguém.

33 Existe alguma coisa que lhe desagrada na hora do sexo? O quê?

Placar

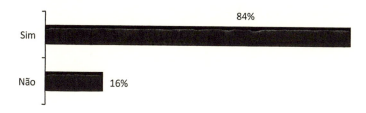

Comentários

Sim
Frases negativas.

Sim
Detesto palavrão, não entendo como palavrão excita alguém normal.

Sim
O egoísmo que existe em muitos homens. Só pensam neles, a mulher está sempre por último.

Sim
Não dar o prazer total para o meu parceiro.

Sim
Na minha opinião, esfria completamente a relação comentários sobre outras situações semelhantes vividas com outros parceiros.

Sim
Ouvir o nome de outra.

Sim

Fazer sexo oral no saco do meu namorado.

Não

Quando estou fazendo sexo esqueço do mundo...

Sim

O gostinho de enxofre da vagina...

Sim

Quando o perfume da parceira é de terceira.

Sim

Ejaculação precoce.

Sim

Odeio quando o sexo substitui o calmante na hora de dormir. Parece uma espécie de obrigação entre o casal, que não tem tempo nem para o romantismo nem para o carinho.

Sim

Ele perguntar: "Que horas são?"

Sim

Nunca fico lubrificada, sinto muita dor e não consigo sentir **prazer**.

Sim

Insistência numa posição que não desejo, e pressa no ato sexual, ou seja, falta de carícias nas preliminares e posteriormente ao ato.

Sim

Falta de orgasmo.

Sim

A célebre pergunta: "Você gozou?"

Sim

A insistência do meu marido para fazermos sexo grupal.

Sim

Sentir que o homem não está vivendo intensamente o sexo. Já transei com homens que pareciam estar assistindo, pareciam que estavam fora. É como se estivessem sempre prontos a criticar alguma coisa.

Sim

O que mais me desagrada é a rapidez do meu esposo. Por mais que eu diga a ele que eu não me excito tão rápido como ele, ele parece não entender. Na maioria das vezes eu não atinjo o orgasmo.

Sim

Instruções declaradas: "Faça assim", "Agora assado"... Gosto de ter retorno, mas não sou um vibrador comandável. Apaga muito da sensação de cumplicidade na hora do ato.

Sim

Aquele líquido pré-ejaculação melecando a boca... é um corte horrível no tesão.

Sim

Quando não consigo dar prazer à parceira.

Sim

Detesto ouvir palavras idiotas: "Vadia", "Vaca", "Já gozou?"...

Sim

Acho ruim quando a minha parceira tem um ritmo diferente do meu, goza logo e fica meio distante depois. Aí eu faço tudo pra gozar logo, e não gosto disso...

Sim

Ouvir: "Sua putinha, vagabunda, diz que é só minha e de mais ninguém", e coisas do gênero.

Sim

Detesto quando entre as preliminares e a trepada propriamente dita, minha mulher se levanta da cama para fechar a porta do quarto.

Sim

Nunca me aconteceu, mas só de pensar eu odiaria: se alguma parceira minha resolvesse colocar o dedo no meu ânus.

Sim

A única coisa que me desagrada é desconfiar que está sendo algo mecânico e faltando o mínimo de sentimento.

Não

Adoro me sentir objeto do desejo do meu namorado, e nada do que ele diga ou faça me incomoda. Se ele não dissesse nada, aí, sim, eu ficaria um bocado preocupada. O que eu mais gosto nele é, justamente, o fato de ser despudorado comigo. Acho que isso revela que ele se sente absolutamente à vontade. Até quando está cansado e não quer transar, ele é capaz de dizer isso para mim, sem constrangimentos. A sensação de intimidade de um com o outro é fundamental para mim.

Sim

Fico indignada com a pressa e a pressão dos desejos masculinos, tipo as coisas que eles querem que a gente faça e não queremos ou de que ainda temos vergonha!!!

Sim

Não gosto de ouvir: "Eu te amo".

Sim

Quando sinto que a parceira não está tão empenhada quanto eu.

Sim

Quando a mulher resolve parar de fazer amor porque não está concentrada.

Sim

Fazer sexo de quatro, coisa que o meu parceiro gosta. Mas como ele faz tudo que eu gosto...

Sim

Não ter retribuição a minhas atitudes durante o sexo. Gostaria de ter o mesmo prazer que proporciono.

Sim

Quando estou tentando chegar ao orgasmo e ele dá uma esfriada, e ainda diz: "Vai, goza!"

Sim

Palavras ofensivas ou então coisas do tipo: "Goza logo, tá demorando". Ou perguntas como: "Não está com vontade?"

Sim

Sexo oral incomoda, porque a arcada dentária tem uma abertura pequena.

Sim

O que mais me desagrada é quando o homem quer que a gente faça sexo oral nele, mas na hora de fazer na gente, ele disfarça e tenta escapar. Pior ainda é o homem que faz, mas fica óbvio que ele não tem a menor vontade, é só por obrigação para poder exigir que a mulher faça nele.

Sim

Odeio quando o homem faz carinho com força no clitóris. A maioria não sabe como fazer isso para excitar uma mulher.

Sim

Mulheres peludas.

Sim

Adoro fazer sexo anal com a parceira. Quando tento e obtenho uma recusa, vejo como uma limitação ou até mesmo um preconceito por parte da mulher. Isso me desagrada um pouco.

Sim

Quando o parceiro não quer inovar ou não aceita muito propostas de sexo diferente.

Sim

O "Peraí, calma" é a coisa mais broxante que pode ser dita durante o ato sexual. Uma transa está irremediavelmente fadada ao fracasso quando a mulher começa a demonstrar, logo de cara, que não está no mesmo ritmo que a gente. E aí começam os "calma", os "ufs", os "ais", e toda uma série de interjeições e de queixas que são absolutamente insuportáveis. Quando acontece isso, prefiro parar e assistir à televisão, porque não dá. Acho que sexo é como dançar: ou estão os dois no mesmo ritmo, ou então é melhor mudar de parceira.

Sim

Não suporto a insistência do meu namorado para o sexo anal!

Sim

Comentários do tipo: "Como você engordou!" ou: "Precisa fazer um regime"!!!!!!

Sim

Não consigo gostar de que um homem goze na minha boca. Acho o gosto horrível e não há tesão que melhore isso.

Sim

O que mais me desagrada é estar com o parceiro no ato sexual e ele dizer: " Já gozou?". Acho isso deprimente, pois sou o tipo de mulher que tem orgasmo através do clitóris, e ele sabe disso, mas quer crer que ele é macho suficiente para conseguir que eu tenha orgasmo pela penetração. Acho isso triste e frustrante. Perco todo o tesão na hora.

Sim

Sexo oral e anal. Não entendo como alguém consegue enfiar a língua no ânus de outra pessoa.

Sim

Detesto o sexo rápido — os tais "quickies". Não suporto!

Sim

Acho que só com o tempo um casal vai adquirindo confiança e liberdade pra pedir ao outro o que mais lhe dá prazer. Não gosto quando logo no início da relação o parceiro pede pra se fazer coisas que ainda não estou me sentindo à vontade pra fazer.

Sim
Ter de fingir ser romântico quando não se está a fim.

Sim
Detesto a rotina e o fato de só eu ter criatividade, isso me cansa demais.

Sim
Quando o homem não demonstra sentimento ou romantismo, só vem na brutalidade e na sede de saciar seus instintos.

Sim
Quando faço sexo oral com meu marido, aquele líquido que sai no início.

Sim
Só ele se satisfaz. Ele gozou, acabou!

Sim
Quando a parceira demonstra dores provenientes da penetração fico constrangido e com receio de feri-la.

Sim
Sexo anal, não gosto porque dói. Como praticá-lo sem dor, e como sentir o prazer que outras mulheres dizem que sentem com esse tipo de relação?

Sobre esta questão

Muitos responderam que existe alguma coisa que os desagrada no sexo. Penso que em diversos casos o que falta é liberdade e comunicação entre as pessoas. Entretanto, é importante lembrar que do ponto de vista do bem-estar emocional individual e da própria relação, qualquer prática sexual só tem sentido se for prazerosa para ambos. Nenhuma relação suporta o sacrifício e penso que o indicado é uma conversa franca com o parceiro.

É possível misturar sexo com amizade? Por quê?

Placar

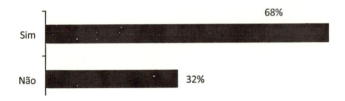

Sim 68%

Não 32%

Comentários

Não
Não seria amizade mesmo, e sim um ficar.

Sim
Porque sem amizade não tem graça.

Sim
Sexo é algo puramente físico, é prazer passageiro. Por isso nada melhor do que fazê-lo com um amigo, alguém que você conhece muito bem... com certeza é bem melhor do que com estranhos... casinhos de uma única noite, entende? Se você não tem um amor, faça bastante sexo com seu melhor amigo, é muito bom.

Não
Claro que não! Não dá para misturar. Sexo e amizade com a mesma pessoa é muito estranho.

Sim
Porque hoje em dia sexo é a coisa mais normal do mundo. Eu sou amiga de quase todos os meus ex e não temos problema nenhum em fazer sexo.

Não

Quando rola sexo acaba a amizade, mesmo porque a mulher é mais coração e o homem vai pelo tesão.

Sim

Pra mim, um namoro saudável é exatamente isso: sexo e amizade absolutamente misturados.

Não

Se a amizade for verdadeira, não existe espaço para o sexo, a amizade no verdadeiro sentido da palavra transcende isso.

Sim

Pois a afinidade das pessoas pode aflorar em um momento e ainda assim continuar apenas como amizade.

Sim

Ora, ora, sexo sem amizade é que é ruim, curtir sexo com uma amiga é ótimo e não exige compromisso.

Sim

É só diferenciar as coisas.

Sim

Porque uma coisa não se contrapõe à outra. Daí que as duas podem, sim, caminhar juntas.

Não

Depende, se for sexo com frequência, corre o risco de se apaixonar, daí não é mais amizade, e quando se pensar em acabar o relacionamento vai ficar uma amizade um pouco estranha e chata.

Não

Acho que não. Há alguns meses transei com um dos meus melhores amigos e depois a amizade, que durava havia mais de dez anos, acabou. Ele não soube lidar com a situação e hoje a gente mal se fala.

Sim

Porque eu vivo uma relação de amizade muito intensa, somos ombro, colo e no final acabamos transando, e o mais incrível de tudo é que somos completos na cama.

Não

Acho que sexo bom só se faz quando tem amor. Você acaba se envolvendo e pode terminar a amizade.

Sim

Mas claro que será algo meramente físico. Quando há um estresse muito grande, por que não aliviar com um amigo? Tudo com muito respeito e aberturas... e claro, sabendo que são somente amigos!

Não

Porque sexo é mais do que uma relação corporal. Para mim, sexo envolve muito sentimento, principalmente de amor, desejo, doação e intimidade. Eu não conseguiria fazer sexo com alguém e considerá-lo apenas amigo.

Não

Na verdade não consigo imaginar um envolvimento sexual com um amigo, parece que não dá a liga certa para esse acontecimento. Mesmo em períodos extremamente carentes, nunca consegui levar essa possibilidade em frente, e não é preconceito, não houve encontro de necessidades. Sexo, mesmo sem o sentimento de casal (namoro, ficar, casamento etc.), está relacionado a prazer. Isso somente acontece com pessoas com as quais tenha ocorrido esse encontro, ou seja, a mesma vontade.

Não

Porque inevitavelmente vira um jogo, sobretudo pra mulher, que sempre romantiza tudo, fica sonhando, não separa sexo e amor. No final, fica se lamentando e cobrando e se sentindo usada! Melhor nem começar, viu?...

Sim
Porque quando se tem intimidade com uma pessoa, as coisas fluem melhor. A minha primeira vez foi com um amigo. Foi muito legal e depois disso a nossa amizade só se fortaleceu!

Não
Acredito que para a maioria das mulheres da minha idade, 50 anos, que tiveram uma educação muito rígida, não é possível essa mistura. Eu particularmente acredito que sexo só com amor.

Sim
Não tenho a menor dúvida de que é possível. Já transei, durante um bom tempo, com dois grandes amigos e foi ótimo. Não havia vontade em nenhum de nós namorar o outro. Sexo é prazer físico, não tem nada a ver com amor, no sentido que as pessoas falam. Mas você pode amar muito um amigo, só que não de forma romântica.

Sim
Acredito que sim, pois através da amizade geramos uma cumplicidade diferente daquela que existe num relacionamento amoroso, o que torna a mistura sexo e amizade extremamente excitante. E também pelo fato de não criarmos expectativa. O fato de não haver cobranças faz com que homens e mulheres libertem muito mais seus instintos sexuais.

Sim
Porque não são incompatíveis. É perfeitamente possível haver tesão e amizade numa relação. O maior problema é a cultura vigente que limita muito as pessoas, condiciona o amor, o prazer e o tesão a modelos que, na prática, só geram insatisfação e muita, muita hipocrisia e cinismo. Eu gostaria de saber quem perderia com a convivência de sexo com amizade? Felizes daqueles que não pautam sua vida sexual de acordo com os mitos ainda vigentes.

Sobre esta questão

É comum se acreditar que quem mistura amizade com sexo perde o amigo e o amante. É uma ideia muito difundida, que tem como origem a associação que se faz entre amor romântico e sexo. Há quem defenda a ideia de que para haver sexo é necessário estar vivendo um romance com tudo o que ele inclui: ciúme, possessividade, pavor de que o outro se interesse por alguém, medo de ser trocado. Essa crença de que amor e sexo têm que estar sempre juntos atinge principalmente a mulher. O homem não foi educado para ter que juntar as duas coisas. Muitas mulheres defendem que é da natureza feminina só desejar sexo quando existe amor, em mais uma manifestação de apoio à limitação da sexualidade da mulher.

Na realidade, amor e sexo são impulsos totalmente independentes, e é possível experimentar prazer sexual pleno totalmente desvinculado das aspirações românticas. Entretanto, ninguém pode esquecer que existe muito amor nas relações de amizade verdadeira. Não a mentira do amor romântico, mas aquele amor em que os amigos participam da vida uns dos outros, discutem seus problemas, suas questões existenciais, são solidários e são até mais importantes do que uma relação amorosa tradicional. Entretanto, nem sempre se tem desejo sexual por um amigo. Como em todo amor, pode haver desejo ou não. Mas se houver? Qual o problema?

A amizade corre sérios riscos se um dos dois criar uma expectativa de relação com o outro diferente da amizade que sempre houve. Só porque transaram, a pessoa se acha com o direito de controlar a vida do amigo, ser ciumenta, cobrar coisas. Nenhuma relação resiste a isso, ainda mais a de amizade, que se caracteriza justamente pela ausência de obrigações. O que ocorre é que muita gente pensa que é livre, que não está mais presa aos modelos que exigem um comportamento igual para todo mundo, mas de repente se descobre insegura, desejando uma relação tradicional. Não sabendo bem como explicar seus sentimentos, sai por aí dizendo que amizade e sexo não podem se misturar.

Um namoro pode resistir à distância? Como?

Placar

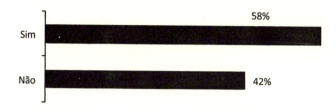

Sim 58%

Não 42%

Comentários

Não

Quando o namoro é a distância, com o tempo acaba aquele brilho de início. Quando o relacionamento começa a ficar mais sério, tanto o homem como a mulher passam a cobrar mais um do outro, fazendo com que prevaleça a desconfiança, e não realmente o sentimento que rola entre ambos. Acho que para dar totalmente certo é preciso confiar muito e manter um contato superaberto. E na hora de juntar os trapinhos, quem irá ceder pelo outro, deixando para trás família, amigos, emprego…?

Sim

Claro que pode, quando verdadeiro é um sentimento tatuado, que nem mesmo a distância irá alterar. Pelo contrário, trará mais certeza de como é bom estar ao lado de quem se ama!

Não

Na verdade, sim e não! Depende do namoro. Um namoro tradicional, com as cobranças de exclusividade e "fidelidade" dificilmente resiste à distância. Porém, um namoro calcado no prazer do encontro, sem os aparatos tradicionais, pode ser até mais duradouro justamente porque tesão e distância é uma combinação pra lá de explosiva!

Sim

Quando duas pessoas realmente se integram em todas as áreas — afetiva, racional, sexual, profissional, — automaticamente a relação vai adiante, independentemente se vivem na mesma cidade ou país. Tanto um como o outro irá fazer o máximo para preservar a preciosidade que encontrou!!!

Sim

Se continuar de alguma forma a troca de atenção e carinho, a parte física (sexo) fica prejudicada, mas pode se alimentar do imaginário.

Não

Por experiência própria eu digo que não. Quando meu namorado foi morar em outra cidade, foi um chororô danado e juras que o amor resistiria a distância. E o namoro de um ano não resistiu. Depois de um ano, quando ele voltou, nós namoramos mais dois meses. Então o amor é para ser vivido e compartilhado nos mínimos detalhes, e por telefone, carta ou e-mail não é a mesma coisa. Chega um tempo em que você sente a falta das mãos quentes, do abraço apertado, do beijo de boa-noite e das trapalhadas do dia a dia.

Sim

Muitos e-mails, cartas, telefonemas, postais, fotos, amor, paciência e muita imaginação.

Sim

Se você realmente amar e confiar na pessoa, com certeza dá certo. Embora não estejam juntos em todos os momentos, os momentos em que estiverem serão mágicos, sublimes, sem brigas, só com muita curtição entre ambos.

Sim

Qualquer relacionamento, seja namoro, casamento, amizade etc. pode resistir a distância desde que não haja apego exagerado! Ficar próximo todo o tempo não fortalece um relacionamento, na verdade, o que acontece é o contrário!

Sim

Quando você gosta realmente, vai saber aguentar isso... é claro que quanto mais tempo leva, mais doloroso fica, mas o amor tudo pode, tudo crê, tudo suporta.

Sim

Não lutamos tanto contra os paradigmas? Então! Por que um namoro à distância não pode dar certo? É só aproveitar os bons momentos a dois, deixar as cobranças bobas de lado e ser sincero com você mesmo... Enfim, se for satisfatória para ambos, a relação vale a pena, mesmo se 800 km separem os amantes (é o meu caso...)

Não

Precisamos do contato pele-pele.

Sim

Quando há a expectativa certa de que você está realmente ligada ao outro por amor.

Não

Mesmo existindo um relacionamento profundo e satisfatório, chegará o momento em que os dois sentirão a falta do contato constante, o que é necessário para um namoro durar através do tempo.

Sim

Acho que quando se ama de verdade, o amor resiste à distância a qualquer tempo. Estou longe do meu namorado e nos amamos muito. Não me interesso por mais ninguém. Ele está longe dos meus olhos, mas bem perto do meu coração!

Não

No mundo atual, com tanta gente carente, difícil aceitar um namoro problemático.

Não

Bem, particularmente, acredito que sim, depende dos dois. Mas como acabei de viver um relacionamento assim, fico pensando até onde o amor pode resistir à distância. Talvez até resista desde que as pessoas envolvidas saibam realmente o que querem...

Não

Não entendi a pergunta "como?", já que eu respondi "não". Vou considerar a pergunta "por quê?", certo, Regina? Nenhum amor resiste a distância entre as duas partes. Distância que pode ser física ou não. Acredito que em casos de grande distância, por um grande espaço de tempo, o compromisso com a outra pessoa se torna uma obrigação, teimosia e/ou nostalgia. Diz-me o que nesse mundo substitui o calor da presença do ser amado? Lembrar ou imaginar? Ou até esperar na "certeza" de que um dia terá a pessoa de volta? Algumas pessoas, e eu já fui uma delas, acreditam que a designação do compromisso namoro vai garantir o curso de suas vidas, de modo a estarem juntas novamente, ou para sempre mesmo, a distância. Enfim, na minha despretensiosa opinião, que não é regra, o namoro não resiste a distância, mas o amor, sim. O mesmo destino que separou os dois há de uni-los novamente, ou não.

Não

Porque o amor tem que ser vivido um juntinho do outro. Não há um que resista.

Sim

Atualmente namoro com uma garota que está a aproximadamente 750 km, e a cada dia nos amamos mais e mais; não vemos a hora de estarmos juntos novamente. Costumo dizer que ela é um presente de Deus para a minha vida.

Sim

Desde que se tenha a possibilidade de num futuro, relativamente próximo, se estar junto.

Sim

Quando se gosta, realmente resiste.

Não

Porque o que os olhos não veem, o coração não sente. É lógico e evidente. Muitas vezes quando você é casado, vivendo sob o mesmo teto, acontece traição, quanto mais um longe do outro. Não tem como resistir. Muitos dizem que o amor tudo suporta. Tudo na vida tem limite.

Sim

Quando você gosta bastante da pessoa, é possível permanecer fiel por um bom tempo, pois se seu amor é tão grande, e preenche todo o seu coração, não há espaço para outros.

Sim

Com amor. Eu e minha esposa nos víamos uma vez por semana e hoje estamos casados.

Não

Não acredito. Acredito que o casamento resista, pois, além dos sentimentos, há toda uma história que envolve filhos, bens etc. Enquanto que o namoro está baseado apenas em sentimentos, que precisam ser cultivados para durarem, prosperarem...

Sim

Se for um amor verdadeiro, não há nada que possa destruí-lo, ao contrário, ele pode se tornar ainda mais intenso.

Sim

Com muito amor e, claro, a possibilidade de ser apenas provisória a distância entre os dois amantes.

Não

Porque longe dos olhos, longe do coração. Não há amor que resista. Pode durar um pouco, mas não permanece vivo.

Não

Não tem como. O ser humano precisa de contato e convivência a cada dia para poder se conhecer. Namoro não é a fase do conhecimento? Como se pode conhecer a distância?

Sim

Bom, como eu não sei, mas namoro à distância faz cinco meses, tenho 19 anos, meu namorado, 18. Apesar de ser um relacionamento gay e aberto (onde se pode ficar com quem quiser), nos damos muito bem e estamos cada vez mais apaixonados.

Não

O que recarrega a bateria do amor é a convivência.

Sim

Hoje em dia, com tantos meios de comunicação, tudo pode ficar mais presente.

Não

Namorar pode ser desmembrado em: Na Morar, Em Amor; ou seja, é preciso Amor na Morada. Isso explica porque é preciso a convivência para evoluir.

Sim

Namoro um rapaz do Rio de Janeiro (sou de São Paulo) há quase um ano e confesso que não é nada fácil. Embora o "estar junto" e o "tesão" serem sempre ótimos e explosivos, a convivência faz muita falta. Tentar suprir a distância por meio de telefonemas semanais longos e dispendiosos ou até pelo MSN diário não é o suficiente. Precisa gostar muito. Precisa ceder muito. Precisa amadurecer muito. Precisa confiar muito, e não são raras as vezes em que "qualquer brisa" acaba abalando as estruturas do relacionamento. Mas não me arrependo de ter confiado e ido à luta para "provar" que poderia (e pode dar certo), para mim e para meu parceiro. Antes de viver essa experiência, achava que encontrar um parceiro na net e namoro a distância eram absolutamente impossíveis. E agora, vejam só...

Sim

Claro que sim. Mas desde que não se coloque a tal da "fidelidade" no meio da história!

Sim

Para que o amor resista, eles não podem se separar espiritualmente. Tem que estar sempre telefonando ou mandando e-mails um para o outro. Pensar no parceiro ou agir como se ele estivesse presente também é uma boa. Se não houver o esquecimento, não haverá a distância

Não

Eu passei por uma situação como essa e por isso posso afirmar que não resiste a distância.

Sim

Namorei três anos longe dele, só nos víamos nos finais de semana. Hoje estamos casados e a distância permitiu que pensássemos muito mais antes de ficarmos juntos.

Sim

Claro que sim, namoro uma garota de Belo Horizonte há mais de dois anos. Somos duas mulheres equilibradas e conseguimos não deixar a expectativa tomar conta de nós duas, ou seja, quando dá para nos vermos fazemos o possível. Quando não dá, nos contentamos com palavras de amor trocadas ao telefone. Nossa relação também é baseada em confiança mútua, por isso estamos há dois anos juntas.

Não

Namorei a distância por quase dois anos. Eu estava apaixonadíssima, mas ele nem tanto. Logo que outra apareceu, o encanto acabou...

Sim

Pode. Se eles se amam vão esperar o tempo que for preciso para ficarem juntos, pois por amor tudo vale a pena. É tão difícil encontrar um amor e ser correspondida que, quando encontramos, devemos agradecer a Deus e dar muito valor a esse amor, pois poderá ser a sua única chance de ser feliz. Amor, um sentimento que pode trazer dor e felicidade. É um sentimento muito complicado.

Não

O problema de um namoro a distância é a insegurança, se houver muita confiança pode até dar certo.

Sim

Depois que inventaram o interurbano, o ICQ, a voz sobre IP, e outras coisas, namoro a distância passou a ser possível. Eu que o diga!

Sim

Claro, baseado na confiança, e no que um sente pelo outro, a distância se transforma em algo insignificante. O contato constante pelo telefone ou por e-mail, ou até cartas, torna tudo mais fácil. E o casal deve se ver pelo menos uma vez por mês.

Sim

Se existir realmente sentimento, sim. Pois a distância pode causar saudade, mas nunca o esquecimento.

Sim

Meu namorado é da Marinha, já passou seis meses fora e eu esperei, agora vou esperar mais seis meses... É questão de se acostumar (a sofrer).

Não

Acho que a distância une pela saudade, mas separa pela insegurança e desconfiança, vêm dúvidas e bate a solidão, mesmo estando com alguém.

Não

Não existe amor sem sexo.

Não

Estando perto já está difícil, o que dirá longe. Ainda mais com a falta de homens e a oferta desesperada das mulheres.

Sim

É totalmente relativo; depende da idade, do tempo disponível, até de dinheiro, mas principalmente da satisfação e do prazer. Quando a gente quer, a gente sempre se despenca pro fim do mundo, falta, desmarca compromissos, e vai se encontrar com quem se ama.

Não

É porque aos poucos vai acabando a confiança de um no outro.

Sim

Há oito meses fui transferido, por uma companhia americana, de volta para o Brasil para desenvolver o mercado, e com isso deixando minha namorada de nove meses. Verdade que acabo de passar três semanas com ela, mas estamos agora chegando ao momento em que nosso namoro a distância será igual a quando eu estava nos Estados Unidos. Embora não tenha o contato físico, sem dúvida a parte mas difícil de se lidar, me sinto confiante em dizer que o nosso namoro até se desenvolveu muito com esta distância. De certa maneira estamos mais perto do que nunca, pois só temos uma forma de comunicação. (Não mencionarei o absurdo da conta de telefone.) Claro que isso não é a mesma coisa para todos. Certamente não para os mais jovens, acredito que jovem algum deva se comprometer assim — acho que tem que namorar e namorar muito. A única coisa que dificulta um namoro a distância é a fidelidade... e isso já se torna um problema pessoal.

Sim

Acredito que se houver um sentimento muito forte unindo duas pessoas, nada pode atrapalhar, muito menos a distância, ainda mais nos tempos atuais em que se pode contar com tantos recursos, sendo um deles a internet.

Não

O namoro é uma forma de as pessoas se conhecerem e de trocar experiências. Para isso deve haver uma proximidade permanente até que saibam se é essa pessoa que realmente lhe completa. Quando isso não ocorre, a tendência é a atração acabar.

Não

A distância normalmente só atrapalha um relacionamento.

Não

Acho extremamente complicado. Hoje em dia o amor se baseia no sexo, na carne e isso aproxima as pessoas. Distante, isso tudo deixa de existir...

Sim

Lógico que depende do grau do amor .

Não

A presença física é inerente ao relacionamento. Ainda que se mantenha a comunicação através de cartas, e-mails, telefone ou seja lá o que, não vai resistir por muito tempo... Não tem jeito mesmo: "Longe dos olhos, longe do coração"

Sim

Claro que sim... é só saber ponderar sobre tudo, inclusive ansiedades sexuais, e manter-se correto com a pessoa que se ama. Lógico que tudo isso dentro de um certo limite de tempo...

Sim

Não acho impossível, porém difícil. Depende do tempo e do relacionamento.

Sim

Pode resistir a distância e muito mais, se o amor for verdadeiro e companheiro...

Sim

Sim, mas se precisa de muita confiança e flexibilidade e, por fim, amor.

Sobre esta questão

Embora a maioria tenha respondido que um amor pode resistir à distância, muitos acham isso impossível. Mas isso depende da visão e da expectativa que se tem de uma relação amorosa. Se namorar significa ter a outra pessoa sempre ao lado, só sair com ela, saber a qualquer momento o que ela está fazendo, enfim, ter um controle total da sua vida, é pouco provável que resista mesmo. As frustrações serão muitas e na maior parte das vezes impossíveis de suportar.

A questão é que um namoro a distância não é compatível com os ideais do amor romântico, que todos aprendem a desejar. Esse tipo de amor prega, entre outras coisas, que a pessoa amada é a única fonte de interesse e que nada na vida tem graça se ela não estiver presente. Além disso, surge grande insegurança. Ser trocado por quem estiver por perto é uma ameaça constante. Depois de passar pela infância e adolescência, supõe-se que se atinge a idade adulta com um grau de independência elevado. É comum as pessoas imaginarem que estão superadas todas as dependências que tinham da mãe, quando crianças. Entretanto, não é isso o que ocorre.

Ao entrar em uma relação amorosa, a dependência infantil reaparece com bastante força. No par amoroso é depositada a certeza de ser cuidado e de não ficar só. A distância faz sentir o desamparo, da mesma forma que se sentia quando a mãe se ausentava. Muitos acreditam até que o parceiro deve estar sempre pronto para suprir todas as necessidades do outro, adivinhando pensamentos e desejos.

Um namoro a distância pode ser ótimo se as pessoas envolvidas tiverem expectativas bem diferentes. Em primeiro lugar, não pode haver controle, ciúme, possessividade, ou dependência de qualquer tipo. Os dois só mantêm a relação porque se amam e sentem muito prazer quando estão juntos. O que se privilegia é o momento do encontro, que pode ser intenso e profundo.

Existe algum benefício em ter uma relação extraconjugal? Qual?

Placar

Comentários

Sim
A de dar uma nova dimensão ao relacionamento, saindo da mesmice e, ao mesmo tempo, valorizar sua relação.

Não
Na minha opinião, se você está com uma pessoa, e se existe algum sentimento, deve haver respeito, principalmente em um casamento. Não acho justo você fazer o seu possível para tentar melhorar o relacionamento, e o outro achar mais simples sair com outra pessoa.

Não
Nenhuma, pois, a partir daí, o amor acaba. Tudo se torna físico.

Não
Na minha opinião de divorciado, já tendo passado por outros relacionamentos, no fundo não se agrega ganho algum. Apenas tesão concretizado; torna-se a banalização do sentimento.

Não
Já tive relações extraconjugais que só me trouxeram problemas.

Sim

Descobrir algo gostoso que você não conhece ou nunca fez com sua companheira.

Sim

Creio muito que sim. Apesar de não ser casada, mas divorciada, mantenho um relacionamento com uma pessoa que é casada há muitos anos. Claro que há limitações que impedem que estejamos livres a qualquer hora para nos amarmos. Contudo, é uma experiência gratificante, pois não se tem cobranças nem expectativas de uma vida a dois. Há uma entrega total.

Sim

Acho que algumas pessoas não conseguem ficar atreladas às regras de monogamia impostas pelo casamento. Acho também que a relação extraconjugal traz benefícios biológicos que o casamento já não traz mais.

Sim

Renova a relação, é como se colocássemos um tempero novo no feijão com arroz. Ajuda a valorizar mais sua relação sexual com o parceiro e até mesmo a afetiva. Claro que só é válido quando a relação extraconjugal acontecer sem culpas e ressentimentos; se acontecer de uma forma que te dê prazer, só tem a acrescentar.

Sim

Um relacionamento sem compromissos, eterno namoro.

Sim

Acho que sim, uma relação a dois durante muito tempo torna-se entediante e faz com que o casal se frustre. Ter uma relação fora do casamento, sem compromisso, faz com que as pessoas valorizem mais o casamento com o seu parceiro. Como dizia Raul Seixas: 'É bem melhor sonhar do que conseguir/ Ficar em vez de partir/ Melhor uma esposa ao invés de uma amante." Acho que o fato de nos relacionarmos com alguém fora do casamento não vai diminuir o amor que temos pela mulher.

Sim

Acredito que tanto o homem como a mulher devem ter aventuras extraconjugais para tirar o casamento da rotina e passar a ter no seu cônjuge um novo amante.

Sim

A rotina do dia a dia acaba sendo superada. Pois toda mulher/homem sabe quando seu companheiro tem um relacionamento extra. Por não ter certeza, procuram agradar de uma forma mais atraente para não perder seu companheiro.

Sim

Fim da monotonia!

Sim

Com quase 60 anos, com um casamento estável, me dei o direito de viver plenamente, o que melhorou minha autoestima e convivência com as demais pessoas. Sou a favor, desde que seja com respeito, não um amor ou uma relação vulgarizada.

Sim

Se a outra pessoa está passando por problemas conjugais, acabamos ajudando, não o relacionamento, mas a mesma, com carinho e atenção, por que não dizer amenizando a dor, fortalecendo-a para se decidir, caso seja necessário buscar a felicidade. Caso não esteja sofrendo, todos merecemos nos desgarrar dessa fórmula casamento eternamente feliz!

Sim

Acho que uma boa relação sexual, sem envolvimento, pode aliviar as pressões de um casamento com toda sua carga de obrigações que levam à falta daquele sexo que era tão gostoso no passado.

Sim

Sair de uma certa rotina, que se instala por mais que o casal tente fugir dela, pode fazer com que o relacionamento se renove. Além disso, se aprende muito com cada nova experiência, e o que se aprende pode ser usado em benefício do próprio casal.

Sim

Às vezes se consegue prolongar o casamento e até torná-lo mais feliz. Quem é casado sabe como é difícil o relacionamento, mesmo gostando, torna-se monótono.

Não

É uma coisa momentânea, depende da situação da pessoa, dos fatos e de uma série de circunstâncias. Não é só olhar e falar: "vale a pena". Pode não valer a pena. Tudo é uma questão de critério e momento.

Não

O casal deve se completar, um deve encontrar o que procura no parceiro. Se for necessário buscar seu complemento num terceiro, é sinal que a união (amor) já acabou, então não há mais por que ficarem juntos.

Sim

MENTIRA, MENTIRA, MENTIRA, MENTIRA, MIL VEZES MENTIRA! É o que posso tirar de depoimentos de pelo menos um terço dos depoentes desse fórum, um monte de gente falando mentiras e asneiras e dizendo que se você tem um grande amor não vai necessitar de relacionamentos extraconjugais, isso tomado no sentido físico, sexual para ser mais explícito. Tenho pra mim que a melhor maneira de você acabar com um tesão é colocar as pessoas pra conviverem juntas durante muito tempo. É isso que tenho notado ao longo de muitos anos de observação. Por que as pessoas insistem em viver uma ilusão? Utilizam valores questionáveis e impraticáveis, em que há uma grande carga de frustrações. Me digam qual ser humano não gosta de novidades? Qual casal não passa por dificuldades no que tange aos seus desejos sexuais? Relacionar sexualidade e amor é a grande hipocrisia dos nossos tempos. Comentando a resposta, diria que se o casal for constituído de pessoas com um mínimo de inteligência, certamente haverá algum benefício em relações extraconjugais baseadas no exercício da sexualidade e, talvez, a mais importante delas seja a manutenção da individualidade, fundamental para o próprio exercício da liberdade e cidadania.

Sim

Me sinto mais valorizada, e até mesmo mais bem-amada pelo namorado. Em casa as coisas se tornam melhores. Até uma transa mal dada fica boa quando se tem um namorado fora do lar.

Sim

Quando seu parceiro não está lhe proporcionando o prazer que você procura, com isso você fica meio para baixo, sem estímulo. Um amante faz muito bem para um relacionamento, pois ele será gentil, amável... com isso ficamos com o ego lá em cima, e o marido, com certeza, ficará muito feliz em ver sua esposa com um bom astral, feliz... e consequentemente acabará lhe proporcionando muito mais prazer.

Não

É inútil. Contraditório. Covarde. Só prova a estupidez do ser humano. Aliás, mais uma dentre tantas.

Não

Eu tenho certeza de que quem ama de verdade não precisa desse tipo de coisa. Sou casada há 15 anos, eu e meu esposo vivemos bem, agora quem diz que para o casamento esquentar precisa dar uma escapadinha é pura lorota. É porque é safado ou safada mesmo.

Sim

Deixa a mulher sentindo-se mais atraente, dá também um ar picante ao casamento.

Sim

Conhecer caminhos e opções diferentes, se deparar com o novo, viver o que difere, buscar novas sensações é sair do "morno"; é se sentir capaz de atrair diferentes tipos de pessoas, diferentes tipos de pensamentos, de vida. Há, sim, um problema: isso de traição não pode se tornar rotina, pois senão torna-se fútil e superficial ao mesmo tempo. Tem que ser realizado em cima de determinadas expectativas, que não devem nunca cair no comum.

Sim

Apesar dos aspectos negativos, uma relação extraconjugal pode trazer um outro ponto de vista sobre o casamento e a fidelidade. Além disso, por ser considerada como um sinal de crise no casamento. Ela pode apontar o que está errado para que se possa corrigir, ou simplesmente terminar o matrimônio.

Sim

São de fundamental importância as relações extraconjugais, tanto para o homem quanto para a mulher, pois você acaba conhecendo melhor o seu próprio corpo e tem mais disposição para transar com seu parceiro fixo. Realmente não tem coisa pior do que só transar com uma única pessoa durante muito tempo, vai ficando monótono e frio. Eu tenho relações fora do meu namoro e não me importo se meu namorado também tenha, aliás, acho de fundamental importância que ele também tenha.

Sim

O benefício é transar muito mais.

Sim

Os homens são completamente diferentes. Sou casada há um ano, e me relaciono com um colega de empresa. Simplesmente ele completa meu casamento. Não consigo viver sem um relacionamento extraconjugal.

Não

Não há benefícios, apenas traumas. Tanto da parte que traiu quanto da que foi traída. A confiança fica muito abalada e fica praticamente insustentável a relação após uma traição.

Não

Somente satisfazer o próprio ego e explicitar que se é uma pessoa malresolvida.

Sim

Primeiramente, quebra-se a rotina. Depois deixa o casamento mais valioso, e amor fiel acredito apenas para aqueles que conseguem encontrar sua verdadeira alma gêmea, diferente em tudo das relações normais, em que o tédio toma conta, e os valores individuais somem... Os parceiros não se notam mais... aí vem a relação extra, que faz essa diferença, complementa o desequilíbrio conjugal, evitando muitas vezes separações trágicas...

Sim

Existe, e a partir do momento que se tem fantasias sexuais, que o seu parceiro ou a parceira não realiza, criando no relacionamento um descontentamento individual em que a pessoa se contrai no sexo, sabendo que o seu parceiro não a satisfará como ele quer. É claro que nesse relacionamento tem que haver amor, pois se não houver, no momento em que se tem um relacionamento extraconjugal fica muito claro o rompimento do relacionamento, optando pelo que lhe satisfaz completamente.

Não

A questão é boa. Aguardo pelo parecer de Regina. Pra mim, uma relação assim é pra quem não tem coragem de enfrentar a si e aos outros. É pura babaquice.

Sim

Se for para complementar algo que falta, eu considero um benefício inocente.

Sim

A relação extraconjugal, na minha opinião, sempre existiu, principalmente por parte dos homens, que não são tão resistentes às pulsões, liberam-se mais. Agora, a mulher possui muito mais o aspecto maternal, o que a faz resistir a impulsos e a desejos extraconjugais. Certamente a maioria das mulheres já sentiu desejo por outro homem que não o próprio marido, porém sublima e compensa de outra forma. Bem, se eu for me estender, creio que terei assunto para muito mais tempo, no entanto, creio que certamente seria um benefício se todos se liberassem de preconceitos.

Não

Se a relação vai bem, mesmo que a libido provoque desejo e fantasias, a traição geraria culpa, remorso, mágoa e muita tristeza, tanto pra quem trai e mais ainda pra quem foi traído.

Sim

Uma sensação de que sou livre, tenho livre arbítrio e escolho e faço, com responsabilidade, respeitando o outro em qualquer hipótese.

Não

Uma relação extraconjugal é algo danoso, vem só para destruir. A não ser que a relação, na qual essa traição se fez presente, já não passava de fachada ou estava insustentável. Mas se se quer viver feliz e se quer ter uma relação que vai durar para sempre, numa perfeita cumplicidade, não pode haver relação extraconjugal.

Sim

Já li, num artigo da revista *Superinteressante*, que homens que têm relações extraconjugais melhoram sua frequência sexual com as esposas. Isso, relacionado com casos que conheço de infidelidade conjugal, me dá essa impressão.

Sim

Conhecer uma parceira diferente pode lhe acrescentar alguma coisa, além de funcionar como estímulo e experiência para ser usada dentro da própria relação conjugal.

Sim

Em alguns casos, sim. Não há regras, mas, muitas vezes, a mulher pode renascer como pessoa quando inicia um "caso" extraconjugal... em contraponto com um casamento morno e chato.

Sim

A gente foge da rotina, conhece novidades que podem ser compartilhadas com a esposa, e aquele tesão do "proibido" torna a relação em casa muito mais apimentada por ter que dar conta em casa para que nada seja descoberto.

Sim

Satisfaz seu ego, melhora o relacionamento do casal, que já não tem aquele fogo, aquele amor, aquele tchan. A mulher, devido a tantos problemas em casa, acaba se estressando, e tendo um caso fica mais feliz, dá até para suportar a vida com mais vigor. Eu, por exemplo, não tenho um por não achar aquela pessoa pela qual eu tenha tesão ou com a qual me identifique.

Sim

Por melhor que seja o casamento, as pessoas sempre terão desejo por outra pessoa. A constante repressão desses desejos pode começar a causar um certo estresse e, assim, afetar a relação (ainda) estável. A relação extraconjugal funcionaria como uma válvula de escape. Agora, se o casamento não for essa satisfação toda (99% dos casos), a relação passa a ser uma necessidade que se impõe até mesmo para ajudar a manter o casamento. O que atrapalha nessa história é a imensa hipocrisia reinante nas relações, nas quais muita gente (bota muita nisso!) diz e finge estar satisfeita. De forma pragmática, uma vida fora do casamento seria uma espécie de compensação pela perda da liberdade e da autonomia. O resto é blá-blá-blá pseudomoralista.

Sim

Embora seja muito perigoso ter uma relação extraconjugal, é inegável que traz alguns benefícios. Porém há de se relevar o risco que ela proporciona e o perigo que a cerca.

Sim

Claro que existe, para ambos! Sempre achei que a relação extra era privativa do homem. Depois que eu e minha mulher adotamos uma relação aberta, após uma ocorrência com um casal amigo, a vida sexual ficou bem mais ativa e sincera. Amor não significa exclusividade sexual, mas afinidade de conceitos! Absurdo é alimentar fantasias, como aquele tipo de homem que deseja ver a mulher fazendo sexo com outro, mas que discursa o contrário. Quando vejo um tipo de discurso desse tipo, me sinto autorizado a agir em relação à mulher dele!

Não

Por mais que seja interessante a nova parceira, depois de passar o momento de encanto você vai descobrir que é aquela com que você está acostumado a fazer sexo todos os dias, que lhe conhece melhor, sabe os seus anseios e desejos. Participa do sexo com a maestria dos anos de prática. Como sempre se diz: a prática melhora a performance. As doidivanas que me desculpem, sou muito mais a minha gata de todos os dias. Tem sabor de quero mais.

Sim

Não enjoar do parceiro atual. É sempre bom ter algo diferente de vez em quando.

Sim

Desculpem, mas é inevitável falar que com esses conceitos idiotas de traição e fidelidade chegamos, quando muito, a uma infelicidade generalizada, o que é comprovado no dia a dia das pessoas. Ter relações extraconjugais esporádicas ajuda a quebrar a rotina que invariavelmente acontece em relacionamentos longos e não representa traição, que é um conceito da mente, e não do corpo.

Sim

A relação extraconjugal auxilia na criação do fiel da balança, pois passamos a ter um referencial e, consequentemente, saber se a relação conjugal está ou não deixando a desejar.

Sim

O relacionamento extraconjugal serve para aliviar. A pessoa fica com sentimento de culpa, por isso procura compensar, tratando o outro ainda melhor. Mas principalmente consegue satisfazer seus desejos reprimidos.

Sim

Traz bons sentimentos, que já não ocorrem com muita frequência numa relação mais antiga. Mas também tem seus aspectos ruins, já que gera uma certa insegurança.

Não

Acredito que não haja benefícios, pois as pessoas acabam se machucando. A pessoa que trai, porque não pode se entregar inteiramente ao seu amante, e a pessoa traída, pela terrível decepção.

Sim

Mais alegria em viver. É como chover na horta.

Sim

Desde que seja de comum acordo, em todas as relações a liberdade é o que importa.

Sim

Aprende-se mais. A mulher fica mais madura. O sexo torna-se algo intenso. Com o marido, faz com que haja um equilíbrio. As "brigas", digamos assim, melhoram um pouco. A mulher começa a levar as coisas mais na flauta. Isso varia em função do momento difícil em que um casamento em crise se encontra. Escuto muitos falarem que adoça a vida. Que até melhora o relacionamento em casa. A pessoa fica mais doce.

Sim

O ser humano inteligente e saudável vive sua sexualidade com mais de um(a) parceiro(a), mesmo no casamento. Isso, é claro, se sentir necessidade.

Sim

Em busca da curiosidade e do prazer, o homem pode entender melhor a sua companheira (esposa) na busca das realizações afetivas, sexuais, na química entre os corpos, além de conhecer muito mais a alma feminina e seus desejos.

Não

Tive várias experiências extraconjugais; elas nada me deram além do que eu já tinha, só me trouxeram muita dor de cabeça. Não vale a pena, não!

Sim

A relação extraconjugal, se feita com o conhecimento do marido ou da esposa, além de não ser traição, é benéfico, porque apimenta a relação. Tenho insistido com a minha esposa para praticarmos swing e sexo a três.

Sim

Vamos parar com essa hipocrisia! Quem é que não gosta de variar? Por melhor que a relação seja, variar de parceiro ou parceira só acrescenta ao casal.

Sim

No relacionamento extraconjugal, conseguimos momentos de relaxamento, até felicidade momentânea, que não encontramos em casa devido a problemas já bastante discutidos. Além do quê, quando o relacionamento acontece com pessoas com os mesmos interesses, chega a ser excitante e gratificante.

Sim

É arriscado, mas pode-se chegar à conclusão de que não existe pessoa melhor do que o seu parceiro. Pela intimidade, pelo carinho, pelo jeito em si da pessoa. Já aconteceu comigo: depois que saí com outro, me apaixonei mais pelo meu marido. Agora tenho certeza de que é ele que eu (sempre) quero, que é ele que realmente me satisfaz por inteiro — corpo e mente —, e que ninguém poderá substituí-lo.

Sim

Sai um pouco da rotina. Isso não quer dizer que a pessoa deixou de amar o seu marido, pois amo o meu cada dia mais.

Sobre esta questão

A maioria acredita no benefício das relações extraconjugais. Na verdade, em um casamento, o companheirismo, a solidariedade e o carinho vão aumentando na mesma medida em que o desejo sexual vai diminuindo. A explicação mais ouvida para isso é que a rotina do dia a dia transforma o sexo num hábito, e como tudo o que é habitual vai perdendo a sensação de prazer, ele vai sendo feito automaticamente.

Há quem diga também, de forma conformada, que a emoção no sexo só existe mesmo no início de uma relação, e o que resta, depois de algum tempo de vida em comum, é uma grande amizade. A única coisa que não entendo, então, é por que temos que dar satisfação, ter compromisso de horário, dormir na mesma cama todas as noites, com uma pessoa amiga. Não seria muito melhor sermos livres e encontrarmos os amigos apenas quando sentíssemos vontade? Quem sabe, assim, a emoção do sexo poderia ressurgir, e a vida, sem tantas obrigações desnecessárias, seria bem mais interessante.

Na realidade, existe uma razão ainda maior para que no casamento o sexo se transforme em algo monótono e sem graça. É a ideologia da monogamia, que sempre foi adotada para a mulher e que de 40 anos para cá passou a atingir também os homens. Atualmente, homens e mulheres cobram fidelidade sexual de seus parceiros. Sem dúvida, essa obrigação de um só poder se relacionar com o outro mina progressivamente a relação. Por um lado as pessoas se sentem apaziguadas e seguras, acreditando que o parceiro nunca terá olhos para ninguém. Por outro, a mesma certeza de posse e de exclusividade que faz as pessoas se sentirem garantidas no casamento leva à acomodação, inibindo o desenvolvimento de uma vida sexual criativa com o parceiro. Não existindo mais o estímulo da sedução e da conquista, o sexo vai se deteriorando.

É curioso assistir à cobrança de fidelidade feita nas relações estáveis, porque na verdade todos sabem que ela não existe. Temos notícia o tempo todo de relações extraconjugais de gente que nos cerca ou mesmo de pessoas famosas, como os membros da família real inglesa ou o ex-presidente do Estados Unidos. Mas, inexplicavelmente, muita gente continua defendendo a fidelidade como se fosse fácil e natural do amor, e a estabelecendo como condição para o casamento.

O número de homens e mulheres casados que têm relações extraconjugais ocasionais é enorme, e hoje o percentual de mulheres praticamente se nivela ao dos homens. A diferença é que o homem divulga para se afirmar como macho, e a mulher tende a guardar segredo, com medo de ser considerada galinha.

Uma relação extraconjugal pode ser apenas acidental e não rivalizar com a relação estável. Nesse caso, não afeta a pessoa nem o casamento, que em alguns casos sai até reforçado. Desconfiar que o outro esteja também tendo um romance com alguém abala a certeza de posse e estimula a conquista, o que pode provocar o reaparecimento do desejo sexual. É claro que, às vezes, a relação extraconjugal se torna mais intensa do que a do casamento, proporcionando mais emoção e prazer para as pessoas. Nesse caso, ou se aceita que faz parte da vida amar duas pessoas ao mesmo tempo, ou se separa.

Seja qual for a escolha, uma relação extraconjugal é sempre melhor do que o casamento sem graça de duas pessoas que desistem do sexo e ficam presas uma à outra por dependência e medo da vida.

37 É possível alguém se separar sem sofrer? Por que dói tanto o fim de uma relação?

Placar

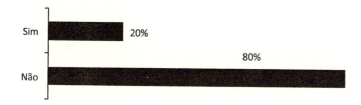

Sim 20%
Não 80%

Comentários

Não

A dor está relacionada com a tristeza; dependendo do valor dessa perda, haverá sofrimento intenso e tristeza prolongada. Faz parte do ser humano...

Sim

Quando me separei do primeiro marido, senti um profundo alívio. Queria conhecer pessoas, aproveitar a vida, fazer muito sexo. O tesão por ele já tinha acabado totalmente.

Não

Porque por mais que já não exista amor no seio dos parceiros, acredito que algo fica na memória, e a sua recordação traz sempre alguma angústia nos corações.

Não

Por conta dos sentimentos de perda e de incompetência diante de uma relação a dois.

Não

O começo de uma relação vem com inúmeros planos e sonhos de vida feliz junto com aquela pessoa. O final da relação vem com a frustração de não ter conseguido realizar seus objetivos. É uma sensação de derrota, perda, a pessoa que dormia na sua cama torna-se um estranho, sobra só um vazio...

Não

Talvez porque depositamos nossas expectativas em uma relação, ou melhor, no outro. Acho que esquecemos de nós mesmos e passamos a viver em função do outro. É uma pena que isto aconteça! Agimos às vezes inconscientemente, e até mesmo conscientemente. É preciso rever nosso amor próprio!

Sim

Nem sempre dói tanto o fim de uma relação. Isso depende muito do grau de equilíbrio emocional e dos motivos que movem a separação do casal.

Sim

Há alguns casais que sofrem, sim!!!! Mas também há alguns que se separam porque acabou o amor, o respeito, e quando isso acaba, é o fim.

Não

Porque sempre é duro dizer adeus a uma pessoa que amamos muito. Imagine você, conviver com uma pessoa durante 20 anos e, de repente, essa pessoa vai embora. É muita dor.

Não

Porque simplesmente é insuportável se separar assim do nada, sem doer. Fomos muito cúmplices.

Não

Pelo envolvimento que tivemos com a outra pessoa...

Não

Duas pessoas unidas pelo amor são como duas folhas de papel coladas uma à outra. Quando tentamos descolar uma delas, as duas terminam rasgadas.

Não

Porque mesmo que não haja mais amor, tesão ou amizade entre o casal, tudo isso um dia houve, fica na saudade, na lembrança, no passados deles.

Sim

Porque rompemos não só uma relação, mas também temos que encarar a inadequação de um processo de expectativas, isto é, maneiras de ver o companheiro e o estilo da relação que não mais são adequados.

Não

Porque querendo ou não, o tempo que se esteve junto, sonhos e projetos de vida foram se moldando, mesmo que inconscientemente; quando acaba a relação, esses sonhos e projetos perdem seu sentido, acredito que em grande parte a dor venha daí.

Não

Parece que falta um pedaço da gente.

Não

Por causa dos hábitos e vínculos criados em cada encontro, comemorações e principalmente por causa da seletividade de lembranças que carregamos.

Não

Porque continuo amando e sendo "evitado" pela minha mulher e também pelos filhos pequenos que temos.

Não

Porque mesmo sabendo que nada é para sempre, quando começamos um relacionamento espera-se que dê certo. E quando não acontece, independentemente do motivo, é frustrante

Sobre esta questão

É possível, mas raro. A maioria das pessoas só se sente valorizada, especial, com certeza de possuir qualidades, se tiver um parceiro amoroso. Se este, por qualquer razão, não desejar mais continuar a relação, o outro se sente vazio, com a sensação de que lhe arrancaram um pedaço. E o pior é que ela só vai deixar de existir quando alguém voltar a dizer que o ama. Nem sempre o parceiro satisfaz ou preenche as necessidades afetivas e sexuais do outro, mas isso não é levado em conta. A separação é dolorosa porque impõe o rompimento com a fantasia do par amoroso idealizado, além de abalar a autoestima e exacerbar as inseguranças pessoais.

Alguns se desesperam durante e após a separação. Podem apresentar um quadro de profunda depressão, e em casos extremos até tentar suicídio. Mas, ao contrário do que possa parecer, isso não significa necessariamente que havia um grande amor. É comum, nesses casos, o outro nem significar tanto, mas sua falta ser sentida de forma dramática por reeditar vivências de perdas anteriores. Não se chora somente a separação daquele momento, mas também todas as situações de desamparo vividas algum dia e que ficaram inconscientes.

Contudo, há quem sinta alívio na separação, que pode ser maior ou menor, dependendo da relação que havia entre o casal. Quando um dos parceiros comunica ao outro que quer se separar, aquele que de alguma forma não deseja isso pode sofrer num primeiro momento, mas depois de algum tempo concluir que foi a melhor coisa que lhe poderia ter acontecido. Isso é frequente. A aquisição de uma nova identidade, totalmente desvinculada da do ex parceiro, abre possibilidades de descobertas de si próprio e do mundo. A oportunidade de crescimento e desenvolvimento pessoal gera um entusiasmo pela vida há muito tempo esquecido.

Existem pessoas que sabem fazer sexo melhor que outras? O que é ser bom de cama?

Placar

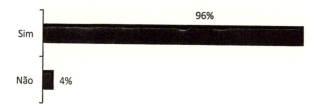

Comentários

Sim

Ser bom de cama é saber intuir os ritmos da parceira, saber onde ela quer ser tocada, adivinhar os sinais que o corpo está dizendo. Amar sem pressa, saboreando cada beijo e cada movimento. Não ter a opressão da ansiedade pelo orgasmo. É saber tocar, lamber, apreciar os sabores e os cheiros. É cuidar do corpo, estar limpo, cheiroso. Saber vestir (e despir) bem. É não se desligar depois do orgasmo. Saber fazer silêncio quando é preciso, saber falar quando necessário, é respeitar o outro na sua integridade.

Sim

É buscar, não de maneira automática, o seu prazer e o do seu companheiro. É a sintonia desses prazeres — sem que com isso devamos ser iguais — independentemente de rótulos ou pré-conceitos.

Sim

Já tive muitos namorados, uns bons de cama, outros nem tanto. Já transei com caras que não sabiam nem movimentar o próprio pau, quanto mais tocar nos "botões certos" da parceira... Para mim, o importante é saber entrar no meu clima, é fantasiar, é perceber qual é o jogo de hoje. O cara bom de cama é aquele que ontem transou comigo como se fôssemos virgens, nos descobrindo, anteontem fez um puta sexo oral e hoje dá uma de "sadomasô light", é alguém sem medo de ousar.

Sim

Alguém para ser bom de cama, tem que ser, primeiro, uma pessoa segura. Bom de cama é aquela pessoa que entre quatro paredes compartilha e satisfaz, realmente, seus desejos eróticos. Onde entra a segurança pessoal? Conversar com alguém sobre fantasias é comprometedor e nem sempre bem aceito por uma das partes. A sintonia, para entender que sexo não é depravação, sempre comandará uma relação.

Não

Não existe uma pessoa boa de cama, o que existe são duas pessoas que são boas na cama. Eu já tive momentos de sexo glorioso com alguns homens e fui um tremendo fracasso com tantos outros. O que funciona numa relação pode não funcionar em outra. O bom sexo depende fundamentalmente do momento em que ele acontece, da disposição física e afetiva de ambos os parceiros, das anatomias se encaixarem, enfim, de um sem-número de questões, muitas até não verbalizáveis. Ser bom de cama é estar no momento certo, com o parceiro certo na cama.

Sim

Tem homens que beijam deliciosamente, e quando não colocam as tais expectativas em cima da gente, tudo pode rolar. Nada pior que esperar que essa/aquela mulher te leve aos céus. O problema é que as pessoas vão pra cama com muita repressão, confundem tudo. Depende muito de cada momento, da paquera em si, do desejo de um pelo outro, do olhar, da ternura... Agora, sexo por sexo não faz muito a minha cabeça. Sempre fui pra cama com tesão, até experimentei ir sem, mas foi um desastre total. Não tive boas lembranças depois. E isso não dá para uma segunda vez. Ser bom de cama é ficar depois juntinho/peladinha. Conversar muito com o seu parceiro, continuar trocando carícias.

Sim

Com toda a modéstia, me considero uma pessoa boa de cama. Não pelo que acho, mas também pelo que as minhas ex-namoradas comentam. Não sei bem como e quais são essas características que identificam esse conceito, mas vou tentar colocar vários pontos que somados devem responder essa questão. O contato corporal deve ser intenso e em todas as partes, até nas partes menos exploradas. Sempre tento ser uma pessoa desprovida de vergonha e sem bloqueios deixando a parceira bem à vontade para poder liberar as suas fantasias. Valorizo os seus desejos sem me preocupar só com o meu prazer. Mostro que sinto prazer durante a penetração enfatizando o instinto animal masculino. Não é o lado agressivo da masculinidade, mas, sim, da virilidade animal masculina que a fêmea gosta de sentir, relativo aos períodos pregressos de nossa evolução arraigados até hoje em nossas mentes. Será um argumento machista? Várias outras questões devem ser abordadas, pois essa necessidade pode estar escondendo outras que não se quer encarar.

Sim

Existem pessoas que sabem tocar de uma forma mais pura e prazerosa, coisa rara de se encontrar, principalmente entre os homens, que não têm muita sensibilidade. Ser bom de cama é saber dar e receber prazer, sem pressa, sem neuras, preocupar-se se a pessoa ao seu lado está realizada e não apenas você. É saber dividir o prazer.

Sim

Ser bom ou boa de cama é, em primeiro lugar, ser generoso, preocupar-se em descobrir, sentir o outro, dar-lhe prazer, desvendar o que gosta, como gosta, achar o ritmo certo, atender às suas vontades. A partir disso, descobre-se o próprio prazer, satisfaz-se o parceiro e a si próprio. Simples, não? Errado. Muitas pessoas ficam atentas ao seu próprio sexo, corpo, desejos. Aí nada acontece. Transa-se, penetra-se, goza-se, mas é um gozo menor, físico, não um orgasmo, em que corpo, alma e sentidos misturam-se.

Sim

Sem sombra de dúvida! Ser bom de cama é saber dar e sentir prazer, pois para o parceiro também faz diferença saber que é fonte de prazer. Pelo menos para as pessoas normais que possuam um pouco de sensibilidade...

Sim

No que diz respeito ao sexo, é aquela pessoa que entra na relação objetivando o prazer e a satisfação do outro sem jamais esquecer que a reciprocidade é fundamental. Assim o prazer flui normalmente.

Sim

Acredito que fazer sexo todo mundo faz igual, só que fazer amor, pouquíssimos sabem!!

Sim

Pode parecer meio simplista pensar assim, mas tudo vai depender da sintonia, e não acho que isso tenha muito a ver com intimidade, porque já consegui ir de cara pra cama com caras por puro tesão e ter sido ótimo. É claro que a intimidade é uma delícia. É você transar e ter aquela sensação de segurança, de bem-estar. Isso acaba sendo pelo menos 50%. Ser bom de cama é se permitir, se deixar viajar no momento, se concentrar na troca de prazeres, sem se preocupar com o que o outro vai achar de sua performance. É se deixar experimentar.

Sim

É satisfazer os desejos do parceiro e mostrar satisfação com o que faz.

Sim

Bom de cama é aquele(a) que consegue obter o máximo de retorno prazeroso do parceiro e o seu próprio (uma das mãos lava a outra e as duas lavam o rosto).

Sim

Acho que não existe a pessoa boa de cama, mas, sim, pessoas que se identificam, que possuem uma química e toque de pele que completam e tornam o amor mais prazeroso. O cheiro, o toque e o aconchego são coisas que não se aprendem, já nascem com a gente. Isso sem mencionar as pessoas que são bloqueadas, devido à criação que tiveram, à forma como cresceram vendo o relacionamento dos pais. Acredito que a performance na cama pode melhorar um pouco se os parceiros se abrirem, mas nada melhor do que fazer amor com aquela pessoa que combina, que exala um cheiro que tem tudo a ver com o nosso. Jamais esquecerei um namorado que me fez atingir o orgasmo com um beijo na boca. Nós éramos bons de cama!

Sim

Ser bom de cama é se entregar e "enxergar" o que a parceira está querendo de você. Descobrir o que lhe dá prazer, fazer tudo para sua parceira estremecer de prazer. Eu, particularmente, me entrego totalmente. E fico mais excitado ainda quando percebo que ela está nas nuvens por minha causa, é o máximo. Nessa hora, esqueço do mundo lá fora e só penso em nós dois. Fico superexcitado também se a mulher tomar a iniciativa de fazer algo que ela sabe que gosto, fico louco com uma mulher assim.

Sim

Eu sou bom na cama se estou em perfeita sintonia com minha parceira. Quando sinto alguma coisa a mais por ela, além de tesão. Quando isso acontece, eu sou capaz das mais doidas experiências para que ela sinta prazer. Faltando a afinidade... acho que não sou lá essas coisas. Por que me preocupar se ela não me diz muito?

Sim

Pra mim, e acho que pra todas as mulheres, é não pensar somente no prazer próprio, não ser egoísta, deve-se pensar na satisfação da(o) parceira(o). Deve-se tratar com carinho, prestar atenção em cada gesto, isso sim, é ser bom de cama. Não simplesmente pelo fato de um homem ou uma mulher terem tido vários parceiros que pode se dizer que são bons de cama, não é verdade?

Sim

Bom de cama é o parceiro/parceira que dá prazer, sabe procurar os cantinhos mais recônditos, faz o que a mulher gosta, sem ser sempre repetitivo. Pergunta, ouve, sugere e não tem muitos grilos para tentar coisas novas.

Sim

Ser bom na cama,/ É ser bom na vida/ Deixar-se perder por um tempo/ pequeno e proporcional/ Não convencer a ninguém,/ Mas ser o que for para alguém/ Olhar com a boca/ e morder com o olhar/

e não mentir a si mesmo/ Em cada novo lugar/ Ter na mente/ o espaço exato/ Da exata medida a ser dada/ Saber ouvir, saber falar/ Saber receber, saber dar/ Mas também desconhecer/ E querer saber o porquê/ E não ter medo do diferente/ que existe em toda gente/ Porque todo dia é novo/ E o novo é que transforma a gente.../

Sim

É claro que algumas pessoas fazem sexo melhor do que outras, porque gostam do que estão fazendo. Bom de cama é estar a fim de alguém e transar com vontade. É isso!

Sim

É o cara que não tem pressa, dá um banho de gato na parceira, está tranquilo na hora agá. É retardar a ejaculação o máximo possível. Dica: nas primeiras transas, com uma nova parceira, o prazer é exclusivo para ela, o objetivo é deixá-la doidona.

Sim

É ser carinhoso, ardente, erótico, prazeroso. É proporcionar e sentir prazer. É sentir-se feliz na relação, e isso lhe fará ser bom de cama.

Sim

Preocupar-se com o prazer do parceiro. Se as partes envolvidas percebem esse pequeno detalhe, que consiste em 100% do bom sexo, eles serão bons de cama, creio eu.

Sim

Ser bom de cama é o ser humano que percebe o outro e respeita os desejos do outro. A questão passa pela interação do casal, em que a dimensão do prazer é feita de modo carinhoso e não como competição (atleta sexual) na atualidade. Quem não sabe partilhar o prazer, promover momentos de extremo carinho, cuidado, pode ser tachado de "ruim de cama".

Sim

Ser livre para se relacionar com o outro e estar aberto ao novo.

Sim

Algumas pessoas não sabem fazer sexo. Ser bom de cama é perceber o outro e viajar junto.

Sobre esta questão

Quase todos responderam que existem pessoas que fazem sexo melhor que outras. Geralmente, as que não concordam, afirmam que uma boa relação sexual depende exclusivamente do amor entre os parceiros. Como isso não é verdade, imagino ser mais uma tentativa conservadora de negar que sexo e amor são coisas totalmente distintas. Por mais que duas pessoas se amem, a relação sexual pode ser de baixa qualidade, com pouco prazer e nenhuma emoção. O sexo é o que temos de biológico mais ligado ao emocional, e muitos fatores influem no desempenho.

É grande a quantidade de homens que vão para o ato sexual ansiosos em cumprir uma missão: provar que são machos. A preocupação em não perder a ereção é tanta que fazem um sexo apressado, com o único objetivo de ejacular, e pronto. A mulher, com toda a educação repressora que teve, ainda se sente inibida em sugerir a forma que lhe dá mais prazer. Acaba se adaptando ao estilo imposto pelo homem, principalmente por temer desagradá-lo. Fazer sexo mal é isso: não se entregar às sensações e fazer tudo sempre igual, sem levar em conta o momento, a pessoa com quem se está e o que se sente.

As pessoas que gostam de verdade de sexo e o sabem fazer bem não têm preconceito nem vergonha, consideram o sexo natural, fazendo parte da vida. A busca do prazer é livre e não está condicionada a qualquer tipo de afirmação pessoal. Então, o sexo é desfrutado desde o primeiro contato, e se cria o tempo todo junto com o parceiro, até muito depois do orgasmo. O único objetivo é a descoberta de si e do outro, numa troca contínua de sensações, em que cada movimento é acompanhado de nova emoção. Sendo assim, o sexo deixa de ser a busca de um prazer individual para se tornar um poderoso meio de transformar as pessoas. E nem é necessário haver amor. O ponto de partida fundamental para uma relação sexual de qualidade é a atração sexual.

39 · A mulher se frustra quando o homem broxa? O que ela sente?

Placar

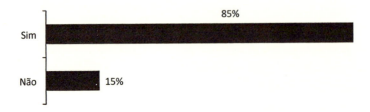

Comentários

Sim

Algumas sentem que ou o homem é incapacitado, elas são muita areia pro caminhãozinho deles (o que eu acho meio cruel), ou que elas não conseguem satisfazer os desejos deles. Mas não custa fazer algo de mais picante, algo diferente para reanimá-lo!

Sim

Acho que a mulher se frustra porque pensa que é com ela, ou seja, pensa: "será que eu sou uma droga, será que não estou dando prazer ao meu parceiro, será que ele não está gostando de estar comigo?" Mexe muito com a sua libido, com a sua autoestima, e com o medo de não ser tão fatal ou irresistível quanto ela pensa que pode ser. Claro que aí a mulher se coloca com toda culpa e nem pensa que o problema pode estar nele. E que às vezes nem é um problema em si: pode ser cansaço, estresse, falta de tesão naquele momento, ou outra razão pessoal dele que não seja aquela mulher em si. Mas é muito difícil na hora pensar que o outro é que está com dificuldades. Aliás, já aconteceu comigo, ou melhor, com um parceiro, e soube contornar o momento, e não era mesmo comigo, fiquei casada com essa pessoa durante sete anos e o caso aconteceu no início do nosso namoro.

Sim

Tenho 23 anos e passei por isso pela primeira vez semana passada. Ele era uma paquera, um amigo, e estávamos saindo há mais de um mês. Numa festa conversamos, e ele me disse que não queria nada sério, namoro nem pensar. Eu concordei, mas queria muito transar com ele. Ele também disse que queria. Começamos, estava indo tudo bem, mas... ele broxou! Foi a pior sensação da minha vida! O que eu fiz de errado? Por que ele não quis? Senti muita raiva e vontade de contar para os seus amigos. Eu queria saber por quê. Fiquei triste, frustrada, rejeitada e revoltada. O que eu fiz? Achei que ia me sentir melhor contando a ele o que eu estava sentindo, já que não estávamos mais juntos. Não deu outra! Falei, e gostei do que ouvi. A sensação de rejeição foi embora, me senti tranquila e percebi que broxar pode estar ligado a insegurança, ao respeito e a hora e lugar errados. Nem sempre é pessoal.

Sim

Ela sente que não foi suficientemente atraente para ele. Toda mulher fica lisonjeada em ser o objeto de interesse de seu companheiro. Saber que, mesmo quando ele tem milhões de compromissos e responsabilidades, sempre vai querer abrir um espaço na "agenda" para estar com ela, por isso, mesmo que o fato de ele broxar tenha explicações compreensíveis como o excesso de trabalho ou de preocupações, pressões como dívidas ou outras dificuldades, a mulher vai pensar que deveria ter feito alguma coisa a mais para chamar a atenção de seu companheiro e fazê-lo esquecer de seus problemas e responsabilidades e concentrar-se nela e no seu desejo sexual.

Sim

Na minha opinião, por mais que a mulher tente ser compreensiva num momento tão delicado, até pra não piorar uma situação que já é, por si só, constrangedora para ambos, penso que no íntimo ela se sente duplamente frustrada: primeiro pela não consumação do ato sexual (presumindo que ela também estivesse a fim), e segundo, porque ela se sente, em parte, "culpada" e começa a fazer abstrações do tipo: "isso aconteceu porque sou pouco (ou nada) atraente", "porque não tenho um corpo perfeito", "o que será que ele viu em mim que o espantou tanto??" ou "não sou sensual o bastante para que ele chegue até o fim" e por aí vai.

Sim

Sim, num primeiro momento, porque há uma expectativa... mas nada que não se possa recomeçar mais tarde. Acho que numa relação sexual, o homem se expõe muito mais, precisa da ereção, a mulher mesmo se não tiver desejo, dá pra "participar". Com meus dois últimos parceiros aconteceu na primeira vez. Procurei deixá-los à vontade e lembrar a ansiedade que envolve as relações no início, eu mesma também estava ansiosa e pouco à vontade. Sinceridade dá certo e aproxima... Agora, se acontece com frequência, acho que a mulher se frustra, sim.

Sim

Não sei ao certo, pois das vezes em que "broxei", isso aconteceu em um contexto maior, tornando-se quase irrelevante este "detalhe". De qualquer forma, em seguida a relação sempre teve continuidade satisfatória. Mas acredito que para a mulher a repetição possa causar um sentimento de rejeição.

Não

A cama sempre está circundada por diversos outros carinhos, carícias e prazeres que não somente a penetração. O que acontece é que em geral esse assunto não é tratado com a honestidade e a naturalidade com a qual pode ser visto e pensado, tanto pelo homem quanto pela mulher. A intimidade que se tem para se chegar a uma relação sexual, muitas vezes, não é prolongada para tratar isso como uma coisa normal. Se eu estivesse sempre bem, legal, a fim de transa, talvez eu pudesse me sentir constrangida, mal, ou até culpada, mas reconheço os dias em que não estou pra coisa. Nesses dias, se eu fosse um homem, provavelmente também broxaria... Tentando compreender a situação, assim fica muito fácil perceber que não existe culpa, nem minha, nem dele; mostrar a ele essa sensação, demonstrando o carinho e a atenção que me levaram até a cama, faz com que a cumplicidade cresça, e isso seja esquecido, às vezes, momentos depois...

Sim

Para começar, se decepciona por não alcançar o prazer esperado naquele momento. Além disso, a mulher vai pensar que teve uma parcela de culpa no desempenho fracassado do parceiro. Por mais segura que seja, a mulher vai pensar: será que se ele estivesse com a Maria Fernanda Cândido isso teria acontecido?

Sim

É um misto de culpa e indignação. "Por que comigo?" "O que será que fiz de errado? Será meu corpo? Será meu hálito?" É frustrante porque se espera sempre muito da relação sexual; espera-se a perfeição. E quando ela não vem, ficamos decepcionados, e é aí que as indagações começam. No meu caso, fiquei absolutamente assustada; não achava que fosse possível acontecer comigo (na minha cabeça, se acontecesse seria incapacidade minha — quanta bobagem!), e quando aconteceu, eu não sabia o que fazer; não sabia se falava alguma coisa, se virava pro lado. Esperava que ele fosse falar algo, mas também não falou. Ficamos os dois lá, calados, com medo, e fomos embora. Não falamos nada no caminho da minha casa. No outro dia pensei que ele fosse me ligar, mas não ligou. E nunca mais nos encontramos. Ele foi meu primeiro namorado (eu tinha 14 e ele, 17) e nessa época nada aconteceu entre nós. Anos mais tarde nos encontramos novamente; eu com 20, ele com 23. E foi aí que aconteceu, ou melhor, não aconteceu! Imagino que ele também tenha ficado péssimo, porque havia a expectativa de até que enfim rolar alguma coisa entre nós. Ele bebeu muito pra criar coragem (é muito tímido), e acho que foi isso que contribuiu para o acontecido.

Sim

Oi... sou homem, 38 anos, e nunca tinha broxado, fiquei casado quase dez anos, e nos separamos há três anos. Depois da separação, estou tendo alguns relacionamentos e tenho sentido que não tenho uma ereção completa, como sempre tive. E é lógico que isso frustra primeiro a mim, e sinto que frustra a parceira também, porque ela acha que não está me satisfazendo. Mas quero dizer que não tem nada a ver com a mulher, mas é algo que acontece, e de que nós não temos controle nenhum, simplesmente acontece.

Sim

Mas se for de vez em quando, tudo bem. Se acontece sempre, está claro que acabou o tesão.

Não

Só posso responder por mim, estou pouco me lixando se broxar comigo; nunca mais vai me ver. Se for um grande amor, aí pode ser que eu tente ajudá-lo.

Sim

Frustração mesmo. Quem parte para um relacionamento sexual espera sentir prazer, tem expectativas prazerosas e, se não acontece, é broxante mesmo. Quem diz que não se importa, coisa e tal, é porque nunca sentiu nada, nunca teve orgasmo. Essa história de que a mulher tem de ser compreensiva é muito antiga: é mais uma das "obrigações históricas" ensinadas. Portanto, acho que não tem nem o que discutir: a mulher sente frustração, raiva, culpa.

Sim

Dependendo do histórico da relação, posso pensar diversas coisas. Da última vez que ocorreu comigo, eu notei que era pura ansiedade da parte dele. Ele queria tanto que acabou não tendo nada!!! Interessante que foi só na primeira vez. Até hoje é tudo maravilhoso e nunca mais isso aconteceu.

Sim

Preocupada, pois sem querer pode ter cooperado para a broxada. Afinal, uma palavra mal dada pode ser a causa. Assim como um gesto, que embora feito com carinho pode ser desagradável para o parceiro. O pior de tudo é quando o homem não sabe encarar o fato com naturalidade. Talvez por medo de ser qualificado como temporariamente incapaz, se derrama em desculpas ou então joga a culpa na companheira. Na verdade, o bom é não dar importância ao fato. Momentos melhores virão. Afinal, o bom relacionamento não se resume apenas a sexo, mas também a companheirismo, compreensão, carinho, amor.

Sim

A mulher sente raiva! Afinal, a expectativa de prazer é grande. Se não acontece nada, foi uma perda de tempo e grande frustração.

Sim

A mulher sente-se desinteressante, pouco atraente, broxante, enfim! Nunca pensa que o problema pode não ser dela e a frustração, sem dúvida, é uma reação típica, imposta pela cultura patriarcal que ainda está enrustida mesmo nas mulheres liberadas. Quase tudo no aspecto sexual parece ainda carregar esse ranço da sociedade machista. Quando um homem broxa, instala-se um drama tanto para a mulher quanto para ele, que sente sua virilidade, sua condição de macho ameaçada. As coisas estão mudando, mas acho que ainda temos um longo caminho a seguir antes de alcançarmos o ponto ideal, que seria viver o sexo com naturalidade, igualdade, leveza.

Sim

Depende da expectativa da mulher e também como o homem se porta. Nas vezes em que isso aconteceu comigo, tentei não pensar no problema na hora e parti para outras coisas, como carícias e sexo oral. Algumas vezes deu certo, outras, não. Geralmente a mulher compreende uma ou outra broxada, vê isso com naturalidade, mas quando a situação se repete várias vezes, surge a frustração, sim. Começam a surgir aquelas dúvidas: "Será que sou eu?", "O que eu tenho de errado?". Nem sempre há a compreensão de que tudo pode ser ansiedade e passa-se para o plano pessoal.

Não

Se a mulher é segura, ela não se sente culpada. Frustrada, talvez. Porque ela vai ter que esperar mais um pouquinho. Provavelmente o homem estava cansado, ou com alguma preocupação. Eu acho que passa a ser um desafio e, na próxima vez, ela se esforça mais pra que os dois possam ter mais prazer.

Sim

Quando a coisa se repete é terrível. O homem fica inseguro, e a mulher, com cara de boba. Já tive que terminar um namoro, porque meu namorado broxou todas as cinco vezes que tentamos fazer sexo.

Não

Já broxei, nem por isso perdi o sono! A incapacidade erétil não pode ser passada como culpa às mulheres. Em se tratando de algo ocasional, pode até pintar uma decepção, mas daí à frustração existem léguas de distância.

Sim

Eu me senti a última das mulheres, pois não consegui dar prazer a ele. A minha frustração foi muito grande, pois apesar de já estarmos juntos há um ano, aquela era a minha primeira vez, e também foi nossa última noite, não consegui mais ir para a cama com ele, nem mesmo quando ele insistia, pois tinha medo de não ser suficiente de novo. Com o meu atual namorado perdi um pouco esse medo, mas às vezes esse fantasma ainda me assusta.

Sim

Sente-se culpada, em parte, pois ela não pensa na hora nos problemas pessoais do parceiro, pensa somente que ela foi incapaz de despertar desejo suficiente para o parceiro gozar.

Sim

Ela fica sem graça, sem reação. É uma situação difícil de se sair numa boa.

Sim

É bem chato estar em vias de transar e o cara broxar, fica aquele desejo frustrado. Se for logo na primeira vez acho que é pior, porque a fissura é maior. Se for uma broxada eventual, acho que tem espaço para um papo, e o motivo é quase sempre algum incômodo no relacionamento ou cansaço. Acho que num primeiro momento qualquer mulher fica frustrada por ver seu homem broxado, mas acho que isso pode abrir uma excelente possibilidade para uma conversa franca em relação às expectativas daquele relacionamento ou a falta delas.

Sim

A mulher espera que seu parceiro corresponda às suas expectativas e esteja tão excitado quanto ela. Se ele broxa, é porque ela, como mulher, não é suficientemente excitante para seu parceiro.

Sim

É difícil de responder. O que me parece é que, mais uma vez, creditam às mulheres os problemas dos homens. Ela "pode" se sentir frustrada, enraivecida, ter ciúmes, desconfiar do parceiro pelo fato de achar que ele está com outra etc. São muitos os sentimentos que afloram nesta hora (embora eu não tenha passado por isso). Ela não deve sentir absolutamente nada. Deve, sim, ser solidária ao parceiro e conversar sobre o "problema" que está ocorrendo naquele momento. Nada de pedir para relaxar, ficar calmo (é pior, não é mesmo?). Conversar, usar a língua (antigo órgão que se usava para falar). Falta isso às pessoas. Conversar sobre si mesmos. Ela um dia poderá "broxar". E aí?

Não

Nada! Fico constrangida por ele... sou solidária!!

Sim

Praticamente o mesmo que o homem: a incapacidade de participar do ato. E dependendo do relacionamento, a parceira pode considerar que ela não desperta mais o desejo do outro.

Sim

Sente-se frustrada ao mesmo tempo em que tenta não demonstrar isso ao parceiro, a fim de não piorar ainda mais a situação em que ele se encontra.

Não

Pra mim isso é, simplesmente um acidente que pode acontecer com qualquer um. Não me sinto frustrada ou culpada por isso. Pro homem é que deve ser ruim, pois ele associa a masculinidade com virilidade...

Sim

Mas não deveria, afinal de contas se ela fosse um homem e tivesse que provar a sua excitação, também poderia falhar. E nem sempre seria por questões emocionais. Acredito que essa forma de pensar torna as coisas muito naturais. Meu medo seria que com esse tipo de explicação o homem passasse a se preocupar se a mulher estaria em algum momento fingindo excitação. Bobagem...

Sim

Eu não sei, mas, às vezes, nós mulheres temos a sensação de que fizemos alguma coisa errada. Eu me sinto supermal, mas não porque não houve sexo.

Sim

Vamos por partes. Uma broxada eventual não deve frustrar a nossa companheira. Um bis, entretanto, já frustra, sim. A ambos. Não me refiro aqui à transa eventual, sempre frustrante aos dois sexos quando isso acontece.

Sim

A mulher sente no primeiro momento muita raiva, pois não acredita que isso esteja acontecendo logo com ela, mas tenta conter a raiva e dar apoio ao parceiro, mas no fundo ela fica totalmente frustrada, insegura, sente-se um lixo e acha que todo o problema é ela.

Sim

Triste, pois o companheiro pode se aborrecer com a situação. Eles não descobriram que relaxar pode fazer com que outras brincadeiras o excitem.

Sim

Ela deve sentir o mesmo que um homem sente quando a mulher broxa... seria uma mistura de desânimo e frustração e uma imensa vontade de fazer com que o quadro se reverta, sem ser indelicada. Mas no fundo, o que ela deve lembrar é que pode não ser culpa dela, mas de vários outros fatores, e deve tentar não fazer o clima ficar ruim e curtir um bom bate-papo. Quem sabe após a broxada inicial não vem uma repentina fúria sexual?

Não

Só posso falar pela minha experiência. Isso me aconteceu apenas uma vez, durante um namoro. Eu, com minha boca grande falei uma coisa (nem me lembro o quê) que o deixou terrivelmente desiludido, mas, como de praxe, ele escondeu a decepção e fomos para um motel. Aí, broxou. Depois que muito insisti, ele me contou a causa. Eu não fiquei frustrada, pelo contrário, foi uma excelente oportunidade que tivemos de conversar e esclarecer vários assuntos. Enfim, foi uma broxada bastante sábia da parte dele.

Sim

Creio que ela já não se acha mais atraente para o seu parceiro, e fica bastante frustrada. Acredito que falta sensibilidade às mulheres a ponto de elas não saberem o que passa na cabeça dos homens.

Sim

A primeira coisa que ela sente é que a culpa é dela. Aí passa o resto da noite pensando: será que ele tem outra? Estou muito gorda? Ao invés de ter um pouco mais de criatividade na cama, como um simples striptease, ou uma lingerie mais sexy, se transforma numa vítima, e o homem acaba mesmo por procurar o remédio lá fora, com outras mulheres.

Não

Particularmente sinto uma preocupação apenas com o homem, em fazê-lo se sentir à vontade, confortável. E funciona. Ele não se sente inferior e posteriormente agradece a naturalidade. E então tudo fica normal e até mais íntimo, com mais carinho. Acredito que algumas mulheres se frustram, sim. No meu caso (até hoje) só tive pequena frustração do prazer que desejava no momento, mas depois... Recompensada!

Sim

Sou homem e acho que ela não deveria sentir nada, e, sim, tentar descobrir o motivo: 1- Ele está alcoolizado? 2- Ele tem problemas econômicos? 3- É casado com outra? 4- Ou será que a mulher que está com ele, neste momento, é muito "fraca" ou inexperiente?

Sim

A mulher pensa que não é atraente, que só com ela acontece isso.

Sim

Se sente uma merda, que ela não é capaz de fazer um homem ficar com tesão por ela.

Sim

Dependendo da situação entre o casal, o problema pode não incomodar tanto. Porém, broxar numa primeira transa pode ser fatal.

Sim

Acha sempre que a culpa é dela. Ou então pensa: que noite perdida! Às vezes, a culpa não é de ninguém. Deve-se levar a situação com mais leveza. Os homens não são máquinas. Até mesmo estas, sem manutenção, falham. Com amor, tudo se supera.

Não

Pessoalmente falando, quando isso ocorreu, acabamos por encontrar um outro modo para termos prazer naquele momento. Portanto, a frustração vai mais da cabeça de cada um, e pode ser que o homem se sinta preocupado após o ocorrido. A mulher não se importa tanto com isso, pois sabe que é do momento. Trata-se mais de um momento em que uma das partes pode estar tensa tanto com o momento quanto com algo fora (outro assunto). Eu não acho que a mulher deva se sentir culpada, de jeito nenhum, pois se ela está com sua sexualidade bem-resolvida, além de realmente amar/gostar/ter atração pelo companheiro, não haverá recorrência desse problema.

Sobre esta questão

Não deixou de me surpreender a grande quantidade de repostas que, de uma forma ou de outra, deixa claro como a mulher se sente responsável quando o homem broxa: "Ela sente que não despertou o desejo suficiente para que o parceiro a desejasse." Será que é difícil imaginar que as pessoas com quem nos relacionamos têm dificuldades que são só delas, que podem não ter nada a ver conosco? Fico com a impressão de que essa história de a mulher se responsabilizar pela falta de ereção do parceiro, de se afligir acreditando que não correspondeu à expectativa dele, é mais um aspecto da submissão ao homem, que lhe foi imposta pelo sistema patriarcal.

Com isso, não estou querendo dizer que a mulher não se frustra quando o homem broxa. É claro que sim, principalmente se estiver excitada, desejando concluir satisfatoriamente o ato sexual. Agora, daí a achar que isso aconteceu porque ela não foi atraente ou sensual, há uma grande distância. É idealizar o homem, como se ele não pudesse ter conflitos e inseguranças na área sexual.

Algumas respostas mostram que a mulher, se quiser, pode ampliar a sua visão de mundo e resolver de forma satisfatória essa questão. E há também quem aproveite, a situação para aprofundar a intimidade na relação. Entretanto, as mulheres mais imaturas e com baixa autoestima ficam indignadas. Sempre ouviram que homem não pode ver mulher nua que tem logo ereção; portanto, sentem-se agredidas e não o perdoam. Ficam com raiva e juram nunca mais sair com ele.

Para as mulheres mais livres e seguras, a falta de ereção eventual não representa um problema grave. Entendem como um acidente de percurso, que pode acontecer a qualquer homem num determinado momento. Algumas mulheres, ao verem o parceiro tão arrasado, tentam encarar com naturalidade e recomeçar as carícias. Mas nem sempre são bem-sucedidas. O homem fica tão constrangido que só pensa em desaparecer.

Os homens são mais frágeis do que as mulheres? Por quê?

Placar

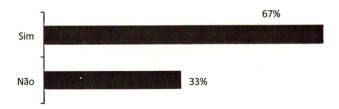

Comentários

Sim
Os homens têm aquela barreira da masculinidade para ser ultrapassada. Mas não significa que só porque ele é sensível seja menos homem ou mais homem do que qualquer outro!

Sim
Ao nascer, o homem recebe informações, tratamento e estímulos que o levam a acreditar em sua força física e no seu papel na sociedade. A ele é permitido abusar desta "força" e ousar no papel que lhe é oferecido. Isso o faz pensar que é o Super-Homem, poderoso e senhor do universo. Mas se esquecem de alertá-lo que em seu alicerce reside uma força mais poderosa do que a dele, a força da mulher. Ao se conscientizar disso, ele percebe que tem nas mãos um falso poder e trata logo de ocupar o seu espaço natural de homem. Então, ele se equipara à mulher na fragilidade. Ou seja, fica no mesmo patamar que ela. Mas quando ele não se conscientiza dessa igualdade, e falo da grande maioria dos homens, sua fragilidade pode ser vista nas menores atitudes. E aí, sim, ele comprova ser bem mais frágil que a mulher.

Não

As circunstâncias de nossas vidas nos fazem mais ou menos frágeis diante dessas situações, independentemente do sexo. Creio, porém, que as mulheres têm mais facilidade em vencer determinadas adversidades que os homens.

Sim

HOMEM NÃO AMADURECE! SÓ ENVELHECE! Me parece que com tudo que a sociedade exigiu do homem, como macho, fez com que ele ficasse preso a um papel de corajoso, forte, alguém que não pode errar, pois isso seria uma fraqueza. Quando um ser humano imagina que ele é infalível, ele se torna uma presa desse conceito, cristalizando-se e ficando impedido de se reavaliar para saber se realmente está certo. Na hora em que isso acontece, ele perde a capacidade de crescer, pois reavaliar posições e condutas é talvez uma das maneiras mais eficiente de crescer. Como o homem não se permite o luxo de errar, ele passa a impedir também o seu crescimento, e um ser que não cresce, imaturo, torna-se presa de suas próprias armadilhas e das armadilhas que a vida prega em todos nós. Como a mulher não teme essa obrigação de acertar sempre, ela revê rotineiramente a sua conduta, resultando daí um aprendizado imenso, que tem como resultado final o seu amadurecimento.

Não

Emocionalmente, a fragilidade humana atinge homens e mulheres indistintamente. Esse negócio de mulher frágil ou homem frágil é muito difícil de distinguir. São tantos os "depende" quando se trata deste assunto que o perigo é cair naquele famoso preconceito: mulher, sexo frágil. Essa tal fragilidade é uma variável. Atinge uns e outros.

Não

Acredito que o homem seja tão frágil quanto a mulher. Nós somos seres humanos, sentimos amor, prazer, medo, sofremos e temos sonhos e decepções. A diferença entre a mulher e o homem são os fatores externos que os influenciam na forma de ser e reagir. Num país patriarcal como o Brasil, e tantos outros, onde o homem é cobrado desde criança a ser viril, "macho" e forte, tem-se a impressão de que ele é menos frágil do que uma mulher. Na realidade, se a nossa sociedade parar de reprimir e cobrar tanto dos homens, ele conseguirá se liberar e ser o que é por natureza: ser humano e livre.

Sim

Sim, por natureza o homem tem algo que ainda não descobri corretamente, que nos leva a uma fragilidade fora do comum, não importa se casado, solteiro, apaixonado ou os que se dizem totalmente fiéis. Isso não existe. Se pintar uma mulher inteligente, de bom papo e que role aquela coisa de olhar e sentir, o frio na barriga não tem como segurar...

Sim

Pela simples razão de pensarem que são mais fortes. Penso que, potencialmente, homens e mulheres se completam e se ajudam. Cada um no seu tempo e por sua escolha.

Sim

Sexualmente falando, nosso prazer é localizado. O prazer sexual feminino é mais universal, corporalmente falando. Com relação a outros fatores como, por exemplo, a dor, as mulheres suportam muito mais as dores físicas e, por que não dizer, morais e espirituais, do que nós homens. Graças a Deus sou um fã das mulheres, principalmente da minha! Tiro o chapéu.

Sim

Ao homem é dado muito menos espaço para sua constituição emocional. Se uma menina chora, ela é respeitada como alguém que está passando por alguma situação de dificuldade. Ela tem permissão para errar, para tentar, refletir e aprender. Ao homem é cobrada competência constante, a obrigação de acertar sempre. Se a mulher erra, isso é visto como erro natural. Se o homem erra, é um incompetente, um fraco. Se um menino chora, tem que encarar o corredor polonês da humilhação pública. Toda a educação masculina é voltada para afastá-lo de suas emoções, de si mesmo, sendo frequentemente sua própria mãe que lhe incute tais valores. A mulher vive muito mais em contato consigo mesma, com suas emoções, por conta das diferenças gritantes em sua educação. Por isso o homem é mais frágil que a mulher, não por determinação biológica, mas pela fragilização inevitável de quem não tem permissão para se conhecer muito bem.

Não

Sinceramente, acho que não. Fragilidade é uma coisa pessoal, então independe do sexo. Existem homens frágeis e fortes, bem como mulheres. Acho, sim, é que, embora possa parecer brega, mas o amor é brega, é que homens e mulheres são frágeis quando solitários, sozinhos. Uma coisa que diminui a fragilidade masculina tanto quanto a feminina é a companhia! Eu, por exemplo, tenho estado muito fragilizado, por estar em dúvidas no meu relacionamento. Mas isso é de agora, pois quando o relacionamento ia às mil maravilhas, eu era o ser mais forte e seguro de si do mundo!

Sim

O homem vive atrás da máscara da força muscular, para ocultar a sua fragilidade em lidar com situações em que a sua emoção e seu coração são afetados. A mulher trabalha muito melhor essas situações.

Sim

Acho que os homens mostram o que não são. Qualquer mulher sabe que, se quiser, domina um homem completamente.

Sobre esta questão

A maioria das pessoas considera o homem mais frágil do que a mulher. Eu concordo, embora acredito que isso, felizmente, está mudando. Na infância, meninos e meninas dependem da mãe, necessitando do seu cuidado físico e emocional. Mas a sociedade patriarcal exige que o menino rompa muito cedo com essa dependência, afastando-se da mãe numa época em que ainda precisa muito dela. E para corresponder ao papel masculino que todos esperam dele, ele passa a vida inteira se esforçando para mostrar que é macho. Quem nunca escutou: "Homem não chora", "Vem cá se você for homem"?

Com a menina é totalmente diferente. Nunca escutamos alguém dizer: "Seja mulher!" Além disso, ela pode ficar dependente da mãe, recorrer a ela quando tem algum problema e chorar no seu colo. Isso acontece quando ela cai e se machuca, ou apenas quando está triste. O menino, não. Por qualquer motivo pode ser chamado de maricas ou filhinho da mamãe. Para vencer o desejo de ser acalentado e cuidado, ele cresce fazendo de conta que não precisa dos cuidados de ninguém. Finge o tempo todo que é forte e independente.

Na vida adulta, os homens escondem a necessidade que têm das mulheres, se mostrando autossuficientes e desprezando-as. Convencem-se de que são elas que precisam deles. Assim, negam suas próprias necessidades de dependência, e por um tempo se sentem mais fortes e poderosos. A ideia do homem que não se liga a nenhuma mulher, que detesta compromissos e foge do casamento é muito propalada. As próprias mulheres repetem chavões machistas, aceitando representar o papel de vítimas. É comum ouvirmos: "Hoje em dia os homens não querem nada."

O que apavora o homem e o leva a ser arredio no encontro com a mulher é justamente o seu desejo inconsciente de buscar o colo da mãe. Quando ele entra numa relação amorosa estável, cai a máscara de onipotência e total independência. É nessa hora que, em muitos casos, se descobre um menino assustado, que transfere para a parceira todas as necessidades infantis reprimidas.

É maior do que se imagina a quantidade de maridos totalmente comandados pela mulher dentro de casa, obedecendo a tudo sem titubear. E o que mais surpreende é ver, por exemplo, um alto executivo, decidido no trabalho, mandão, dando ordens para todo mundo, mas que, quando chega perto da mulher, vai logo abaixando a cabeça. Não tem autonomia alguma. Às vezes não consegue ter opinião própria, e em casos extremos, nem escolher a roupa que vai usar. Sem contar que não é raro a mulher evitar fazer sexo com o marido, e ele aceitar viver assim, só para não ter que se afastar dela.

Felizmente isso também está se transformando e quanto mais os valores da cultura patriarcal perdem a importância, mais próximo chegamos de uma sociedade de parceria entre homens e mulheres, em que ambos os sexos podem ser fracos e fortes, decididos e indecisos, corajosos e medrosos, sem cobranças ou críticas. Afinal, essas características são inerentes a todos os seres humanos.

Você gostaria de fazer sexo a três? Por quê?

Placar

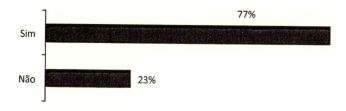

Sim — 77%
Não — 23%

Comentários

Sim

Eu e dois homens! Jamais duas mulheres.

Sim

Adoraria. É minha fantasia, que a muito custo realizei somente uma vez, eu, minha esposa e uma garota de programa, mas foi muito artificial, e ela ficou com ciúmes, pois eu dispensei mais atenção à garota, esquecendo-me dela. Tornou-se um caos depois, porque ela sempre usa essa justificativa para não repetir a dose. Gostaria muito de vê-la transando com outro, mas ela alega que com plateia não consegue, apesar de ter um namorado, e com ele fazer coisas que não faz comigo. Afirma que já terminou esse romance. Tenho uma libido muito acentuada, adoro sexo, tenho um ritmo que ela não consegue acompanhar. Talvez, por causa dos muitos anos de casamento, gostaria que se tornasse um hábito o ménage ou mesmo o swing. Por que as mulheres têm tanto bloqueio quanto a essas fantasias? O que nós homens podemos fazer para mudar esse quadro, em curto espaço de tempo? Elas sentem-se promíscuas, enquanto nós consideramos isso muito natural. Adoraria ver minha mulher beijando, acariciando, tendo orgasmos de novo com outra mulher. Sonho com um swing, ou mesmo ménage, com outro homem para ela. Até quando terei que esperar? O tempo não para e é muito cruel. O que fazer para as mulheres terem mais desejo sexual e praticarem sexo grupal?

Sim

Porque acho superexcitante e gostoso o jogo do amor.

Sim

Fui casado por dez anos. Eu e minha mulher nos amamos muito e fazemos muito sexo. Hoje, resolvemos nos separar porque estamos vivendo em países diferentes. Entretanto, quando nos encontramos, fazemos sexo e realizamos nossas fantasias, livres do compromisso institucional do casamento. A fantasia dela, hoje minha ex-mulher e atual namorada, é fazermos sexo com um namorado que ela tem há pouco tempo e por quem ela reconhece ter amor. Mas a fantasia é esta: juntar os dois na cama. De minha parte não me oponho, até porque já fiz sexo com ela e uma amiga. Foi uma delícia indescritível. Só fazendo.

Sim

É muito excitante.

Sim

Já venho fazendo isso há algum tempo, desde que descobri que tenho uma dupla personalidade. Assim sendo, transamos eu, eu mesmo e Fernanda.

Sim

Para poder variar um pouco, já que sou bissexual.

Sim

Quando meu companheiro está me penetrando, também me excita no ânus. Minha fantasia a três seria eu mais dois homens. Gostaria que fossem pessoas que eu não conhecesse, não gostaria de ter contato com eles novamente. É só uma fantasia que realizo ao me masturbar, ou transando com meu companheiro. Na minha cabeça ninguém pode entrar... então a fantasia corre solta!

Sim

Sinto prazer no sexo com meus namorados e até me considero bem resolvida. Mas pensar em ir pra cama com dois homens ao mesmo tempo me deixa louca. Deve ser muito bom dois machos à minha disposição para fazer o que quiser. Já pensou? Não sei se teria coragem de realizar essa fantasia. Acredito que para isso teriam que ser dois homens de confiança e com os quais eu já tivesse intimidade.

Não

Porque eu trato sexo com muito respeito. É uma coisa entre duas pessoas que se amam, e para mim não caberia espaço para uma terceira pessoa, mas também não discrimino quem goste.

Sim

Amplia a possibilidade de prazer.

Sim

Porque sinceramente foi algo que fiz, digamos, de mais louco em minha vida e foi ma-ra-vi-lho-so!!! Eu, minha melhor amiga e um cara que acabáramos de conhecer numa danceteria. Bebemos muuuuiiittttooooo, os três, e acabamos no motel. O cara de 30 anos era muito fofo, educado, cheiroso, cavalheiro, foi o máximo em todos os sentidos, e atencioso com as duas ao mesmo tempo. No final demos nota 10 a ele. E por isso respondi sim à pergunta, pois gostaria de fazer novamente, pois minha experiência foi muito boa e prazerosa. Talvez com dois homens, mas com muita bebida também, senão não vai!! Uma loucura que nunca vamos esquecer!!!!

Sim

Porque acho que seria muito louco e cheio de prazer!!!!!!

Sim

Eu já fiz e várias vezes... Tenho duas amigas, também casadas, e que quando bate o tesão, telefonamos e saímos os três. Minha mulher nem imagina, uma delas é amiga dela. Depois do sexo, voltamos a nos comportar como amigos e os maridos delas nem desconfiam. Eu amo a minha mulher e não sei viver sem ela... e elas também têm o mesmo sentimento pelos maridos.

Sim

Acho que é uma forma diferente de se praticar sexo. Já propus a minha esposa fazermos sexo a três, sendo uma vez com outra mulher e outra vez com outro homem, mas ela resiste em aceitar. Gostaria muito de curtir este prazer.

Não

Gosto de ter uma pessoa só, afetiva ou sexualmente.

Sim

Olha! Isso sim é uma "proposta indecente", e não aquela do filme da Demi Moore, e vale ressaltar que é tentadora, também, apesar de eu nunca ter praticado, mas tenho uma vontade louca de fazer um dia, porém no momento não estou sozinha e seria uma puta de uma sacanagem eu fazer isso com meu namorado, mesmo porque ele jamais aceitaria, mas na minha opinião, desde que seja um sexo seguro, com camisinha e com duas pessoas de total confiança, eu acho que deve ser altamente excitante, sim, e tenho vontade de fazer antes de casar. O porquê é muito simples: eu sentiria prazer em dobro, e para quem gosta de praticar sexo anal então é maravilhoso.

Não

A dois é bom, por que dividir?

Sim

Ter essa possibilidade, estando ao lado do meu parceiro, pressuporia um relacionamento aberto e "desencanado" daqueles lances de ciúmes e insegurança. Infelizmente nunca falamos sobre esse assunto, jamais falaremos... e talvez eu fique muito tempo fantasiando com essa possibilidade. Reconheço alguns "limites" no meu relacionamento atual que me inibem em ir adiante com essa fantasia.

Sim

Porque somos animais racionais e, como tal, temos a capacidade de pensar que sentir tesão é um dos maiores prazeres da nossa vida e não interessa se existem falsos preconceitos. Devemos fazer o possível e o impossível para poder realizar todas as nossas fantasias sexuais, seja homem com dois homens, seja homem com um casal, ou uma mulher com duas mulheres. O que vale é sentir prazer, seja penetrar como ser penetrado, seja chupando como ser chupado. O prazer com muito tesão é que vale.

Não
Porque não me sentiria bem.

Sim
Deve ser diferente e pode aumentar o prazer.

Sim
Porque acho que seria uma sensação extremamente excitante ser estimulada por outra mulher.

Sim
Todos ali imaginam uma situação e o tesão aumenta, geralmente é melhor duas mulheres e um homem.

Sim
Pois acho muito interessante e gostoso.

Não
Porque eu não gostaria de ver outra mulher conosco na cama, e tenho a certeza que ele também não gostaria de outro homem no meio da gente. Tudo bem, é bom e prazeroso, mas prefiro só eu e ele.

Sim
É demais!!!

Não
Porque acho que sexo tem muito a ver com intimidade, confiança e muito amor. Como posso confiar em pessoas que mantêm relações apenas por prazer?

Sim
Gostaria de fazer sexo com duas mulheres maravilhosas e eu no meio, é claro, para eu dar total prazer às duas e vice-versa. Só de imaginar já estou de pau duro. Muito duro.

Sim

Porque tenho vontade de fazer sexo com o mesmo sexo e, por ser casada, não haveria traição se eu fizesse com o meu marido e mais uma parceira. Também tenho muito desejo pelo sexo feminino, mas não gostaria de ter uma relação somente com uma mulher.

Sim

É excitante pensar em dois homens te cercando, te acariciando e você só curtindo!!!

Sim

Porque deve dar mais condições de variar na cama e com certeza deve ser maravilhoso poder acariciar ambos os sexos.

Sim

O prazer é muito maior.

Sim

Me parece que esta é uma questão unânime, pelo menos entre os homens! Acho que pela situação inusitada porque a maioria dos homens, por sua natureza caçadora, não se satisfaz só na caça, mas quer ampliar seus troféus! Também acho que não basta fazer tão somente sexo a três, mas um envolvimento profundo entre as partes para que realmente tire o prazer sexual da relação! Com certeza, sem envolvimento, até o sexo, aquele que se reputa tradicional (nem sei por quê!), torna-se no mínimo tedioso! Por isso é preciso deixar bem claro que neste tipo de relacionamento tem que haver a total cumplicidade entre os três, todos devem estar perfeitamente interessados, não apenas para cumprir uma fantasia de uma parte! Como homem, casado, hétero, não vejo a relação sem a participação de minha mulher! Sem ela não dá mesmo!

Sim

Um é pouco, dois é bom e três é DEMAIS!!!!!!!

Sim

Gostaria de saber qual é a sensação de ter dois homens me penetrando

Sim

Se acontecer naturalmente, com uma sintonia de corpos que se tocam e se sentem como um todo, deve ser maravilhoso. Ainda vou vivenciar essa fantasia.

Sim

É a fantasia sexual mais intensa que tenho desde a adolescência. Na verdade, sinto forte atração por mulheres femininas desde criança, mas não tive coragem de assumir isso.

Sim

Eu acho a ideia muito atraente. Mas essa terceira pessoa teria que ser escolhida com muito cuidado. Nem sei se ela existe!! Enfim, a coisa não é trivial.

Sim

Gostaria??? Acho melhor dizer que desejamos fazer sexo a três. Eu e minha mulher. Só não sabemos se o primeiro a nos dar esse prazer será homem ou mulher.

Sim

Sim... deve ser uma grande experiência. Não há necessidade de ser algo muito picante (dupla penetração, ações entre pessoas do mesmo sexo), mas com certeza aproveitar dois ao mesmo tempo deve ser muito bom.

Não

Em uma mente saudável, jamais tal ideia surgiria, quiçá ter o desejo para tal. Estamos totalmente em desequilíbrio, pensando em viver uma liberação total, ao contrário do outro desequilíbrio que vivemos, quando havia a repressão total. Ambas as posições estão equivocadas. Não fazem parte da nossa espécie hominal e não animal, como insistem os ignorantes não iniciados. Mas num fim de ciclo não podemos esperar outra coisa. Estamos todos dormindo, por isso não há discernimento. Temos o livre arbítrio. Pensamos, falamos, fazemos, escutamos aquilo que queremos. Abusamos de nosso corpo, ou seja, comemos muito, não comemos, damos vazão aos nossos desejos. Realmente a história é cíclica. Outras civilizações desapareceram, pois não só individualmente, como também coletivamente, plantamos o que semeamos. Isso não é moralismo. É física. Ação e reação.

Sim

É uma fantasia que sempre tive. Sou casada, mas não gostaria que meu marido também participasse. Teria que ser com pessoas que eu não conhecesse. Poderia ser um homem pra duas... ou eu pra dois homens.

Sim

Regina, você não acha estranho tantas pessoas opinarem "sim" e emitirem pareceres tão liberais nesta pergunta, e ao mesmo tempo em outras perguntas relacionadas a ciúmes, infidelidade, possessividade se revelarem tão conservadoras? Na minha opinião, sexo com três, quatro ou mais pessoas pode ser muito prazeroso desde que as pessoas busquem apenas satisfação sexual, o que é extremamente lícito e até desejável; agora, se caírem neste discurso conservador e machista de sexo ser sinônimo de amor, aí não deve nem fantasiar. O que na verdade acontece é um misto de conflito e hipocrisia das pessoas no que se refere à sexualidade. Deixo outras indagações: Será que as pessoas não têm capacidade intelectual ou uma visão maior da dimensão humana para viverem livremente suas vidas, inclusive, a função fisiológica sexual? Será que as mulheres irão sempre confirmar o estigma de inferioridade que as persegue acreditando nesse argumento machista de sexo só com amor e sexo exclusivo?

Sim

É o maior tesão, principalmente se for com três mulheres! Sem palavras... sou mulher e se pudesse transar com mais duas... é a minha maior fantasia, que um dia quero realizar!

Não

Simplesmente não estou preparada, principalmente porque tenho muito que aprender a dois. Nas minhas fantasias sexuais existem trepadas a três e até com mais, fora muitas pessoas assistindo. Gosto de pensar no meu namorado transando com outra mulher e também me observando transar com outro homem. Por enquanto está só no plano da imaginação, quem sabe no futuro bem próximo?

Não

Porque contraria as leis divinas.

Sim

Apesar de ser uma fantasia, às vezes penso que poderia ser muito prazeroso. Adoraria ter a coragem de poder sentir este prazer. Tenho certeza que são muitas as pessoas que sentem o mesmo, mas falta a CORAGEM.

Sim

Na verdade, essa é uma fantasia minha. Se sexo a dois é tão bom, imagine a três??? Claro que tem que rolar uma cumplicidade entre os envolvidos, né?

Não

Mesmo sabendo que a situação excitaria a quem assiste e até a mim mesma, não teria coragem de me expor. Acho um momento muito particular, íntimo, e a terceira pessoa seria demais no contexto.

Sim

De preferência com as duas cunhadas, muito embora se minha esposa estivesse presente não seria ruim. Creio que a maioria tenha essa fantasia sexual, a despeito da enorme miséria afetivo-sexual que elas vivem, miséria essa consequência direta dessa ILUSÃO que é achar que o outro te pertence, de acreditar na exclusividade genital. Talvez os poucos que não concordem (será mesmo?) com uma experiência mais abrangente (e prazerosa) aleguem esse sentimento de posse. É uma pena ver tanta gente presa a essa farsa.

Sim

Eu me sentiria bem como recheio de sanduíche (dois homens e uma mulher). Gostaria também de ver duas mulheres transando e eu junto, é claro.

Sim

Já fiz sexo a três, tanto sendo a única mulher entre dois homens, como tendo outra mulher comigo e mais um homem. Gosto de fazer coisas diferentes e realizar fantasias. Acho que não ter medo de ousar e experimentar é o caminho para ter uma vida sexual feliz e satisfatória.

Sim

Porque imagino que devam ser interessantes as sensações provocadas por ter meu corpo tocado por minha mulher e mais uma mulher ou um homem. Não tenho preconceito, desde que não haja falta de respeito. Num ambiente onde três pessoas ou mais fazem sexo, havendo respeito, tudo vale. Pena que ainda não consegui convencê-la de tal!

Sim

Porque me dá mais prazer ver minha mulher sendo possuída por outro cara, ou sendo lambida por outra mulher, bem como adoro comer outra mulher ou ser enrabado por outro homem...

Sim

Adoraria transar com dois garotos de programa, pois é a minha fantasia sexual...

Sobre esta questão

Pelas respostas, a grande maioria das pessoas deseja fazer sexo a três. Mas não me espanto. Desde o início do site, me chamou a atenção a quantidade de gente que tem essa fantasia. É compreensível: sempre que os padrões de comportamento se tornam mais maleáveis, as fantasias se transformam em desejo, e experimentar novas formas de prazer passa a ser decisivo.

A palavra que mais aparece nas respostas é "excitante". O argumento favorável mais comum é o de que a visão do(a) parceiro(a) com outro é muito... excitante. Alguns defendem a total falta de compromisso entre as partes e somente o desejo sexual conduzindo as ações. Outros, ao contrário, só veem validade em tal experiência se houver paixão, envolvimento, enlace profundo. Os que assumem a bissexualidade são percentual expressivo. Esses argumentam que o sexo a três é o relacionamento perfeito. Há um forte contingente daqueles que gostariam, mas acham que os parceiros jamais admitiriam. E há também os que só o praticam fora de casa, lamentando ter que recorrer ao adultério.

Em histórias e cartas para revistas pornográficas, o ménage à trois geralmente compreende um casal hétero que se envolveu com outro homem ou mulher. Em alguns casos as três pessoas estabelecem um vínculo e desenvolvem uma relação estável. Entretanto, na maioria das vezes, a terceira parte é tratada como um brinquedo a ser usado, mais do que uma parte integral da relação.

O termo *ménage* vem do latim *mensa* e refere-se à mesa ou refeição. Poderia significar então três pessoas à mesa, à vontade. É como estar em família. Talvez essa seja uma das maiores características do *ménage à trois*: o estar à vontade, em família, evitando porém a formação de um casal e de todo o tédio que isso pode representar. O terceiro elemento desequilibra e, ao fazê-lo, repõe o equilíbrio perdido pela simples existência do casal.

O *ménage* tem uma longa história. Jean-Jacques Rousseau foi participante e incentivador do *ménage à trois*. Casanova integrou vários trios. Catarina da Rússia e Friedrich Engels aderiram ao formato, mas a tríade contemporânea mais famosa foi composta pelo filósofo Jean-Paul Sartre, Simone de Beauvoir e Bianca Bienenfeld. Madame Beauvoir declarou: "Fomos pioneiros de nossos próprios relacionamentos, de sua liberdade, intimidade e franqueza. Pensamos na ideia do trio."

Mas o *ménage à trois* não é um hábito apenas de intelectuais, como pode parecer pelos exemplos acima. Sua prática é documentada também entre os bandidos. Butch Cassidy, Sundance Kid e Etta Place amavam-se entre um assalto a trem e um assalto a banco. Bonnie Parker, Clyde Barrow e William Jones, também no Oeste, faziam o mesmo.

Contudo, penso que da mesma forma como ocorre com qualquer outra prática sexual, o sexo a três só tem sentido se as pessoas envolvidas o desejarem. Em hipótese alguma ele deve ser praticado para agradar o outro ou corresponder a expectativas que não estejam diretamente ligadas ao prazer sexual.

Você acha natural pessoas casadas se masturbarem? O que você sentiria se flagrasse seu(sua) parceiro(a) se masturbando?

Placar

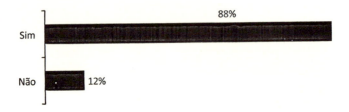

Comentários

Sim

Certamente ficaria excitada e participaria da brincadeira. E por que faria diferente, sendo esse um ato absolutamente normal?

Sim

Sentiria o maior tesão, com certeza terminaria numa gostosa transa.

Sim

Tentaria estimulá-la para ter um orgasmo mais gostoso. Inclusive nos masturbamos um na frente do outro muitas vezes.

Não

Agiria normalmente... Poderia até ajudá-la... Mas depois, com jeito, perguntaria se está havendo algum problema... Resolveria na conversa, se ela está se masturbando seria porque eu não estou satisfazendo-a? Não sei, talvez não seja o caso, mas de toda forma não acho isso natural...

Sim

Iria sentir o maior tesão.

Sim

Curtiria, se fosse o caso, ou não me incomodaria, se me parecesse mais adequado.

Sim

Seria um susto inicial, mas como fazemos isso por telefone, e nos masturbamos um na frente do outro, logo eu iria entrar no "jogo". É claro, desde que ela estivesse pensando em mim. Tomara.

Sim

Acho que é um momento íntimo que devemos respeitar. Além disso, é importante que conheçamos nosso corpo para podermos desfrutar de todo o prazer que ele pode nos dar.

Sim

Nada, e quem sabe até investiria numa transa.

Sim

Sentiria que minha parceira tem um apetite sexual natural e saudável. Ficaria muito excitado.

Sim

Mas tendo um companheiro, prefiro não fazer. É como comer doce ou qualquer bobagem antes do almoço. Tira ou diminui muito meu apetite. Não me oponho e nem ficaria chateada se ele fizesse. Não muito, acho. Mas o orgasmo pela masturbação é muito mais intenso.

Sim

Sinceramente, eu adoro ver minhas parceiras se masturbando, fico superexcitado e até ajudo e incentivo a masturbação.

Sim

Respeitaria o momento dele e depois conversaria sobre o assunto.

Sim

Sentiria vontade de fazer sexo com ela.

Sim

Superexcitante!

Não

Me sentiria muito ineficaz.

Não

Acharia que ele não consegue se satisfazer comigo.

Sim

Entrava no barato dela.

Sim

Me ofereceria pra fazer junto com ele.

Sim

Ficaria contente por ele não se limitar a apenas uma única forma de prazer. A satisfação sexual não deve ter um padrão. Se é bom e não fere ninguém, FAÇA.

Não

Se ele se masturba é porque eu não consigo satisfazer seus desejos. Me sentiria péssima! Como já me senti.

Sim

Eu gostaria e daria o maior apoio.

Sim

Curiosidade e excitação. Afora preconceitos e crendices sobre o assunto, cuja finalidade sempre foi a de limitar o prazer das pessoas, penso que seja uma coisa natural. Perde quem tiver vergonha de fazer.

Sim

Normal, até já aconteceu.

Não

Não acho natural uma pessoa casada masturbar-se, significa que a sua relação, em nível sexual, com o seu parceiro está com problemas, o que demonstra falta de diálogo. Se eu flagrasse o meu parceiro masturbando-se ficaria muito frustrada, pois significaria que eu não conseguia satisfazê-lo na cama!

Sim

Da mesma maneira que me masturbo e adoro, não haveria o menor problema se meu parceiro fizesse o mesmo.

Não

Me sentiria muito mal, pois me acharia um lixo, afinal de contas, se sou parceira dele, acho desnecessário. Não consigo entender o motivo.

Sim

Eu me sentiria normal, pois também me masturbo, e acho que faz parte. Nos sentimos mais sensíveis depois de uma masturbação para curtir a transa sem esperar que somente ela irá nos satisfazer, estaremos nos amando apenas, sem exigir um orgasmo; é minha opinião.

Sim

Talvez me sentisse constrangido. Eu me masturbo regularmente, apesar de ter um bom relacionamento sexual com minha mulher. Sei que ela se masturba também, só não sei a frequência com que o faz. Já se disse que a masturbação é um prazer solitário, não?

Sim

Adoraria saber que ele se masturba me desejando ou pensando em mim. E gostaria até de ver.

Sim

Depende como eu estivesse me sentindo nesse dia, pois há dias em que eu me sinto mais insegura em relação aos sentimentos dele por mim. Nesses dias acho que ficaria triste; caso contrário, acho que ficaria excitada!

Sim

Constataria algo que já percebo no dia a dia de um casamento que já dura 8 anos. Às vezes é mais gostoso se masturbar imaginando uma situação excitante, ou até mesmo outra pessoa, do que se submeter ao mesmo sexo sem novidades e totalmente previsível que se tornou o do casamento.

Sim

Acharia perfeitamente normal, desde que não fosse um hábito que substituísse as nossas relações sexuais. O mais certo é que ficaria bastante excitada, uma vez que ver o prazer do outro é algo indescritível e acaba "contaminando" a gente.

Sim

Um pouco de constrangimento por estar interrompendo um momento pessoal dela. Teria as seguintes atitudes: disfarçaria para deixá-la à vontade ou participaria junto com ela, dependendo da situação e do momento.

Sim

Supernatural, desde que o relacionamento vá indo muito bem, obrigado. Porque de outra forma fica parecendo que um já não satisfaz o outro, o que não é o meu caso; eu e minha mulher, por exemplo, nos masturbamos juntos ou separados, porém, esse flagrante repressor não existe entre nós e, sim, é um motivo a mais para explodirmos em desejo!

Não

Olha, este site tem me ajudado muito e muitas vezes tem me confundido, mas pra melhor, pois estou sempre aprendendo com vocês. Aceito e concordo que é natural alguém se masturbar, mas não consigo aceitar bem isto entre pessoas casadas, que é o meu caso. Acho que sexo deve ser uma troca de prazer, não gosto da ideia do sexo solitário, a menos que a pessoa esteja privada, por alguma circunstância, fisicamente do outro. Vou até tentar mudar minha cabeça diante dos comentários favoráveis feitos de forma tão natural e espontânea dos participantes. Confesso que não vai ser fácil pra mim. Meu marido diz que gostaria muito que eu me masturbasse pra ele, mas ainda não consigo. Se ele está ali ao meu alcance e doido pra me ter, por que eu vou "perder tempo" me satisfazendo se posso ter muito mais prazer com ele? Ele me masturba e acho uma delícia, e eu o masturbo também e gosto disso. Transamos duas vezes por dia, ele me dá o que quero, como quero, pra que me masturbar? Consigo entender que a pessoa pode se conhecer melhor conhecendo seu próprio corpo e suas sensações, mas eu não consigo fazer isso. Flagrei meu marido se masturbando há pouco tempo (pela primeira vez) e me senti tremendamente rejeitada. Queria trabalhar melhor minhas reações, quem sabe vocês podem me ajudar um pouquinho falando sobre isso.

Sobre esta questão

A grande maioria acredita que é natural a masturbação, mesmo se a pessoa tiver parceiro fixo e estável. Isso mostra que as pessoas já perceberam que a masturbação faz parte da sexualidade normal. Meninos e meninas começam a praticá-la na infância e fazem isso até a velhice. Independentemente da idade, representa valiosa contribuição para melhor conhecimento do próprio corpo e das emoções, e o mais importante, proporciona prazer.

Geralmente se relaciona masturbação a um ato adolescente, mas isso não passa de mais uma tentativa de controlar a liberdade sexual das pessoas. Dessa forma, os adultos se sentem inadequados por se masturbar, principalmente se têm parceiros fixos. Preocupante e anormal é quando traz sentimentos de culpa, comprometendo seriamente a vida sexual.

O sentimento negativo a respeito da masturbação é muito maior nas mulheres do que nos homens. Algumas, por não conseguirem se controlar, se sentem inferiores, acreditando possuir algum distúrbio. Não podemos nos esquecer de que através da educação as meninas aprenderam que sexo é coisa de homem. Como a maioria não tem coragem de contar nem para as amigas, cada uma imagina que é a única a se masturbar, complicando ainda mais o que deveria ser natural.

Você já utilizou algum objeto de sexshop com seu(sua) parceiro(a)? Por quê?

Placar

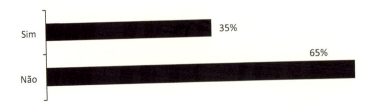

Sim 35%
Não 65%

Comentários

Não

Até o momento não achei necessário, mas logo que eu ache que o sexo com minha esposa está monótono, não haverá nenhum constrangimento.

Não

Nunca usei nenhum produto, mas não há motivo concreto pra isso. Dá muito trabalho você ir até uma sexshop. Eu não planejo minhas transas...

Não

Tenho um ótimo sexo com meu marido; sempre tenho orgasmo. Mas resolvi comprar um vibrador para experimentar um orgasmo combinado, clitoriano e vaginal ao mesmo tempo. Eu estimularia o clitóris com o vibrador enquanto ele me penetrasse a vagina. Só que foi um drama. Ele não gostou nada dessa ideia, disse que não aceitava isso e, na verdade, ficou ofendido. Tive que desistir de ter um prazer mais intenso do que o habitual. Por que os homens são tão preconceituosos? Será que eles temem que a mulher prefira o vibrador ao pênis deles?

Sim

Não que eu não sinta prazer. Eu sinto, mas é que mais um pouco de prazer nunca é demais. Algemas, vibradores, amarras, já usei isso, tudo com o meu namorado. Experimentem, é demais...

Sim

A mulher que nunca experimentou não sabe o que está perdendo. Enquanto meu namorado me penetra na vagina, estimulo com um vibrador o meu clitóris. É um prazer indescritível. O orgasmo devia ter até outro nome, de tão intenso que é.

Sim

Por curiosidade, e foi bom, usei com minha namorada e ela também aprovou.

Não

Não, porque meu namorado nunca foi a um sexshop comigo; sempre convidei e ele nunca foi. Fico constrangida em fazer tudo sozinha.

Sim

Por que não temperar ainda mais um relacionamento que dá certo? Se não dermos asas à imaginação e não levarmos isso de forma tranquila e sem preconceitos, o sexo cai na rotina e se torna maçante!

Sim

É um complemento importante para satisfazer as fantasias sexuais das mulheres, principalmente.

Sim

Hoje em dia tudo no amor vale, desde que a parceira permita. A fantasia faz parte de um bom relacionamento.

Sim

Porque adoro novidades. Já que minha esposa não quer participar de um swing ou ménage, isto serve como paliativo. E convenhamos, sacanagem é muito bom. Ou alguém discorda?

Sim

Um aparelho para o pênis. Para ajudar a segurar a ejaculação mais tempo.

Não

Não, pois na carne e no osso é bem melhor.

Não

Falta de oportunidade e a não abertura da companheira para falarmos sobre o assunto. Isso é fantasia, e nem sempre as pessoas falam sobre elas.

Sim

Porque os objetos ajudam a realização de algumas fantasias e tornam o sexo mais apimentado e mais livre. Algumas vezes são um avanço tecnológico mesmo, como os massageadores de clitóris (eggs) que excitam muito mais do que os consolos de vinil (e até que os humanos, em alguns casos) porque vão literalmente direto ao ponto!!!

Sim

Usei um vibrador por curiosidade e adorei. Me dá um tesão muito grande, e com ele chego até ao orgasmo. Vale a pena usar.

Não

Porque tenho vergonha de comprar.

Sim

O pênis de meu marido é pequeno. Para conseguir obter o orgasmo recorremos a um vibrador de tamanho que proporciona o tão esperado orgasmo.

Não

Nunca utilizei. Acho que para mim deve ser realmente "um corpo estranho".

Não

Só por falta de oportunidade! Usaria sem problemas consolos, cremes, algemas ou qualquer coisa que me parecesse útil à minha relação. É sempre bom fazer do sexo uma brincadeira!

Não

Não vejo a necessidade de utilizar objetos para obter ou prolongar o prazer. Não me sinto à vontade com algo que não seja natural.

Sim

Essa história de dizer que não sente necessidade é de um moralismo atroz. Não é uma questão de necessidade, mas de ter um prazer muito mais intenso. Sempre uso vibrador na hora da transa com meu marido. Acrescenta... é um prazer a mais. Só isso.

Sim

Eu e meu marido utilizamos vários acessórios de sexshop, vibradores, algemas, pomadas, e até tenho uma cinta na qual esta acoplado um pênis com que eu e meu marido brincamos muito, chego até a penetrá-lo. Atingimos um prazer total, sem culpas. Acho que na cama não existem limites, devemos fazer aquilo que nos dá vontade. A minha opinião é que esses acessórios mudam nossa rotina, tornando-a cada dia mais instigante, não sabemos nunca o que acontecerá amanhã.

Não

Infelizmente não, minha esposa não admite tais brinquedos. Em sua opinião são aberrações, sexo para ela é algo tradicional, quatro paredes, tudo no escuro, boca fechada, papai e mamãe...

Não

Na verdade, acho superbacana utilizar formas diferentes de dar e receber prazer. Não usei ainda por falta de grana mesmo, pois esses produtos em geral são meio caros e na maioria das vezes podem ser improvisados. É excitante pra mim ir com meu parceiro a um sexshop, olhamos as coisas e tentamos improvisá-las. Acredito que isso seja muito saudável, pois só melhora nossa vida sexual, que não depende necessariamente desses objetos, mas fica mais divertida com a presença deles. Sexo pra mim é como brincar. Pra dar prazer, quanto menos regras repressoras melhor.

Não

Bem que eu gostaria, mas tenho medo de que meus filhos adolescentes acabem achando os acessórios em algum lugar. Sou muito retraída para essas coisas. Meu marido reclama muito da minha falta de entusiasmo. Estamos casados há 22 anos e ele é muito mais quente do que eu.

Sim

Porque meu marido queria que eu tivesse prazer, uma vez que ele viaja muito. Acho que ele se sentia na obrigação de ver meu lado... mas gostei.

Sim

Namorei por quase dois anos e tínhamos uma vida sexual um pouco morna. Ele me tratava com carinho excessivo, quase que com "adoração" e por isso tínhamos um sexo sublime. Não era quente. Um dia conheci outra pessoa e achei que estava apaixonada. Tive noites incríveis, mas descobri que não era amor. Era uma atração muito grande e a possibilidade de ser eu mesma na cama. Essa relação acabou, e tempos depois reencontrei meu ex. Ficamos juntos de novo e dessa vez decidi não ser mais a "donzela" e, sim, fazer o que eu queria na cama. Posições novas, falar bobagens e objetos de sexshop passaram a fazer parte das nossas transas. Hoje, somos um casal perfeito. Nos entendemos muito bem e realizamos nossas fantasias. Adoro as algemas que ele comprou. E adoro a venda que ele usa para me levar para algum lugar novo e fazer o que quer comigo!

Não

Não estou sendo machista nem ignorando preferências dos outros, mas eu me garanto, satisfaço minha namorada. Não sei se será o mesmo em um casamento, mas agora acho desnecessário.

Não

Eu gostaria muito, embora meu marido fale que "isso é coisa de piranha". Mesmo sabendo que ele adora uma mulher de programa, não insisto, daria margem para querer me humilhar depois, como aconteceu na vez que tentei usar.

Sim

Tenho um consolo e já usei uma vez. Na verdade, fui surpreendida. Estávamos no motel e o consolo na mesa de cabeceira. Estávamos transando de quatro, e qual não foi minha surpresa quando senti ele introduzir o consolo por trás, enquanto continuava me penetrando pela frente. Foi um pouco dolorido no início, mas relaxei e gozei muito. Já usei essências para sexo oral. Gosto muito.

Sim

Não consigo imaginar a minha transa sem meus dois parceiros: o meu marido na penetração vaginal e o meu vibrador na penetração anal.

Sobre esta questão

A partir desses depoimentos e dos relatos que ouço no consultório, constato que muita gente tem vontade de utilizar objetos vendidos em sexshops, mas não tem coragem. Apesar de toda a liberação sexual, ainda são poucos os que veem o sexo como algo natural, acreditando ser importante a busca de um prazer mais intenso. Contudo, as sexshops aumentam em quantidade e se sofisticam. Algumas pessoas declaram sentir vergonha de frequentá-las, outras começam a encarar isso sem dificuldade.

As mentalidades estão mudando. As pessoas sentem cada vez menos vergonha de experimentar novas maneiras de prazer sexual. E, dessa forma, descobrem que tanto na masturbação como na relação com o parceiro, novas sensações sexuais podem ser experimentadas.

Os homens gostam de transar com prostitutas? Por quê?

Placar

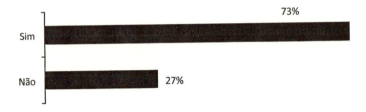

Sim 73%
Não 27%

Comentários

Não
Não gostam, com medo de pegar doenças.

Sim
Porque elas não reclamam tanto na hora H. Não têm tanta frescura na hora do sexo...

Não
Com a proliferação do vírus que causa a aids, o homem se tornou mais cauteloso em relação ao sexo. Isso, porém, não quer dizer que o homem não alimente a fantasia de manter relações sexuais com mulheres de personalidade "vagabunda", "fogosa" e outros adjetivos encarregados de caracterizá-la como objeto de prazer. A nova geração, iniciada nos anos 1980 até os dias de hoje, reduziu a abrangência da ritualística da cortesã. A prostituta se tornou perigosa no Brasil. A minha opinião, como jovem de 18 anos, é a de não manter relações sexuais com prostitutas. Todavia, eu mantenho a fantasia de um bom sexo com mulheres de tal personalidade. Exemplo bom: pergunte se algum jovem seriamente gostaria de casar com uma Feiticeira. Não. Essas fazem o papel da "puta" da época do meu pai.

Sim

Variar de parceira é uma aventura normal para a maioria dos homens, e aqueles que não querem envolvimento e futuras complicações preferem uma prostituta.

Sim

Na maioria das vezes é uma relação clara, direta, sem necessidade de falsas promessas, livre de culpas. Nesse sentido é até bem melhor que as relações convencionais.

Sim

Porque elas fazem tudo por um preço só, enquanto a própria mulher você paga toda a despesa e às vezes passa raiva.

Sim

Para quem realmente gosta de sexo, a profissional do sexo é a melhor opção.

Sim

Porque não tem cobrança nem compromisso. Às vezes é ruim, quando a puta parece uma máquina. Mas já tive lances muito incríveis, de verdadeira paixão, com putas. Elas não te cobram nada, a não ser o combinado. O que estraga a relação homem-mulher é a cobrança.

Sim

Porque elas fazem tudo que nós queremos, só assim poderemos realizar nossos sonhos; mesmo nossas namoradas, se pedirmos para fazerem algo mais sensual, elas acham que estamos querendo vulgaridade.

Não

Isso é uma dificuldade do homem em se relacionar com a própria sexualidade! Saber gostar de alguém...

Sim

Porque as prostitutas são liberais, experientes, sem bloqueios, têm o corpo malhado em função da atividade sexual intensa, fazem pompoar natural, apresentam a inconveniência de serem do grupo de risco. Não te selecionam pela sua posição social, você paga e pronto.

Sim

Para dar vazão às suas fantasias sexuais, principalmente os homens mais reprimidos...

Sim

Elas realizam coisas que nós não temos coragem de fazer com as namoradas.

Não

A meu ver, eles querem de graça, com alguém limpo e que haja sem profissionalismo.

Sim

Porque é um sexo sem envolvimento emocional, e por isso sem compromisso, nem a possibilidade de ser pego pelo pé.

Sim

Os homens gostam de transar com prostitutas, pois as profissionais do sexo, nesse mundo cheio de hipocrisia, têm a coragem e a ousadia de se assumirem como são, e para elas não existem tabus, preconceitos ou restrições quanto a posições sexuais, coisa que a maioria das mulheres, tidas como normais ou respeitáveis, não fazem normalmente. A profissional assume a posição de complemento de uma vida sexual que não está boa e que muitas vezes é a opção de muitos, tendo ou não companheiras, namoradas, noivas etc. Pobre desse mundo tão ruim, com um comportamento tão moralista como o que existe por aí.

Não

Respeito minha higiene pessoal. Acho que isso é se expor ao ridículo. É não ser capaz de seduzir com suas próprias qualidades.

Não

Porque existe o risco das doenças sexualmente transmissíveis entre essas mulheres, enquanto que transando com as "meninas de família" esses riscos diminuem.

Sim

Acho que eles gostam de fazer sexo sem vínculo afetivo.

Não

Bem, eu sou homem e posso falar disso melhor do que ninguém. Transei várias vezes com garotas de programas: é bom por si só, afinal transar é bom demais, mas a questão não é essa. Nos programas falta aquele relacionamento de comprometimento entre um homem e uma mulher, sendo assim transar com a mulher que você ama deve ser muito melhor, não posso garantir porque nunca transei com uma garota que não fosse de programa.

Não

Pelo que eu pude ler, a maioria respondeu de um ponto de vista bem equivocado. Pode-se fazer de tudo, ter uma mulher experiente, sentir-se inteiramente à vontade com qualquer mulher. Não precisa ser uma prostituta para se ter tudo isso.

Não

Não sei quanto aos outros. Eu particularmente não gosto. Sexo bom é quando há uma entrega recíproca. Numa relação "comercial", essa entrega é apenas parcial.

Sim

Porque com as prostitutas os homens têm o sexo pelo sexo, em que o que impera é o prazer deles, sem se preocuparem com carícias, delicadezas e outras coisas mais.

Não

As etapas de abordagem e conquista são nulas em um eventual relacionamento com prostitutas.

Não

Sinto muito mais prazer quando faço amor com a minha namorada.... Com uma prostituta eu apenas gozo.

Sim

Elas fazem de tudo que se pode imaginar!

Sim

Porque elas são divertidas e não cobram nada no dia seguinte. Além do mais, geralmente, são lindas fisicamente!

Sim

Não há espaço para tanta cobrança de dividendos, fui claro?

Sim

Sim, porque é prazer sem preocupação.

Não

Na verdade o homem só paga uma prostituta, pois prevalece por parte das mulheres essas babaquices que nós estamos cansados de saber que não são verdades, de achar que sexo sem "amor" não presta, que sexo sem "continuidade" não presta, que sexo sem "compromisso" não presta, que sexo com "fantasias" é coisa só de puta, que "variar" os parceiros é coisa de galinha. Enfim, se a mulher tivesse mais encéfalo para se reformular de verdade, o homem não recorreria a prostitutas, pois teriam um bom sexo sem ter a sensação de que só têm aquilo por estarem pagando. Mas as prostitutas agradecem penhoradas, pois a ausência dessas clarezas em relação ao sexo só lhes aumenta o mercado.

Sim

Porque não há envolvimento emocional, possibilita gozar sem transtornos, sai mais barato e é mais descomplicado do que ter amante.

Sim

Porque no fundo homem gosta de transar com qualquer possibilidade, seja ela humana, animal, vegetal ou indefinida. Explico… já tive pacientes que transaram com mamão e melancia fazendo furos nos mesmos; aliás, alguns tinham o requinte de pré-aquecer os parceiros nos micro-ondas. Já transaram com primas, tias, mães de amigos, prostitutas feias, garotas de programas lindas, velhas, adolescentes. Já beijaram box do banheiro, transaram se masturbando com frasco de xampu de boca larga, onde introduziam o pênis, já transaram com a calcinha roubada da parceira, às vezes cheirando e às vezes se masturbando com elas envolvendo o pênis. Homem transa com qualquer coisa que dê prazer. O nosso paradigma da mulher é outro…

Sim

Muitos não querem envolvimento. Outros desejam desinibição total da parceira. Outros ainda querem sentir-se "patrões". Todos estão iludidos. Alguns se envolvem, muitos se decepcionam com prostitutas inibidas e os "patrões" frequentemente encontram rebeldes "patroas" dominadoras.

Sim

Pó de arroz, batons hiperavermelhados, uma penteadeira com belo espelho circular inclinado estrategicamente em direção à cama e uma iluminação avermelhada, forçadamente provocada para excitar(!?). Um discreto litro de álcool para a assepsia anterior e posterior ao coito, amparado num rolo de papel higiênico — em geral de textura insuportável e dos mais baratos à disposição no mercado — à cabeceira do ninho do amor. Um colchão basicamente côncavo no centro e duro em todas as partes, com aquele indefectível cheiro de muitos orgasmos anteriores. Estes eram os componentes básicos dos antigos rendez-vous de beira de estrada. Num clima desses o que deveria fatalmente ocorrer era sem dúvida uma total e desconcertante repulsa do homem em fazer sexo ali. Ledo engano. Era ali que o sexo tinha o maldito sabor de pecado e levado ao ápice. O animal macho se sentia mais garanhão e meio inebriado pela bebida e expectativa de uma grande, única, total, absoluta, fantástica e inesquecível "trepada", exatamente como ele pensará de todas as outras que vier a dar durante toda a sua vida. Hoje os cenários mudaram, mudaram também a intrépida explosão machista do comedor de rendez-vous, em sua maioria colecionadores dos mais variados tipos de doenças venéreas, passando por blenorragia, crista de galo, sífilis, porque ainda não tínhamos a aids. Porém, seja no puteiro da beira de estrada, numa elegante casa de massagem dos grandes centros urbanos ou simplesmente transformando suas parceiras em prostitutas de plantão, o tema efetivamente daria um livro. No entanto, o essencial é que o abissal conflito do relacionamento homem/mulher em todos os tempos sempre foi o fato dos homens nunca admitirem que adoram as mulheres putas, e as mulheres jamais pensarem seriamente na hipótese de se deixarem "putanizar" ao limite máximo do inconsciente e da fantasia do homem. Até porque, se assim o fizerem, serão imediatamente chamadas de putas, e será abandonadas!

O drama irrespirável do relacionamento homem e mulher sintetiza-se também no fato de que a maioria das mulheres parte do amor para o sexo, e com os homens acontece exatamente o contrário. O relacionamento, portanto, será interessante quando a mulher souber transformar-se numa "prostituta virtual", ter orgasmos reais, e não pensar durante o ato sexual. Os homens, estes sim, deverão continuar a "pensar" que estão num rendez-vous de beira de estrada, pois jamais a chamada felicidade no relacionamento homem e mulher poderá ser "gerenciada" com competência por eles no nível do equilíbrio emocional distanciado das suas eternas e insatisfeitas fantasias "que só se fazem com as putas".

Sim

Porque elas não fazem perguntas, apenas tratam de realizar o amor. Também porque nos levam ao mundo das fantasias, o que todo mundo deseja. Adoro prostitutas, perfumadas, é lógico.

Sim

Gostamos. Eu particularmente fico triste em ter que pagar. Olho em volta de mim e cada vez mais me convenço de que quem gosta de homem é viado. Mulher gosta mesmo é de dinheiro. Acontece que com as prostitutas acaba saindo mais barato. Paga-se o combinado, o motel, e mais nada. Existe também o ônus psicológico de ter que aturar mulheres que não entendem o que é uma relação casual e teimam em grudar no nosso pé! Enfim, gosto de prostitutas, mas as procuro um pouquinho contrariado.

Sim

Os homens mais tímidos têm uma grande dificuldade, maior do que muita gente imagina, para conseguir paquerar alguém. A garota de programa é mais fácil, basta pagar e fazer o programa.

Sim

As "oficiais" ainda têm muitos tabus e pudores. Até concordo que quando namora, a mulher tem que se resguardar, mas depois do casamento ela deve ir se liberando. Transar com prostitutas é fazer o sexo genuíno.

Sim

Dificilmente termina com o envolvimento, e as opções são sempre muito variadas, seja em posições, maneiras de mexer etc.

Sobre esta questão

As previsões não se cumpriram. Era tido como certo que a prostituição deixaria de existir quando houvesse maior liberação sexual. Sentia-se até pena dessas profissionais: "Vão ficar desempregadas", era o comentário geral. A revolução sexual chegou trazendo mudanças. O sexo se abriu a discussões, e as mulheres passaram a exigir o direito ao prazer: as casadas se desinibiram com os maridos, as solteiras já não se obrigavam à virgindade. Mas a prostituição não acabou.

Hoje, com todas as mudanças de comportamento quanto ao sexo, os homens não teriam mais necessidade dos serviços da prostituta. Por que, então, a prostituição ao invés de desaparecer, aumentou e se sofisticou? Por que, podendo encontrar prazer sexual com as namoradas, esposas e até amigas, o homem continua procurando profissionais do sexo? Tão cedo ninguém vai esquecer o episódio do ator Hugh Grant. Será que existe alguém tão ingênuo a ponto de imaginar que ele foi buscar na Divine Brown sexo oral, porque não poderia conseguir isso com a namorada?

Independentemente do prazer que possam obter com as esposas ou namoradas, os homens adoram prostitutas. A parceira aceita cada vez menos ser simples objeto disponível para a satisfação masculina. Exige prazer e avalia o parceiro.

Com as prostitutas é só pagar em dinheiro e pronto. O homem não deve mais nada. Está livre de qualquer outro tipo de cobrança, muito mais incômoda. Não precisa se preocupar em satisfazer a mulher, ficar ansioso sem saber se a agradou, se esforçar para que ela tenha orgasmo. Enfim, encontra o que deseja, da forma que prefere. Não precisa fingir nem declarar amor. Não é cobrado em nada, e não deve nenhum telefonema depois.

Que é um prazer individual, não resta dúvida. Vivemos mesmo uma época que se caracteriza pelo individualismo, que, dependendo das circunstâncias, pode até ser interessante. Com a prostituta as regras são claras e ninguém é enganado. Muito pior é no casamento: em inúmeros casos a mulher troca seu corpo por dinheiro e é muito mais oprimida do que a prostituta.

45 Na hora da cama, gordura, flacidez ou barriga atrapalham o tesão? Por quê?

Placar

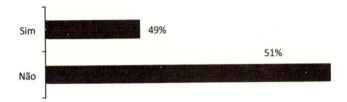

Sim 49%
Não 51%

Comentários

Não

Porque só vou para cama por amor. Quem ama não se prende a gordurinhas.

Não

Porque não faço sexo por fazer, faço com quem amo e também sou amada, então não existe preconceito com nada, agora se fosse uma coisa simplesmente fazer por fazer, aí, sim, existiria cobrança estética. Não saio com qualquer um...

Sim

Atrapalhar nem seria a palavra exata, mas com um parceiro barrigudo temos que ser criativas, inventar posições, e isso pode ser um pouco cansativo, mas depois dá tudo certo... Acho que no caso dos homens, um gordurinha ou uma flacidez pode atrapalhar, mas só se não houver envolvimento... Nós mulheres é que nos preocupamos muito com isso...

Sim

Deveria haver a opção, depende, pois realmente depende. Se for uma gordura grotesca, para mim não rola, parece que a pessoa não se cuida, não se ama, mas se for uma barriguinha, umas dobrinhas aqui e ali, rola tudo!

Não

Porque tem um momento na vida em que estes fatores não são mais de fundamental importância. O importante é saber seduzir, mexer com o parceiro de forma ideal. Que adianta um corpo sem flacidez e imóvel?

Sim

Porque se é você quem as tem, pode abalar sua autoconfiança, já que vivemos numa sociedade que supervaloriza o corpo malhado, sem flacidez ou gordurinhas extras.

Não

Na hora da cama o que conta é o sentimento, a alma, a gente come a alma da pessoa, não o corpo...

Não

Porque o tesão toma conta, e a coisa funciona pelo clima que rola, pelas sensações, e não pelo aspecto físico.

Não

Não é a beleza plástica que altera ou não o tesão.

Não

Se você está envolvida com o homem e este tem outras características como inteligência, senso de humor, se existe afinidade e atração, acho que na hora do "vamos ver" isso não atrapalha.

Sim

Pior de tudo é uma barriga grande que impede um bom encaixe.

Sim

É horrível olhar para uma barriguinha cheia de gordura e pior ainda olhar para uma bunda flácida ou coxa cheia de celulite. Eu me cuido e quero que minha parceira se cuide também...

Sim

Além de te deixar com menos disposição, para o seu parceiro dá menos tesão, por falta de um corpo atraente.

Não

Pra mim, não. Se eu gosto, não importa. Sou mulher, respondo como mulher.

Sim

Tem um tarado que respondeu que continua com o mesmo tesão em 12 anos de casamento, como isto só se verifica em mentirosos ou tarados, acho que ele deve ser tarado. E a mulher dele não deve ter virado um canhão, pois quero ver ter aquele tesão por uma pessoa extremamente obesa, barriguda e mal cuidada. Isso vale para ambos os sexos... e a conversa de quem respondeu que não atrapalha é literalmente pra boi dormir....

Sim

Acredito que ninguém precisa ser o modelo de corpo perfeito, mas o mínimo de cuidado com o próprio corpo é necessário. Salvo em caso de doenças e tal, acho que a pessoa precisa de amor-próprio.

Sim

Devido ao conteúdo estético, quanto mais agradável o seu parceiro for para todos os sentidos, melhor para o sexo. Mas isso também é muito relativo, essa é minha percepção atual, pois o que agrada a alguns desagrada a outros, e por aí vamos nos entrosando em nossa descoberta do variado elemento humano e das inúmeras possibilidades de nossas relações.

Não

Seria melhor tudo bem definido, mas lógico, não atrapalha em nada, desde que haja um tesão preexistente.

Sim

Simetria é a palavra chave. O cuidado com o próprio corpo demonstra respeito com o parceiro.

Não
Porque tesão você tem só quando se identifica com a pessoa.

Não
Porque se as pessoas aceitaram transar uma com a outra é porque existe algo mais do que a atração física, e a pessoa mais gorda não vai interferir em nada.

Não
Somos casados há 12 anos. Claro que minha esposa já não tem o mesmo corpo, mas a transa continua sendo na mesma intensidade.

Sim
Porque não dá tesão.

Não
O que importa é o momento e com quem você está! Se você chegou até ali, porque reparar agora na gordura, flacidez etc. O importante é gozar...

Sim
Acredito que ninguém precisa ter esses corpos malhados da televisão, dos super-heróis; entretanto, acho legal ter um corpo apresentável, bonito, cheiroso, macio, bom de se pegar.

Não
Não, tesão é tesão. Eu sinto muito mais tesão pela "cabeça" e pela sensualidade da mulher do que pela aparência física...

Não
Tesão é coisa de química. Quando o homem quer e ama uma mulher, não serão esses os motivos que irão atrapalhar.

Sim
Fico com vergonha do meu parceiro.

Não

Na hora da cama, não. Se o casal já chegou até este ponto, essa questão fica irrelevante. Recado de homem para as mulheres: além da repressão masculina, consciente ou inconsciente, vocês estão sujeitando-se à "síndrome da Feiticeira, loiras do Tchan etc". Beleza é fundamental, mas na vida real depende do olhar de cada um de nós.

Não

Não, pois se fosse assim teríamos todo os casais separados ao atingirem seus 45 anos ou mais de idade.

Não

A menos que seja uma gordura exagerada, acho que nada disso atrapalha na cama. O que talvez atrapalhe seja o fato de algumas pessoas se sentirem inibidas por não serem exatamente modelos de beleza e perfeição física.

Sim

A maioria das mulheres vive uma busca constante do "corpo ideal", de um padrão estabelecido pela sociedade, e quando não o atinge, vem a frustração e a vergonha. Eu mesma deixei de sentir prazer por vergonha do corpo.

Não

Depende se o cara está a fim ou ama de verdade. Aí, a flacidez ou gordura não influencia. Ainda que, se a mulher ama o cara e tem condições de emagrecer, ela tenha que fazer isso nem que seja simplesmente por ele.

Sim

Principalmente quando se quer variar nas posições, algumas podem ficar mais complicadas.

Sim

Depende; se for aquele homem que quebra uma cadeira quando senta, eu não acho a menor graça. Mas se ele fizer direitinho, qui lo ça*?

---

*"Quem sabe" em francês.

Não

Porque o que vale na hora H é o tesão que os dois sentem. Quanto mais liberados melhor, e isto não tem nada a ver com ter tudo em cima. Às vezes a pessoa é lindíssima, mas com um desempenho muito ruim!

Não

A menos que seja em quantidades bizarras, claro que não atrapalha!

Não

Tem gente magrinha, saradíssima, que não dá liga. Tem gente que é gordinha e supertesuda. Eu mesmo estou envolvida com uma gordinha — e toda vez que nos vemos o tesão é avassalador!

Sim

Quando tudo isso é descoberto na hora de descobrir-se. Só atrapalha quando a expectativa era encontrar com alguém mais sarado. Sabendo-se antes, não chega a atrapalhar. O tesão também está na cabeça.

Sim

É claro que um pouco de flacidez, gordura e barriga não tira o tesão, mas o excesso é que fica difícil de ser esteticamente agradável.

Sobre esta questão

Muitas pessoas responderam que flacidez, gordura e barriga não atrapalham o tesão. Entretanto, não podemos esquecer de que existe uma diferença fundamental entre o erotismo masculino e o feminino. O erotismo masculino é ativado pela forma do corpo, pela beleza física, pelo fascínio, pela capacidade de sedução. Como diz o sociólogo italiano Francesco Alberoni, se um homem pendura na parede do seu quarto uma foto de Marilyn Monroe nua, é porque ela é uma belíssima mulher nua. E se ele tiver de escolher entre fazer sexo com uma atriz famosa, mas feia, ou com uma deliciosa garota desconhecida, não terá dúvidas em escolher a segunda. A sua escolha é feita na base de critérios eróticos pessoais.

Na mulher seria diferente: o erotismo é profundamente influenciado pelo sucesso, pelo reconhecimento social, pelo aplauso, pela classificação no elenco da vida. O homem quer fazer sexo com uma mulher bonita e sensual. A mulher quer fazer sexo com um artista famoso, com um líder, com quem é amado pelas outras mulheres, com quem é respeitado pela sociedade. Mas isso é fácil de entender, se lembrarmos que as mulheres, durante milênios, para se sentir protegidas, aprenderam a erotizar a relação com o poderoso.

O sistema patriarcal, que determinou essa forma de atração sexual, tão diferenciada para homens e mulheres, felizmente está perdendo as suas bases. É provável que daqui a algum tempo a atração não seja mais determinada por estereótipos de beleza. E, sim, por características mais sutis em cada pessoa.

Você faz sexo bem? Por quê?

Placar

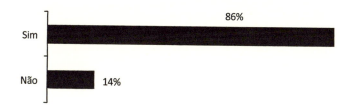

Comentários

Sim

Eu tenho uma teoria segundo a qual existe o bom de cama e o mau de cama. O bom é relativo, o mau é absoluto. Ser bom de cama depende de uma série de fatores, quais sejam: o(a) parceiro(a), o clima, a química, a pele, o beijo, o momento... Alguém pode ter sido bom de cama com um e ter sido uma droga com outro, porque pra ser bom de cama a pessoa não depende de si apenas. O mau é absoluto porque uma pessoa que beija mal, tem ejaculação precoce, é apressado, não gosta de preliminares, não gosta de sexo oral, não vai ser bom de cama nunca! Basta ter algumas dessas qualidades. O mau depende apenas de si mesmo pra ser mau. Daí o conceito de relativo e absoluto. Eu humildemente me incluo no rol dos relativos.

Não

Porque a timidez atrapalha muito e quando chego ao orgasmo e ele não, quero parar, mas tenho que continuar para satisfazê-lo e acabo não me sentindo à vontade.

Sim

Até hoje não ouvi reclamações.

Sim

Porque eu tento satisfazer meu namorado sem esquecer de deixar claro do que eu gosto e o que eu quero para sentir mais prazer. Além disso, acho que um bom sexo é aquele que quando acaba, tanto o homem e a mulher sentem uma enorme sensação de alívio, de realização, felicidade e ainda estampam um enorme sorriso no rosto e um brilho espetacular no olhar.

Sim

Porque nos sentimos muito bem, conversamos, gozamos e nos curtimos.

Sim

Primeiro, porque estou sempre aberta a novas experiências, mesmo as que, a princípio, não me atraem muito; segundo, porque os meus parceiros sempre dizem: "nossa, nunca senti isso antes, foi demais…" e não acho que todos estejam mentindo; terceiro, porque mesmo que não haja amor, eles sempre me telefonam depois, sempre querem mais; quarto, porque a minha capacidade de ter orgasmos é ilimitada; quinto, porque eu sei mexer de um jeito especial; sexto, eu sou mesmo gostosa, sou uma puta na cama e sou criativa.

Sim

Amo meu marido. Quero fazê-lo feliz e sentir-me feliz também.

Sim

Acho que sim, pois faço o possível pra agradar meu parceiro; além do mais, ele nunca reclamou, e estamos juntos há mais de três anos!

Não

Não vario as posições sexuais. Prefiro a penetração vaginal por trás e chego rapidamente ao orgasmo sem satisfazer minha parceira.

Sim

Faço com meu marido a maior loucura, ele me completa. Tenho 28, ele, 40 anos.

Sim

Mais ou menos, eu só transo nas férias, porque ele mora em Sampa e eu, em Santos. Eu acho que isso atrapalha um pouco, mas eu o amo e nos damos muito bem.

Sim

Hoje em dia, sim, pois o sexo com meu atual esposo é completo, nossa relação na cama é completa, ou seja, praticamos sexo anal e oral, e nós dois explodimos de tesão.

Sim

Porque adoro transar. Então me dedico com alegria ao ato.

Sim

Por que eu procuro dar prazer ao meu parceiro e vice-versa!!!!

Sim

Porque gosto, porque acho sexo importante na vida do casal, porque fazendo sexo me sinto livre da opressão e dos problemas do dia a dia.

Sim

Porque eu gosto de sentir o tesão e de ver o tesão da minha companheira. Isso é o mais importante. Mais importante que gozar é viajar com o meu tesão e o dela, nas fantasias etc. Eu gosto de fazer sexo. Muita gente pensa que sexo é gozar. Não é só isso.

Sim

Porque para mim o sexo é a expressão máxima da capacidade que temos de dar e receber amor. Corporalmente e mentalmente. Uma entrega, uma doação, um compartilhar de emoções, fluidos, enfim, da própria vida!

Não

Atualmente não, porque não estou com a pessoa que me traga desejo!

Sim

Procuro sempre mantê-la bem alimentada de prazer.

Sim

Além do prazer que sinto, proporciono um grande prazer para minha esposa há 11 anos.

Sim

Porque sou super bem resolvida sexualmente, não tenho tabus.

Não

Não conheço qual a medida para dizer "sim".

Sim

Porque dou o máximo de mim para satisfazer e realizar os desejos do meu parceiro.

Sim

Faço de acordo com e como quer a companheira. Normalmente, fico até duas horas com ereção, e só tenho orgasmo quando a parceira está plenamente satisfeita; contudo, consigo ter nova ereção em mais ou menos vinte minutos.

Sim

Porque adoro possuir uma mulher e proporcionar prazer a ela, além do mais eu demoro nas preliminares e aprofundo-me na penetração, usando de bastante energia com vigor apaixonante.

Sim

Porque elas suspiram e ficam louquinhas.

Sim

Porque sexo é muito importante pra mim. Sempre após o sexo me transformo numa pessoa mais linda, mais leve e mais feliz.

Sim

Desde que seja com a pessoa certa, eu arraso.

Sim

Sou bastante passiva em relação ao meu marido. Ele tem um "fogo", que, como ele diz, se pudesse passava o dia fazendo sexo comigo.

Não tenho essa mesma disposição, mas busco estar sempre inovando as maneiras de fazer amor com ele. Leio revistas, depoimentos, maneiras de aumentar o tesão.... e pelo que vejo ao final da relação, tudo que faço para melhorar, acaba superando minhas expectativas... e ele adora.

Não

Porque minha esposa tem tempo somente para os filhos e não temos um relacionamento perfeito, pois sempre que a procuro ela tem uma desculpa utilizando as crianças.

Sim

Porque nada é mais revelador do que o olhar de satisfação da parceira após o sexo. Ademais, o potencializador do meu tesão é o prazer dela na cama, e sem isso, não há bom sexo.

Sim

Eu faço com todo prazer, pois adoro sexo e gosto de fazer o parceiro sentir prazer. Eu fico mais leve e tomo decisões melhores no meu dia a dia.

Não

Falta de entrosamento com a minha parceira.

Sim

Minha parceira sai muito satisfeita.

Sim

Que eu saiba, nunca decepcionei ninguém; me considero um amante normal e procuro satisfazer minha parceira de toda forma.

Sim

Porque sempre tenho orgasmo em minhas relações, nunca precisei fingir, e proporciono prazer ao parceiro em igual intensidade.

Sim

Porque eu me entrego ao que estou sentindo e procuro perceber de que forma meu parceiro tem mais prazer.

Sobre esta questão

Parece ser uma questão de honra fazer sexo bem, tanto que 85% afirmam ter essa característica. Mas será que podemos acreditar realmente nisso?

W. Reich, famoso psicanalista da primeira metade do século XX, afirmou que as enfermidades psíquicas são a consequência do caos sexual da sociedade, uma vez que a saúde mental depende da potência orgástica, isto é, do ponto até o qual o indivíduo pode se entregar e experimentar o clímax de excitação no ato sexual. Ele tinha total convicção da importância do orgasmo para a saúde física e mental, bem como para evitar as neuroses. A partir da observação de seus pacientes, concluiu que aqueles que passavam a estabelecer relações sexuais mais prazerosas apresentavam melhoria do quadro clínico.

Antes de Reich, muitos psicanalistas acreditavam que se um homem tivesse ereção e realizasse o ato sexual poderia ser considerado normal. Um distúrbio sexual só seria identificável no homem que não conseguisse ereção ou na mulher com ausência de orgasmo. Reich pôs em questão a normalidade e a autenticidade de grande parte daquilo que passa por sexo normal. Baseado nisso, ele desenvolve a teoria do orgasmo, na qual somente a satisfação sexual intensa consegue descarregar a quantidade de libido necessária para evitar a formação de acúmulo de energia, gerador da neurose. Para ele, o homem civilizado típico, com a sua couraça de caráter inibidora, só experimenta libertações parciais de tensão que se assemelham ao orgasmo, porém a maioria das pessoas nem faz ideia do que seja isso.

A repressão sexual foi um fator decisivo para a limitação do prazer, mas a partir das décadas de 1960/70 a moral sexual sofreu grandes transformações. Diversos estudos científicos comprovam cada vez mais que o sexo é importante para a saúde física e mental. Entretanto, na intimidade da vida de cada um, o sexo continua sendo um problema complicado e difícil. Muitas pessoas dedicam um tempo enorme de suas vidas às suas fantasias, desejos, medos, vergonha e culpa sexuais. Mas poucos se dão conta disso; as dificuldades sexuais são tantas que quando ocorre uma descarga sexual as pessoas tendem a achar que foi tudo bem.

Homens e mulheres foram inibidos na sua capacidade para o prazer sexual. As mulheres tiveram sua sexualidade reprimida e distorcida, a ponto de até hoje muitas serem incapazes de se expressar sexualmente, muito menos atingir o orgasmo. Os homens, por sua vez, também tiveram a sexualidade bloqueada. A preocupação em não perder a ereção é tanta que fazem um sexo apressado, com o único objetivo de ejacular. A mulher acaba se adaptando ao estilo imposto pelo homem, principalmente por temer desagradá-lo.

Exercer mal o sexo é isso: não se entregar às sensações e fazer tudo sempre igual, sem levar em conta o momento, a pessoa com quem se está e o que se sente. É fundamental não ter preconceito nem vergonha, considerar o sexo natural, fazendo parte da vida. A busca do prazer pode então ser livre e não estar condicionada a qualquer tipo de afirmação pessoal.

Na realidade, um grande amante não nasce do nada. É preciso aprendizagem e muita espontaneidade. Como em qualquer forma de arte, fazer sexo requer técnica e sensibilidade. Não ter preconceitos nem ideias estereotipadas a respeito do papel do homem e da mulher, mas disposição para proporcionar e receber prazer são requisitos básicos. Reich diz que o prazer máximo sexual só é alcançado quando as vísceras acompanham os movimentos, quando os sentidos fluem junto com os atos, quando os dois parceiros estão finamente sintonizados, muito presentes, atentos um ao outro e ambos isolados de tudo mais.

Você já saiu com alguém que conheceu pela internet? Por quê?

Placar

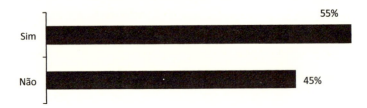

Sim — 55%
Não — 45%

Comentários

Sim
Porque ele me conquistou e eu estava aberta a conhecer novas pessoas. Atrás de um nick existe uma pessoa real. Ah! Nem todos mentem.

Não
Porque não me agradaram no papo virtual. Imagine pessoalmente!!

Sim
Curiosidade.

Sim
Porque me trouxe uma realidade que já não enxergava na vida real.

Sim
Porque sempre fui muito sozinha e tímida. Depois de quebrar o gelo na internet, passamos para o real.

Sim
Nós tínhamos um papo de meses e nos dávamos muito bem, então resolvemos nos encontrar.

Sim

Siiiiiiiiiiim! Acho que a internet é mais um meio de conhecimento. Como em todos os lugares, há gente de todo o tipo. Mas, com certeza, com cuidado pode-se perceber o estilo da pessoa e selecionar com quem se pode sair.

Sim

Conheci uma pessoa com quem conversei durante quase um ano pela internet. Me apaixonei por aquelas "letrinhas", pois temos muito a ver. Então ele veio até minha cidade, nos conhecemos e deu certo. Namoramos há seis meses e temos um ótimo relacionamento, apesar da saudade.

Sim

Porque essa pessoa despertou em mim uma vontade enorme de conhecê-la!

Sim

Porque durante nossos bate-papos foi criando um clima, principalmente por ficar no campo da imaginação, uma vez que não nos conhecíamos antes. Rolou assunto de sexo, e daí para acontecer foi apenas uma questão de circunstâncias. Devo dizer que foi muito bom... Bom mesmo. Colocamos em prática aquelas fantasias que dizíamos ter um com o outro, via internet.

Não

Não sinto segurança, só tem maluco nesse mundo!

Não

Porque é meio complicado sair com alguém que você não sabe nem se é bom caráter. E se for um barra-pesada? E se a tal química não bater?

Não

Porque separo a minha vida real da virtual.

Sim

Eu saí e achei maravilhoso, a pessoa não mentiu sobre ela, e fomos nos conhecer, o encontro foi maravilhoso e hoje somos excelentes amigos.

Sim

Porque eu não tenho preconceito nenhum quanto a internautas.

Sim

Nos conhecemos em uma sala de bate-papo. Trocamos e-mail, e a partir daí começamos a trocar ideias. Descobrimos muitas afinidades e trocamos telefone, conversamos bastante. Após algum tempo resolvemos nos conhecer pessoalmente. Começamos um namoro, porém a realidade foi decepcionante, nada a ver com o virtual. Pura fantasia.

Sim

Conheci vários rapazes, alguns se tornaram meus amigos e com outros tive algo mais, mas no momento estou com uma pessoa que conheci na internet e já estamos juntos há cinco meses, acho maravilhosa a forma como você acaba conhecendo as pessoas pela net, fica tudo mais fácil pelo vídeo e depois no encontro real tudo será ótimo, porque depois de várias conversas pelo vídeo e por telefone, você fica mais segura de conhecer a pessoa ao vivo.

Não

Já tive convite, mas não acho que seja interessante arriscar meu casamento por uma aventura. Além disso, não preciso sair com outra pessoa; estou satisfeito em casa.

Não

Porque tenho receio de me decepcionar fora do virtual.

Sim

Porque eu não tenho preconceito nenhum com internautas. Meu namorado, conheci pela internet. Não vejo problema nenhum, só solução.

Não

Por falta de confiança. Você lembra da paulista que saiu com um cara mau-caráter e ele, entre outras humilhações, raspou a conta corrente dela? É complicado...

Sim

Fiquei com vontade de conhecer pessoalmente. Gostei do jeito que a pessoa tecla e adorei conhecê-la. Valeu a pena; não me arrependo.

Sim

Porque me apaixonei por ela; ela me levou a um êxtase até por telefone. Daí veio a vontade louca de materializar tudo que foi vivido só na imaginação.

Sim

Depois de longos papos, já nos conhecíamos o bastante para nos falarmos pessoalmente. Estamos juntas há quase 2 anos. E felizes!

Não

Acho que não é seguro, principalmente depois de ler neste site a história de uma mulher que foi vítima de um sequestro-relâmpago ao se encontrar com uma pessoa que conheceu na internet.

Sim

Nós nos apaixonamos, e resolvi ir até a cidade onde ele mora. Estamos vivendo um grande romance; mesmo distantes, já contamos um com o outro...

Sim

Porque achei o papo muito interessante virtualmente e quis verificar de quem se tratava.

Sim

Lógico, no fundo, no fundo, havia aquela esperança de ser "aquela" pessoa... Não conheci só um, já conheci várias pessoas. Com uns a química até começou a funcionar, com outros já vi que nada além de internet combinaria. Atualmente estou de rolo com um conhecido de internet, já faz três meses, e estamos nos dando super bem.

Sim

A internet, tal como os bares e as boates, é um ponto de encontro de gente. E tive experiências ótimas! Claro, não é sair de qualquer jeito, tem que gastar um bom tempo papeando com a pessoa. Mas compensa.

Sim

Achei que eram pessoas que tinham a ver comigo. É legal conhecer pessoalmente alguém com que você só está falando através do PC e telefone, ver como ela é.

Sim

Porque eu gostei dela como se já a conhecesse pessoalmente, e nada temi pelo encontro.

Sobre esta questão

Cada vez mais as pessoas se conhecem pela internet. E isso é apenas o início da nossa vida no mundo virtual. Para a pesquisadora das tendências para o futuro, Melinda Davis, "a verdadeira revolução não está acontecendo nas simples máquinas e estruturas sociais, mas, de forma invisível e quase imperceptível, dentro de nós, naquilo que motiva nosso comportamento. (...) Essa mudança profunda na dinâmica do desejo humano pode marcar a divisão entre a primeira e a segunda parte da história do homem".

Para ela, todas as surpreendentes transformações que estão acontecendo no mundo à nossa volta — um triunfo tecnológico após o outro, colossais mudanças demográficas, planetárias e socioeconômicas — é como se fossem todas um mero cenário de ideias arcaicas para uma transformação muito mais surpreendente que está acontecendo nas nossas próprias mentes: a exploração e colonização de uma fronteira inteiramente nova que não é desse mundo. "O fenômeno mais significativo que já vivenciei em todos os meus anos de busca sobre o futuro é que uma grande quantidade sem precedentes de pessoas, tanto as que criam as novidades do futuro, como esses especialistas, como as que aceitam ou rejeitam, como você e eu, mudaram de mundo. É nesse mundo que reside a verdade do desejo humano e o futuro de todos nós."

Melinda Davis acredita que a realidade em si passou a ser mental. O futuro está todo na cabeça de cada um. Ela considera que isso começou a acontecer a partir de 1993. "O mundo que conhecíamos deixou de existir. Foi quando mudou o tênue equilíbrio que sempre existira entre nossos dois níveis distintos da realidade: o mundo que podemos ver e experimentar fora do nosso eu e aquele que só existe dentro da nossa própria cabeça."

Para a pesquisadora, quanto mais o mundo desenvolvido progride tecnológica e intelectualmente, mais nos vemos no escuro, em meio a névoas invisíveis e enigmáticas. O mundo que conhecemos está desaparecendo. Estamos de volta aonde começamos, no início da primeira parte da história do homem. "O meio ambiente é mais uma vez um lugar incrivelmente misterioso, e somos os novos seres nus e primitivos dentro dele, tentando descobrir como viver — porque todo o progresso que fizemos até agora foi com o objetivo de dominar o antigo mundo, o físico, que estamos deixando para trás. O mundo físico como ambiente humano básico acabou."

Os homens sentem prazer com a estimulação anal? Por quê?

Placar

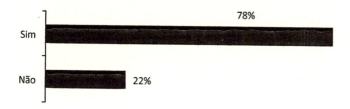

Comentários

Sim

Porque é, sem dúvida, uma área erógena, tem terminações nervosas e, no homem, ainda há a estimulação da próstata. Isso não quer dizer que o cara é homossexual. Uma coisa nada tem a ver com a outra. Falo por experiência própria, sim. Minha namorada, em certo dia, me surpreendeu e me fez um estímulo anal. Daí em diante, sempre que pinta o desejo, praticamos um no outro. Posso afirmar, categoricamente, não tenho e nem nunca tive e tenho certeza que nunca vou ter qualquer desejo por homem. Aliás, com todo respeito aos homossexuais (pois devem ser respeitadas as opções sexuais), acho que o "atrito de peludos", para mim, é algo repugnante, não tenho qualquer desejo de fazer. Sendo assim, o estímulo anal masculino, para mim, é na verdade só a exploração de mais uma área erógena do corpo do homem e pode estimular muito a cumplicidade e o desejo que existe em um casal heterossexual.

Sim

Porque sim, uai. Já conferi e acho que receber uma massagenzinha no ânus é algo delicioso e relaxante. Disso não decorre, automaticamente, o desejo de ser penetrado por um falo. Não é, necessariamente, "coisa de veado".

Sim

Percebi isso quando transei com alguns caras, quando tocava seu ânus ou enfiava o dedo eles ficavam mais excitados...

Sim

Eles sentem prazer tanto com a penetração como na estimulação anal.

Sim

Não sou um homem preconceituoso, mas sempre resisti quando minha namorada sugeria me excitar no ânus. Devem ser os resquícios de uma educação machista. Ela insistiu tanto que resolvi experimentar. Hoje, lamento o tempo que perdi por ter me recusado a isso a vida toda. É extremamente prazeroso, principalmente no momento do orgasmo.

Sim

Lógico que sim! Naturalmente! É puro preconceito achar que o homem heterossexual não pode sentir prazer com carícias em certas partes do corpo. A verdade, no entanto, é que poucos assuntos são tão tabu quanto esse. Ainda que seja uma pessoa bem informada a respeito e que tenha absoluta segurança acerca da sua sexualidade, dificilmente um homem tem coragem de assumir publicamente que aceita esse tipo de carícia, porque sabe que muitos o ouvirão sob a luz do preconceito. E assim, com tão pouca gente para defender a prática como algo natural, ela tende a continuar tabu. Mas a informação hoje se difunde com mais facilidade, as pessoas leem mais, a internet é um grande e poderoso fórum de discussão e acredito que muito em breve os homens (e as mulheres também) vão ter a exata noção do quanto isso pode acrescentar à sua vida sexual.

Sim

Porque é uma das partes do corpo onde existe mais sensibilidade, e não assumem por preconceito. Existem homens que não deixam nem que se toque em seu bumbum. Já tive relacionamento com homem que delirava quando eu dava uns beijinhos em seu bumbum...

Sim

Esta é uma parte bastante irrigada do corpo humano, e como tal, bastante sensível a qualquer tipo de toque. Como médico posso afirmar que com certeza aqueles homens que dizem que nada sentem com a estimulação anal estão escondendo-se atrás de um biombo chamado machismo.

Sim

Aconteceu por um acaso com a minha companheira, no momento de estimulação na relação, descobri um prazer diferente e fiz o comentário, o prazer que estava tendo quando ela estimulava a região anal, daí em diante foi só prazer.

Sim

Não somente pela proximidade da próstata, mas também porque o ânus é uma zona erógena, tal como as coxas e as nádegas e outras tantas.

Sim

Realmente não sei (acho que é por causa da proximidade da próstata). Conto que havia no Rio (nos anos 1950) um bordel da rua Alice (o melhorzinho, não o popular de baixo), onde a especialidade da casa era o felácio com direito a penetração anal (de dedo). O negócio era conhecido no Brasil inteiro.

Sim

Porque a mulher realiza também um sonho de saber como é tocar nesta parte do corpo assim como ela é tocada.

Não

Porque não foram criados para isso.

Sim

Porque é uma região sensível.

Sim

Porque fica perto de uma região da qual não me lembro o nome que é muito sensível; contudo, existem homens que hesitam em admitir, pois temem ser tomados por homossexuais...

Sim

Em termos objetivos é uma região de alta sensibilidade. Quando se consegue fazer a estimulação anal e a utilização do pênis, ocorre um enorme prazer. Pena que exista muita desconfiança quanto a isso por parte de homens e mulheres.

Não

Não sei os outros, mas eu não acho legal.

Sim

Observei que a maioria dos homens que tem "tara" em fazer sexo anal com a parceira normalmente fica bastante excitada com a estimulação anal.

Sim

Porque sim, ora! É muito prazeroso e eu falo com conhecimento de causa. Me achava bissexual e só transava com homens na posição de ativo, até que com amor e carinho fiz passivo. É inclusive possível chegar-se ao orgasmo com esta estimulação exclusivamente. É um lance de psique, mas também é biológico, eu acho.

Sim

Ué, porque é uma zona erógena, sensível, logo, por que eles não sentiriam prazer? Homem que diz que não sente é porque tem dúvidas quanto à sua masculinidade e tem medo de experimentar e gostar e aí ficar achando que é gay, o que não tem nada a ver.

Sim

Eu responderia talvez, pois cada um possui prazeres diferentes, as chamadas zonas erógenas de cada um são algo particular, ou seja, da mesma maneira que cada organismo é único e diferenciado, os prazeres, como outras inúmeras coisas, são diferentes para cada um. No entanto, gostaria de dizer que homens podem sentir, sim, prazer com a estimulação anal, e isso vai depender de uma série de fatores: individuais, íntimos, de parceiros, sensibilidade, disponibilidade, histórico-social etc.

Sim

Por ser forma de prazer proibido, mas que pode ser praticado com sua parceira desde que ela seja liberal a este ponto. Um modo de ser penetrado sem necessariamente ser homossexual.

Sim

Claro que sim, e não existe problema algum nisso. Quando ele admite, e a mulher curte, é fantástico e abre caminho para muitas variações de prazer.

Não

Só se for um viado, ânus de homem que é homem só deve ter saída, e não entrada...!

Sim

Muitos homens adoram uma linguada no ânus, pois é bastante excitante!

Sim

Não a penetração do dedo ou algo parecido, mas gosto que chegue perto.

Sim

Porque é uma área repleta de sensibilidade que, tocada com carinho, traz grande prazer.

Sobre esta questão

Sem dúvida, a estimulação anal é muito excitante para homens e mulheres, que mesmo sem penetração muitas vezes se tocam nessa área durante o ato sexual. Mas são poucos os homens que não se retraem quando a mulher tenta introduzir o dedo ou apenas acariciar seu ânus. O pavor de se imaginarem homossexuais faz com que percam a oportunidade de experimentar uma nova sensação de prazer.

Agora, é importante lembrar que ter prazer com a estimulação do ânus não significa absolutamente homossexualidade, que se caracteriza pela escolha do objeto de amor — uma pessoa do mesmo sexo — e nunca pela área do corpo que proporciona prazer. Esse é mais um dos preconceitos que impedem que as pessoas desenvolvam um sexo pleno.

Você já fez sexo virtual? O que você acha disso?

Placar

Comentários

Não
Desde que não haja substituição do real pelo virtual, pode até ser interessante, mas comigo particularmente não funciona, minha imaginação funciona ao contrário, em vez de imaginar que do outro lado está um cara maravilhoso, eu penso que na verdade pode ser alguém por quem eu nunca me interessaria.

Sim
Foi bom demais. Acho que foi uma das melhores transas da minha vida. Vai depender muito de como o homem (no meu caso) do outro lado faz sexo. Assim como na vida real, existem homens que fazem sexo mal e outros, bem.

Sim
Eu conheci um rapaz no bate-papo, ele me pareceu de cara uma pessoa confiável, supereducado, gentil, franco e bastante atencioso. Trocamos e-mails, e após alguns dias sem nos comunicar, recebo um email seu, a coisa mais bela que já pude ler. Ele me elogiava sempre e me botava pra cima, levantando a minha autoestima. Passei a gostar tanto do que ele escrevia que me viciei em acordar cedo só pra ver se

havia algo escrito pra mim. Ficamos alguns meses vivendo uma aventura gostosa virtualmente, trocamos telefones e fazíamos amor toda madrugada. Ele me ligava e me sussurrava as coisas mais loucas via fone. Eu o amei muito, sentia tanto tesão por ele que parecia que ele estava ao meu lado, na minha cama. Passei a me masturbar por causa dele, eu não sentia necessidade de ter alguém vivendo a realidade, as fantasias me bastavam. Para minha grande surpresa, ele me enviou uma prótese peniana (vibrador) no meu aniversário e me deixou muito feliz. Eu sou casada e nunca traí meu marido na vida real, eu o amo, mas esse rapaz passou a fazer parte das minhas fantasias eróticas. Passei a esfriar no relacionamento, pois estava acostumada a transar com ele virtualmente, e isso, por mais incrível que pareça, me despertava mais tesão, mais prazer, eu me sentia mais livre pra falar as minhas fantasias eróticas e ele me deixava muito à vontade. Nunca tivemos contato físico, pois temia ser descoberta, então alimentava a fantasia e os sonhos eróticos. Passei a me descobrir, a me tocar, a perceber os meus pontos erógenos, aprendi a me satisfazer sozinha graças a ele, que me deu a oportunidade de descobrir a mim mesma.

Não

Não tive oportunidade ainda, não me sinto à vontade nem sei como criar um ambiente propício com uma mulher. Portanto, fica inviável.

Sim

Muito interessante e gostoso.

Sim

Foi dez, conheci um cara fantástico que me realiza muito com palavras maravilhosas e me faz gozar muito. Ele escreve coisas que eu jamais pensei ouvir sobre sexo, pois meu marido é do tipo conservador e não admite certas liberdades quando transamos. Não digo fazer amor, porque nunca fazemos, apenas transamos como dois animais. Felizmente arrumei esse amor virtual, que sabe me dizer tudo aquilo que preciso ouvir e me deixa acesa e louca pra transar sempre, penso até quem sabe um dia me entregar por completo a esse amor e finalmente fazer amor como eu sempre desejei.

Não
Uma tolice.

Não
Não é muito bom, é bem melhor corpo no corpo, pele com pele, do que ficar só imaginando...

Não
Tamanha bobeira e falta de sensibilidade. Penso até que quem faz isso pelo teclado não tem desenvoltura na realidade.

Sim
As primeiras vezes foram ótimas, depois foi ficando cada vez mais sem graça, até que nunca mais fiz. Acho que eu gostava porque além de ser uma coisa nova pra mim, sempre fazia com a mesma pessoa; quando procurava outro parceiro não conseguia continuar a conversa, achava muito chato.

Não
Eu gostaria de fazer com uma mulher linda que não mentisse para mim.

Sim
Eu e meu marido tínhamos fantasias de conhecer outros casais. No início teclamos juntos e nos exibimos pra outros casais pela webcam, transando muito. Como meu marido trabalha em regime de turno, a maioria do tempo está fora de casa, o que me dá uma certa liberdade para teclar com várias pessoas. Passei então a me relacionar com alguns rapazes, que queriam me ver transando pra eles. Entre eles havia um em especial, um soldado do exército que me enlouquecia de tanto tesão. Ele me fazia cometer loucuras que nunca imaginei ter coragem. Meu marido sempre me presenteava com roupas íntimas, calcinhas minúsculas, fantasias eróticas e até um consolo (pênis), que o meu amante me adora ver usando. Ele se masturbava para mim e me excitava muito, nunca gozei tanto em minha vida. Só que eu me apaixonei por ele e já estava marcando uma transa real, quando o meu marido descobriu toda a nossa conversa pelo MSN. Eram muitas sacanagens, não só com ele, como também com os outros. Ele ficou possesso, muito irado e rasgou todas as minhas roupas íntimas,

cortou o meu vibrador e vendeu a webcam. Me agrediu física e moralmente, coisa que nunca havia feito. Não o culpo por isso, pois eu traí a sua confiança, ele não se importava que eu fizesse junto com ele, mas eu tinha vergonha e tentei fazer escondido e ele acabou com os meus sonhos e fantasias. Foram ótimas as minhas aventuras, mas também foi muito bom ter acabado, pois eu não sei até onde eu iria com essas aventuras tão maravilhosas. Não me arrependo.

Não
Acho que não tem nada a ver. Para que haja sexo é inevitável o contato físico.

Sim
Eu gostei muito, e é melhor do que se masturbar sozinho.

Sim
Pra mim, que estou há um tempo de jejum, pois meu marido tem me evitado, foi maravilhoso. Encontrei uma pessoa na net. Como nunca tinha feito esse tipo de sexo, conversamos bastante e deixamos rolar o assunto. Aí, aconteceu naturalmente. Me soltei somente imaginando e experimentando sensações incríveis.

Não
Não fiz ainda, não tive oportunidade!!! Mas qualquer dia tentarei; deve ser interessante e muito excitante!!!

Sim
Já fiz, mas não gostei. Depois fomos nos envolvendo e nos encontramos ao vivo e em cores. E aí, sim... foi demais.

Sim
Não gostei. Achei frio, sem espontaneidade.

Sim
Acho divertido, ainda mais quando é feito com webcam...

Não

Nada contra, mas sexo para mim exige toque e troca com olho no olho, carícia, mas já me excitei com conversas em chats, foi legal, e hoje namoro com um homem que conheci no primeiro dia em que me conectei...

Não

Não fiz sexo virtual, pois não consigo me identificar com essa nova prática. Acho bastante estranho você se relacionar virtualmente no sexo com uma pessoa sem rosto, sem conhecimento, sem pegar, apenas digitando num teclado. Tenho até curiosidade de entender quem consegue se relacionar dessa maneira.

Sim

É uma revolução na maneira de se relacionar. O aspecto físico é o último que se conhece no outro. Importa mais como pensa, possibilitando ver o outro sem interferência dos demais fatores comuns nos encontros convencionais.

Não

Acho que se der prazer, é uma boa forma de se fazer sexo, pois não há a proximidade física que, às vezes, impede uma total naturalidade animal que existe em nós.

Não

A masturbação já é estranha, imagine só falar sobre o assunto... o sexo, na minha opinião, se compõe de odores, toques, vozes e outras coisas que a internet não irá proporcionar... No mais, creio que seja uma variação tentadora para aqueles indivíduos tímidos ou temerosos com o mundo promíscuo de hoje.

Sim

É normal, tudo que se refere às questões prazerosas de cada indivíduo é válido. Se há prazer dessa maneira, é mais uma opção para se permitirem novas e gostosas experiências; porém, claro, jamais esquecendo que nada substituirá a magia da pele com pele, a essência de dois ou mais corpos nus bem juntos. Mas que sexo pela internet é interessante e seguro... disso não tenho dúvidas!

Sim

Superinteressante! Pode te proporcionar tantas boas sensações quanto no real. Mas é claro que o real não se compara, de jeito algum, com o sexo virtual.

Não

Acho simplesmente que isso não existe. É pura fantasia. É como ver fotos sensuais, filmes etc. e ficar excitado e partir para a masturbação, numa boa, sem preconceitos. Para haver sexo tem de haver duas pessoas, ao vivo e em cores. Caso contrário, não é possível. Acho muito válido e gostoso o êxtase mas... fazer sexo é outra coisa.

Sim

Achei meio excitante no início, mas depois muito frustrante.

Sim

Eu sou homem, heterossexual, e é difícil encontrar uma mulher para fazer essa brincadeira. Além de ter poucas mulheres que procuram sexo pela internet, a grande maioria é homossexual. Sobre a minha experiência, achei muito gostosa.

Não

Não vejo isso como uma maneira de relacionamento sexual. Para haver sexo é necessário que haja duas pessoas, pelo menos de sexos opostos, e que haja principalmente o contato físico entre os corpos, do contrário não considero isso sexo.

Sim

Maravilhoso e seguro, adoro. Faço quatro vezes por semana...

Sim

Foi bom demais, mas não deixo de fazer no real.

Não

Isso não tem a menor chance de ser bom. Ficar achando que isso completa alguém só pode ser coisa de gente com altos problemas.

Sim

Foi melhor do que fazer no banheiro, sozinho. E a mulher que estava do outro lado me deixou doido.

Não

Acho impossível. De alguma forma me agride ouvir isso. Sexo virtual é a banalização do ato, que parece que está se tornando cada vez mais uma coisa fria. Espero que a inteligência da natureza não nos deixe esquecer dos nossos instintos, por mais que não os coloquemos em prática.

Não

Acho que é complicado, já que não há contato corporal. Não consigo entender como as pessoas podem fazer sexo sem se tocarem!

Sim

Adorei, me senti ótima, mais satisfeita do que quem está junto.

Sim

Acho que funciona como qualquer artifício que usamos para a masturbação. Só que, hoje, eu particularmente acho que isso não funciona muito bem. Muitas pessoas entram num círculo vicioso e ficam acomodadas nessa prática, nada substitui pele a pele, é lógico.

Sim

Sexo é mais mental que físico!

Sim

Eu estava a fim de provar para saber se conseguiria me excitar. E o surpreendente é que foi como se eu lesse um livro erótico; fui ficando superexcitada e gozei muito. A outra pessoa, do outro lado da tela fria do computador, também conseguiu aquecer-se com minhas "provocações" (risos). Acho legal, desde que não vire uma "doença" da era virtual, em que se deixa de transar no real para ficar só no virtual. De vez em quando, é bom brincar. É o que penso e senti

Não

Penso que as pessoas que têm esse hábito são reprimidas ou sentem vergonha de si mesmas. Ou até mesmo são tão mecânicas a ponto de não perceberem que falta nelas um sentido real para esta prática. Faltam, realmente, sentimento, sensibilidade e amor.

Sim

Achei, inicialmente, a situação muito estranha, mas as palavras tecladas, as revelações, acabaram se mostrando extremamente excitantes.

Sim

Acho que é muito bom dar margem às fantasias sexuais, e pela net é mais fácil de se fazer isto.

Não

Nunca consegui chegar até o fim... para mim já é difícil chegar até o fim com uma pessoa ao meu lado, imagina com um computador; mas já brinquei bastante.

Não

Mas sempre tive curiosidade. Na verdade já até tentei, mas tive vergonha de que outras pessoas da casa me vissem fazendo isso. Mas acho fantástica a ideia de descobrir uma pessoa até a exaustão antes de vê-la, de tocar nela. Algo como colher o fruto muito bem maduro. Um dia ainda vou fazer!

Não

Não tive oportunidade, acho que não saberia o que falar ou como agir.

Sim

As circunstâncias favoreciam e o nível de envolvimento proporcionou algo inusitado. O que para muitos pode parecer estranho... pra mim naquele momento foi fantástico!

Sim

Um exercício muito importante para o cérebro, pois precisamos de muita imaginação e jogo de cintura para driblar os "malas".

Sim

Acho uma experiência incrível. A pessoa com quem teclei soube ser extremamente excitante, lamento não ter sido real.

Não

Não consigo sentir tesão por algo que eu não posso pegar, sentir. Sexo é muito mais que gozar, é sentir um arrepio na espinha, o gosto da boca do outro, é um ritual.

Não

Não, não e não. Prefiro me masturbar a ter que ficar teclando para fazer sexo pela internet. Gosto mesmo é de contato, calor humano, muitos toques, abraços, beijos, vozes, sussurros, amassos, meu Deus! Tudo a que um ser humano tem direito! Pelo teclado, não, não e não!

Sim

Adoro saber que estou teclando com alguém que não conheço.

Sim

Conheci um cara num bate-papo e ele foi introduzindo o sexo sutilmente nas nossas conversas e hoje curtimos sexo pela internet sempre que podemos (ele me ajudou a descobrir muitas coisas).

Sim

Por conveniência, vontade de trocar experiências... qualquer que seja a forma de sexo, é sempre válido. As pessoas devem aprender a obter prazer de diversas formas; do mesmo jeito que é excitante ver fotos de pessoas transando, é excitante conversar e fantasiar sobre sexo com pessoas pela internet.

Sim

Obtive bons resultados... depois do sexo pela internet eu conheci a pessoa e fizemos sexo na vida real. Foi fantástico para ambos...

Sim

Um dia, entrei na internet pra ir em alguma sala de bate-papo, exclusivamente pra isso. Meu namorado havia viajado e eu estava supercarente, supermal. Aí, teclando com um cara, pude perceber que eu estava superexcitada e, por fim, me masturbei, no escritório mesmo, o cara também, o foda de você fazer isso pela internet, é que dá um puta vazio depois, pois não há ninguém pra te abraçar, pra te beijar e pra compartilhar o momento. Nunca mais fiz sexo virtual, mas foi uma boa experiência.

Sim

É uma maneira segura e limpa de liberarmos nosso subconsciente, nossas fantasias, quebrando o blindex das convenções, barreiras e tabus. Na realidade, sexo virtual é o compartilhar de sonhos e fantasias.

Sim

É confortável, excitante e seguro... e é fácil encontrar um homem interessante e experiente.

Sim

É interessante... joga com nossa imaginação, criatividade, sensualidade. Depois dessa experiência, senti que meu sexo na vida real ficou mais legal...

Sim

Me excita imaginar que do outro lado existe uma mulher ficando molhadinha, e imaginando ser penetrada por mim.

Sim

Foi uma forma de me descontrair sem que fosse vista ou reconhecida pelos outros! Realizei algumas fantasias virtuais...

Não

Já tentei, mas parece que não encontro o acesso. Parece que não sei dizer "oi" numa sala de bate-papo de um jeito que alguém repare em mim. De todas as salas que já tentei, sempre acabei saindo sem nada.

Sim

Além de eu adorar sexo ao vivo e em cores, escrever a respeito de sexo, criar ambientes, com seus respectivos detalhes e climas fazem com que eu fique excitado. Depois quando vou dormir, eu e minha mulher fazemos bem gostoso. É mais uma forma de apimentar o relacionamento do casal, em casa teclando na rede. Às vezes entramos na mesma sala e conversamos com a mesma pessoa. É delicioso.

Não

Fazer isso é para pessoas ignorantes e incapazes de buscar as relações diretamente. Ou têm medo, ou enjoaram da realidade, e ficam sonhando em frente à tela de seus computadores.

Sim

Fiz e foi bom. Uma maluquice! Hoje, quando lembro, penso: acho que fui muito doida!

Sim

Encontrei um homem que entrou numa sintonia virtual muito perfeita comigo e foi muito gostoso.

Sim

Foi muito bom, pois sou casada e o meu marido perdeu o interesse por sexo e eu não quero traí-lo na vida real.

Sim

Foi muito bom! Creio que tudo depende da imaginação das pessoas envolvidas... tem que ter imaginação fértil e saber escrever o que se sente ao fazer sexo virtual.

Sim

Foi maravilhoso! Eu adorava desenvolver poemas junto com as mulheres, em clima de sexo, criar o ambiente do sonho feminino, de tudo acontecer como o esperado! Isso me ajudou muito na minha descoberta do prazer no sexo através da visão feminina. Hoje em dia consigo realizar coisas deliciosas com a minha namorada, e somos muito felizes!

Sim

Faço todos os dias; é muito bom. Exponho tudo que não faço de verdade na cama.

Sim

Foi bom, mas o real é muito melhor! Apesar disso, tenho um amante virtual há muito tempo e lido muito bem com essa situação.

Sim

Poucas vezes foi interessante. Os homens são fracos pra falar de sexo excitando a parceira, dizem sempre as mesmas coisas... Uma boa conversa pode fazer milagres.

Sim

Acho ótimo. Foi muito excitante e olha que sou casada, mas adorei. Deu uma apimentada no casamento.

Sim

É muuuuuuito bom. Aliás, quase toda semana faço... rs. Tenho um namoradinho que adora me deixar louca. Não engravida e não transmite doenças, além de ser muito prazeroso masturbar-se ao ler as besteiras que ele vai me dizendo.

Sim

Foi muito bom... em alguns momentos eu sentia o calor do corpo da pessoa do outro lado do PC.

Sim

Acho uma coisa maravilhosa. Nas vezes em que transei dessa forma, pareceu bem real. Pretendo fazer sexo virtual muitas vezes mais!

Sim

Pelo MSN, ele me mandou umas fotos sensuais, daí eu fui ficando excitada. Então ele ligou a webcam e pediu pra eu ligar a minha também. Fiquei com vergonha no início, mas depois que o vi se masturbando do outro lado, fiquei com vontade de mostrar pra ele onde eu estava com a mão. Ele ficou louco ao me ver me masturbando e escrevia umas coisas que me deixavam mais a fim ainda! Ele gozou e eu adorei vê-lo gozando.

Sim

Maravilhoso. Eu faria tudo novamente caso encontrasse alguém tão legal e interessante quanto o cara com quem transei.

Sim

Acho ótimo. Das vezes que fiz, não cheguei ao orgasmo, mas me excitei muito. Acho bem válido, como uma forma diferente de experimentar sensações.

Sim

A primeira vez em que entrei num chat, comecei a conversar com um homem, que além de bem-humorado (adoro isso) tinha uma conversa bastante interessante, e falamos um pouco de cada um de nós superficialmente... e no fluir da conversa, terminou rolando o tal sexo virtual. Como ele, além de escrever superbem (o que admiro também), usava as frases todas no presente, como se de fato estivesse acontecendo mesmo... foi maravilhoso... porque senti muito mesmo, apenas lendo e brincando bastante com tudo isso. Isso já tem uns seis anos, e até hoje, todo santo dia, ele envia vários cartões para o meu e-mail, e, quando podemos, nos falamos pelo MSN. Mas, sinceramente, eu não quis mais fazer porque achei tão delicioso que prefiro guardar na lembrança aquele momento, já que sou casada e não pretendo fazer mais. Embora ambos agora tenham cam... embora ele ainda insista, mas não tem mais clima, apenas o considero um excelente amigo. É isso. Adorei.

Sim

Não senti nada de especial, ao contrário, achei meio vulgar. Todavia, meu parceiro virtual chegou ao orgasmo e depois da experiência queria repeti-la. Eu não concordei e achei melhor terminar o "relacionamento virtual".

Sim

Eu entrei numa sala gay e afins e comecei a teclar na brincadeira com uma pessoa que se dizia ativa. Eu sou casado e não é que eu acabei fazendo papel passivo? Tirei toda a roupa e usei os dedos, insinuando que era o pênis dele e gozei muito. Depois fiquei até triste por ser casado e fazer sexo virtual passivamente.

Sim

Achei interessante! A princípio a pessoa com quem eu teclava ofereceu resistência, mas depois se liberou. Eu disse: "Imagine eu tirando seu cacete com os dentes dentro da zorba. Tô louco para engolir suas duas bolas." E assim por diante... a pessoa gozou junto comigo.

Sim

É sempre bom, mas já cheguei ao orgasmo somente uma vez. Só que faço com um único parceiro há oito meses e nunca havia feito antes. Temos uma paixão muito gostosa, somos amigos, amantes e felizes. Mas nunca nos encontramos no mundo real.

Sim

A pessoa com quem eu fiz sexo virtual, eu já tinha feito sexo pessoalmente. Então só relembramos os momentos que tivemos juntos e foi muito bom! Nos vemos pela web e sempre que podemos fazemos sexo!! Por causa da distância que temos um do outro, matamos a vontade assim!!!

Sim

No começo, eu fiquei meio sem jeito, mas o cara me deixou super à vontade e fui me soltando as poucos. Eu fiquei com tanto tesão que tive um orgasmo como nunca tive antes. Foi maravilhoso.

Sim

É altamente excitante, falo coisas que normalmente, ao vivo, nunca falaria. É ótimo e quente.

Sim

Ótimo! Eu me redescobri; achava que eu estava assexuada depois de sete anos de casamento.

Sim

Conheci uma pessoa interessante e fiquei excitada com o nosso papo, então ele me convidou pra fazer sexo virtual e eu topei. Foi maravilhoso, nos vimos pela cam e conseguimos uma coisa fantástica, que é gozar juntos. Foi simplesmente demais.

Sim

Foi fenomenal. E não foi uma vez apenas, com direito a criação de cenários gostosos, com champanhe e lareira...

Sim

Fiz uma única vez e não gostei, me senti meio patética naquela cena. A criatura lá do outro lado do mundo e eu ali (não o conhecia pessoalmente) querendo sentir o calor do corpo dele, seu cheiro, gosto. Me senti frustrada porque no final a masturbação ajuda, mas me deixou uma sensação de vazio, de "coisa" não terminada.

Sim

Foi muito excitante, pois foi com uma mulher de 48 anos numa situação inusitada. Seus filhos de minha idade (26 anos) dormiam no quarto ao lado, e o marido na sala. Com a câmera ligada, ela fez tudo o que eu pedia a ponto de ficar totalmente nua. A empolgação do sexo somada com o perigo da situação e o tabu da diferença de idades foi uma "soma" muito prazerosa...

Sim

Já fiz pelo menos com três parceiros diferentes, mais de uma vez. Sem e com exibição de imagens (webcam). Eu tiro onda... finjo, gemo, falo um monte. Até tive algumas estremecidas de prazer, mas muito longe de ser orgasmo, ou qualquer semelhança com os contatos íntimos. Acredito que minhas reações são em parte por causa dos parceiros, não me sentia muito atraída (dos três, com um só eu não transei pessoalmente ainda), e porque eu não consigo me masturbar com dedinhos ou só com carícias. Mas meus parceiros (eu penso) ficaram maluco, com constância estão me pedindo para repetir...

Sim

É estimulante, é prazeroso pensar que minhas palavras provocavam prazer, muitas vezes não gozava, só sentia o êxtase da provocação. De um tempo para cá, parei de entrar nessas salas de bate-papo. Com o advento do Orkut, comecei a conhecer mulheres, saber mais detalhes da vida delas, ajudam na fantasia. As conversas no MSN passaram a contar mais como aprendizado para o real, os pontos íntimos, o que elas gostam na cama, deixei de lado o sexo virtual por conversas íntimas de se contar no divã.

Sim

A minha experiência foi com um rapaz de Portugal. Começamos a nos comunicar todos os dias e quando vimos estávamos completamente envolvidos. O sexo foi muito bom; eu e ele adoramos. Senti tanto tesão que consegui chegar ao orgasmo, ainda mais porque o vi na tela.

Não

Deve ser ótimo. Nunca fiz, acho que porque não tenho cam. Todos pedem pra fazer sexo virtual só com que tem cam. Mas tenho vontade.

Sim

Inicialmente tive muita vergonha, depois fui relaxando e aí usamos a webcam. Fiz um jogo de luzes e usei lingerie. Ele disse que foi ótimo, mas confesso que não gostei muito, só fiz porque gosto muito do cara, meu namorado virtual há três anos.

Sim

Interessante... Uma experiência nova, que me fez ver que consigo chegar ao prazer sem mesmo ter contato físico. É claro que o contato é muito melhor, sentir o toque, a respiração, enfim... Mas palavras podem te dar prazer, a imaginação aflora, e quando você passa do virtual para o real, pode ser uma realização completa.

Sim

Demais! Eu senti muito prazer, acredito que só as palavras e o fato de não ter nenhum contato visual aumentam o tesão.

Sim

Foi mágico. Ainda mais porque aconteceu com alguém muito especial pra mim. Meu primeiro namorado. Já que somos casados, e pessoalmente não daria. Foi uma opção muito gostosa...

Sim

Sempre é muito bom, mexe com a nossa libido e imaginação, e na hora em que surge o tão esperado encontro coloca-se tudo o que foi escrito para o parceiro em prática, surgindo uma explosão de desejo.

Sim

Fiz sexo virtual com vários homens que conheci nos chats. São sensações de pura excitação e extravagância de tudo que você gostaria de realizar no sexo real e não realiza.

Sim

Nunca tinha feito antes. Achei maravilhoso, emocionante, sentia que ele estava ali presente, adorei.

Sim

Delicioso, é bom demais, fui às nuvens. Acho que todos deveriam experimentar, é muito diferente. Dá um tesão danado.

Sim

Muito melhor do que ao vivo, e não senti isso como uma traição ao meu marido.

Sim

Foi inesperado. Assim que comprei minha webcam, pintou um papo bom com uma pessoa e a conversa foi ficando picante. Resolvemos tirar as nossas roupas e quando dei por mim, já estava me masturbando, e o mais incrível, sentindo em mim a pessoa que naquela hora conversava comigo. Não chamo isso de fazer sexo propriamente, mas uma masturbação diferente, e muito boa!

Sim

Foi bom porque fazer sexo virtual me proporcionou melhor conhecimento sobre o corpo da outra pessoa, sabendo o que ela gostaria na hora do sexo mesmo. O sexo virtual, na verdade, serviu para me dar uma base de como reagir na hora do sexo real.

Sim

Muito, mas muito bom mesmo. No início resisti um pouco, mas depois fui experimentando sensações deliciosas, mesmo sem contato físico. Já faço há mais de três anos, e cada dia descubro uma novidade. Realmente é ótimo!!!

Sim

Acho bastante interessante. Uma vez, num chat gay, teclei com um carinha e, trocando fantasia, gozamos. Éramos dois casados virgens de homens, com fantasias homo.

Sim

Extraordinariamente indescritível!!! Arrisco dizer que obtive o mesmo resultado do sexo ao vivo!!!

Sim

Me surpreendi com a excitação com que fiquei. Não esperava a intensidade do prazer. Mas tudo isso depende de quem está do outro lado e como conduz a transa. Mas foi muitíssimo bom.

Sim

Foi tão maravilhoso que resolvemos nos conhecer e estamos juntos e apaixonados há oito meses.

Sim

Foi excelente! Faço de vez em quando e não vejo problema nenhum nisso. Tenho namorado e não me importo se ele fizer também. Acho que é uma maneira divertida de apimentar a relação.

Sim

Estava muito carente, porque meu marido não faz mais sexo comigo. Entrei numa sala de bate-papo e começamos a teclar sobre isso. Ele me disse coisas maravilhosas; fiquei muito excitada. Ele disse que queria gozar ouvindo minha voz e passou seu telefone. Liguei e ele ficou falando coisas bem excitantes, tudo o que uma mulher gosta de ouvir. Então comecei a me tocar e falar com ele o que estava fazendo. Ele começou a gemer e gritar, eu também, e gozamos juntos. Foi maravilhoso! Mas depois não me senti bem, pois queria fazer sexo ao vivo e com meu marido, mas ele não quer e não sei mais o que fazer. Estou ficando louca.

Sim

Foi mágico, parecia que eu saía de mim. Não me toquei, mas minha mente sentiu tudo e a dele também, com a diferença de que ele saiu correndo para o banheiro e eu fiquei em transe. Assim como os cegos desenvolvem outras percepções, nós, mesmo distantes, conseguimos fazer tudo e sentir um ao outro.

Sim

Cada caso é diferente. Dependendo do homem com que eu teclo, se for um garoto de 20, um homem de 30 ou alguém de 40. E principalmente se eu tiver bastante tempo de convívio virtual. O meu amante atual estava no Haiti e eu fazia sexo via cam. Enlouquecê-los para depois sair de cena... também é um vício e um prazer enorme.

Sim

Acho que é como comer salada sem tempero.

Sim

Foi um exibicionismo através da cam. Pra mim foi uma experiência nova, nunca tinha passado por isso, mas gostei. Fiquei impressionado com a desenvoltura com que as pessoas lidam com o exibicionismo via internet.

Sobre esta questão

Muitas pessoas responderam que já fizeram sexo pela internet. Outras, entretanto, acham que isso é um absurdo. Mas será que não é apenas uma nova forma possível de relacionamento que também pode ser bastante excitante? A questão é que tudo o que é desconhecido gera um sentimento de desproteção e insegurança. Não é à toa que os conservadores estão sempre prontos a convencer quem estiver por perto de que nada deve se transformar. Quando o assunto então é comportamento, só valorizam as coisas de antigamente. Tudo para eles era muito melhor. A questão é que o novo assusta, então o jeito é desqualificá-lo antes que se generalize um interesse por ele e ocorram mudanças.

O sexo virtual eliminou a necessidade da presença física de duas ou mais pessoas para se ter relações sexuais. Ninguém sabe quem está do outro lado, mas isso não impede que se vivam fortes emoções. As pessoas mentem sobre vários aspectos: idade, altura, profissão, às vezes sobre o gênero — homens se passam por mulheres e vice-versa. Mas o mais importante no sexo virtual ninguém consegue mentir — inteligência, sensibilidade, humor, generosidade. Se a pessoa não for atraente, bastará um clique no teclado e ela desaparecerá. A rede permite as relações entre estranhos com mais facilidade que em boates, bares ou festas.

Muita gente se espanta ao ler sobre o prazer que o sexo virtual proporcionou a várias pessoas. Acreditam tratar-se apenas de fantasias solitárias de pessoas carentes. Muitas são as pesquisas, teses e livros que discutem os encontros virtuais, mas de todos os trabalhos que li, gostaria de destacar, pela profundidade e ausência de preconceitos, o artigo de Márcio Souza Gonçalves, da Faculdade de Comunicação da UERJ, publicado na revista Ciência Hoje, de agosto de 2000.

O autor defende a ideia de que não é possível julgar negativamente os relacionamentos virtuais em favor dos reais, porque nos dois casos estamos diante de processos culturais e sociais de construção de uma experiência que nunca é natural. A análise da história do amor revela que os comportamentos amorosos humanos, as representações ligadas a eles e as sensibilidades que os sustentam são extremamente variados, sendo impossível encontrar uma forma universal de amor. Grandes diferenças distinguem o amor vivido na Grécia antiga, na Idade Média e na modernidade.

Na pesquisa de Márcio, inúmeros relatos indicam que as sensações físicas experimentadas são tão reais quanto as de um relacionamento não virtual. "A ausência do encontro face a face e de contato físico não implica a exclusão radical do corpo: ainda que não tendo acesso ao corpo do parceiro, cada um dos envolvidos tem um corpo que sente, sofre, se emociona e goza", diz ele.

O que o autor sustenta, em resumo, é que os amores virtuais não devem ser entendidos como amores incompletos, artificiais, desviantes, menores, e, sim, como amores plenos, ainda que de um tipo novo e estranho. A história do amor é a de uma sucessão de artifícios e neste momento estamos diante de mais um, tão artificial quanto todos os outros.

É possível uma pessoa, educada pelos padrões tradicionais, modificar sua maneira de pensar e viver? Por quê?

Placar

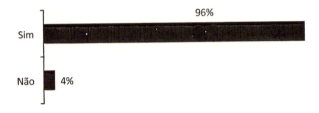

Comentários

Não

A educação institui padrões, condicionamentos. O pensar se faz através dos condicionamentos. Quando a pessoa muda sua maneira de pensar, não mudou nada, é apenas o antigo modo de pensar com roupagem diferente.

Sim

Penso que as pessoas educadas pelos "padrões tradicionais" são aptas a novas ideias, desde que comecem a conviver com os bons "porras loucas" em amizades ou relacionamentos amorosos bastante interessantes. Quando essa pessoa vê alguém vivendo mais intensamente do que ela aprendeu a viver, sem correr riscos, e não arrisca nada em busca de prazer, ela se transforma. O importante seria se todos pudessem assistir a filmes de Pedro Almodóvar, vendo em seus personagens o lado humano e muito pouco tradicional. Lembra-me isso um trecho de uma música antiga do Lobão que dizia: "... quem sabe sua vida é normal demais/ um beijo sem saliva/ mais um passo atrás/ aí você não entende/ se não existe nem bem nem mal/ nem sorte ou azar...

Sim

Uma sociedade que pré-determina os passos da maioria das pessoas não conseguirá afetar o livre arbítrio destas.

Sim

Pois as pessoas podem sempre mudar suas opiniões. E, às vezes, ela pode se rebelar contra esses padrões tradicionais, o que muitas vezes acontece!

Sim

Felizmente, se a pessoa tem uma visão mais ampla, vontade e oportunidade, ela pode se livrar sim desse 'destino', talvez com sequelas.

Sim

Por um amor!

Sim

Porque ela pode adquirir novos conhecimentos e conceitos durante a sua vida e com isso fazer uma opção de mudança.

Sim

A pessoa está sempre adquirindo novas experiências, de acordo com as novas pessoas que vai conhecendo no caminho.

Sim

Na evolução do mundo, não devemos ficar presos às normas meios arcaicos.

Sim

Porque, às vezes, ela pode ter amigos que foram criados de outras formas e, com a convivência, pode mudar também.

Sim

Quando a pessoa é criada toda educadinha com tudo certinho, ela pode muito bem mudar o seu jeito de pensar, ainda mais se ela conhecer pessoas que não foram criadas da mesma maneira.

Sim

Basta ela ter consciência de que os padrões estabelecidos pela sua educação não a fazem feliz. Deve saber que não será uma caminhada fácil, pois o conceito de certo e errado estará batendo toda hora na porta fazendo a pessoa questionar todos os seus valores.

Sim

Através da convivência com os outros tipos de pessoas, a vida vai mudando, pois ao contrário do que muitos pensam, eu sou a favor do ditado: "Diga-me com quem andas que te direi quem és." O tipo de amizade que se escolhe serve, no fundo, para completar a personalidade daquele que se acha incompleto, procurando assim numa amizade o comportamento que não possui.

Sim

Desde que tenha vontade, mas ela sempre terá em seu subconsciente que aquilo que está fazendo ela aprendeu que era errado.

Sim

Não existe determinismo, as pessoas podem sempre mudar.

Sim

Através da influência, do convívio com outra pessoa. Qualquer um pode mudar de opinião ou modificar o seu comportamento quando concorda com outro ponto de vista.

Sim

Só para a classe dominante tudo é eterno e imutável, mas eterno mesmo só a matéria em constante movimento e transformação. De acordo com alguns autores com os quais eu concordo, uma coisa é ela mesma e o seu contrário: seja na natureza ou nas sociedades, nada permanece como é. Primeiro acontecem mudanças quantitativas, posteriormente ocorrem mudanças qualitativas. Sem contradição não há vida, e sem mudanças, estaríamos em estágios bem "primitivos". Observei a estatística dessa pesquisa e o percentual de conservadores está bem de acordo com a realidade, apenas 4% da população pretende 'puxar a História para trás', querendo impedir a todo custo a evolução.

Sim

É possível, sim, porém com força de vontade e muito trabalho. Nossas concepções errôneas a respeito das questões mais importantes da vida, frutos das nossas experiências infantis e da nossa educação, devem ser reconhecidas, identificadas e podem ser transformadas. Essa é a questão mais fundamental da vida. A vida é um processo de transformação. O que viemos transformar nesse plano da nossa existência é, em última análise, o propósito da nossa vida.

Sim

Por uma razão simples: nada é impassível a mudanças neste mundo, principalmente quando tratamos do assunto comportamento. Acho que o meio externo também influi muito. A pessoa pode até ter sido criada pelos padrões tradicionais, mas depois que ela sai para a vida lá fora e se mistura com diversos tipos de pessoa, experimenta novas coisas, tem grande possibilidade de mudar o pensamento. Ainda mais se se tratar de um pensamento quadrado.

Sim

Porque nada é 100% controlável. Nada na vida tem completa certeza. Eu fui criado para obedecer, no entanto, sou extremamente mandão. Fugindo dos padrões impostos pela sociedade.

Sim

Claro. Se não fosse possível, as mudanças sociais não ocorreriam. Desde que a pessoa desenvolva seu senso crítico e passe a discordar desses padrões, ela poderá mudar.

Sim

Todos os dias acordamos com diferentes pontos de vista estabelecidos segundo o dia anterior, o que permite uma constante mudança. Isso é mudar a forma de pensar. Agora, quanto a mudar a forma de agir, isso é gradualmente mais lento, menos visível e se dá diante de obstáculos drásticos.

Sim

Como dizia o filósofo Heráclito: "Um homem ao tomar banho em um rio, ao sair não será o mesmo homem e nem o rio será o mesmo rio". Esse papo de imutabilidade da consciência humana é "papo furado", serve apenas para legitimar a condição de ser pobre (proletário) em nosso sistema capitalista de produção. É apenas para aceitar sua condição de vida como uma verdade histórica, tomando o resultado como causa (inversão).

Sim

Talvez pela grande quantidade de informações com que as pessoas são "bombardeadas" todos os dias.

Sim

Porque estou olhando pela minha própria vida. Me casei virgem, toda cheia de preconceitos e puritanismos. Depois de algum tempo, verifiquei que essa não era a minha melhor maneira de viver. Comecei a prestar atenção nos fatos e nas pessoas. Comecei a correr atrás de quem sabia mais do que eu e consegui, depois de 12 anos de análise, descobrir o que eu queria e pensava e não o que meus pais haviam passado para mim. É lógico que aquilo que eles passaram de bom permaneceu, mas o que eu pude modificar em minha geração para que meus filhos não prosseguissem com as mesmas ideias, eu, a duras penas, modifiquei.

Sim

Claro. Toda pessoa inteligente evolui sua forma de ver e pensar, conforme sua vivência ou experiências. Amadurecer é questionar, evoluir, transformar-se em si mesma.

Sim

Sim, é possível a uma pessoa educada por qualquer padrão modificar sua maneira de pensar e viver. A educação que recebemos de nossos pais com certeza não será a que daremos aos nossos filhos. Isso não é uma mudança? Não estou dizendo que a educação que recebemos foi errada, nada disso. Apenas os tempos mudaram, a sociedade mudou, as crianças são mais precoces, exigem mais explicações. Infelizmente, ou felizmente, não existe uma fórmula para se educar filhos. Cada pai e mãe quer sempre o melhor para eles, mesmo quando se erra

Sim

Ser educada pelos padrões tradicionais significa que nos impuseram um padrão tradicional num mundo que muda vertiginosamente. Se quisermos ser felizes temos de quebrar com essas tradições e, nem que seja por curiosidade, temos de experimentar "o outro lado", para sabermos como que é. Temos de experimentar a vida para saber o sabor que ela tem! Educação tradicional nenhuma pode nos castrar a ponto de nos impedir de viver a vida plenamente!

Sim

Certamente; isto vai depender muito da convivência que terá com outras pessoas e também as dificuldades que possa ter durante a vida.

Sim

As pessoas modificam seus padrões tradicionais somente se refletirem sobre sua posição e as consequências na sua vida. Mas precisam estar abertas às mudanças e desejar isso na sua vida.

Sim

Com a convivência, será possível mudar algumas atitudes da pessoa, não apenas com palavras, mas, acima de tudo, com o exemplo silencioso de nossos atos.

Sim

Tenho que acreditar que sim! Eu fui educado segundo os padrões tradicionais e não me julgo encaixotado por nenhum deles. Acho que temos a capacidade do raciocínio, e a partir daí, a de mudança. O problema é que poucos percebem ou querem seguir o caminho das mudanças, por incompetência ou comprometimento. Mas que podemos, podemos.

Sim

A única certeza que podemos ter é a de que tudo está mudando e sempre vai mudar. Nada no universo é estático. Mudança é vida e evolução; o contrário é morte e retrocesso. Podemos mudar por pressão externa ou por um impulso interior. Por pressão externa somos manipulados, feito marionetes arrastadas pela corrente; pelo impulso interno, tomamos as rédeas da situação e decidimos nosso próprio destino, o que é profundamente louvável e coerente com a natureza humana no contexto da existência.

Sim

É possível, mas não é fácil. Independentemente de cultura e idade, qualquer pessoa apaixonada é capaz de derrubar muros, o que a levará a modificar sua maneira de pensar e viver. A paixão não tem limites. Ela rompe tradições e modifica qualquer pessoa.

Sim

Porque o homem pode, com o decorrer de sua vida, entrar em contato com outras culturas. Além do quê, numa era global como a que vivemos, é necessária uma mudança de comportamento.

Sim

A vida permite diversas experiências, as quais acrescentam novos conceitos, que nos fazem repensar nossos moldes de comportamento. A sociedade se modifica, evolui, muda conceitos, portanto por mais tradicional que a pessoa seja, ela é obrigada a modificar a mente para poder sobreviver.

Sim

Porque o ser humano é produto do meio, basta estar num meio diferente de sua educação e ele percebe que as mudanças serão para melhor. Não há dúvidas de que é possível, até mesmo para sua sobrevivência.

Sim

A vida é repleta de experiências e surpresas que têm o poder de transformar a maneira de pensar e viver das pessoas.

Sim

Porque esta é a mágica da vida. Mudar sempre, estar sempre aberta às mudanças, principalmente as internas. A vida na mesmice é uma chatice.

Sim

A capacidade de aprendizado de uma pessoa é infinita. Pode custar, mas não é impossível, e a vida dá sustos e está sempre nos mostrando coisas novas. No entanto, quem é menos flexível, sempre sofrerá mais.

Sim

A realidade acaba por condicionar o modo de vida de uma pessoa. Uma nova realidade provoca uma mudança do estilo de vida do indivíduo, levando-o a uma nova forma de pensar e viver.

Sim

Por experiência, passei por vários escorregões, um casamento desfeito após 18 anos (não por opção), tendo sido criada para ser a mãe perfeita, dona de casa espetacular. Após ter ido ao fundo do poço, retomei minha vida e descobri que existia uma mulher dentro de mim que era competente e podia deixar todos padrões de lado sem me tornar vulgar perante mim em primeiro lugar, e depois aos outros. Hoje, sou uma profissional (professora) feliz, uma outra mãe que meus filhos conheceram e, apesar de tudo, um ser humano.

Sim

Sem dúvida é muito difícil modificar algo que se ensina durante a fase de crescimento. Mudar assim é revolucionar. E precisa-se estar realmente disposto e certo do que quer pra isso. Tanta gente quer mudar o mundo quando não consegue mudar nem a si mesmo.

Sim

Porque o ser humano é mutável, capaz de evoluir a cada instante. A mudança é inerente ao ser humano. Sempre, mesmo quando não se percebe. E isso é positivo.

Sim

Porque o ser humano é livre por natureza e seu livre arbítrio está acima de tudo. Se podemos nos educar para a repressão, por que não poderíamos para a libertação?

Sim

Com a vivência adquirida, as pessoas vão aos poucos se libertando da formação castradora em busca de seus verdadeiros desejos.

Sim

Se a pessoa em questão não se recusar a evoluir, é claro que ela pode mudar. Acho meio óbvia essa pergunta, se pessoas educadas em padrões tradicionais não mudassem, a gente ainda estaria na Idade da Pedra, ou outro estágio bem atrasadinho. Apesar de várias indicações contrárias, o homem não é macaco.

Sim

Desde que esteja com vontade de crescer, abrir os horizontes!

Sobre esta questão

Quase todas as pessoas acreditam que é possível modificar a forma de pensar e viver. Mas como? Há cerca de trinta anos, assisti à peça No Natal a gente vem te buscar, de Naum Alves de Souza, que ilustra de forma dramática a submissão aos valores sociais. Tentarei reproduzir a parte da história que registrei e o diálogo que nunca me saiu da memória.

Duas irmãs e um irmão. Uma delas não saía, ficava em casa com os pais, totalmente submetida aos conceitos de certo/errado, bom/mau, que tinha absorvido. Sua vida se resumia a ser a guardiã da moral e dos bons costumes. Recriminava a tudo e a todos por suas atitudes e comportamentos. Os irmãos, por sua vez, buscavam viver suas vidas. O tempo passa, os pais morrem e ela torna-se cada vez mais amarga. Num determinado momento, os irmãos são chamados para acudi-la, pois está enlouquecendo de tanto sofrimento. Ao vê-la naquele estado deplorável, o irmão, perplexo, comenta com a irmã: "Eu não entendo. Ela ouviu de nossos pais as mesmas coisas que nós ouvimos." A irmã, então, lhe diz: "É... só que ela acreditou."

Acho que a questão é essa mesma. Acreditar ou não. Sem dúvida, não é tarefa fácil. Quando nascemos, somos colocados num mundo com padrões de comportamentos fixos e determinados. Através da educação e do convívio, vamos absorvendo os valores da nossa cultura. E isso é feito de tal forma que na vida adulta torna-se difícil saber o que realmente desejamos e o que aprendemos a desejar.

    A insatisfação é geral — nunca se venderam tantos ansiolíticos e antidepressivos como agora —, mas modificar a maneira de viver e de pensar gera ansiedade. O novo, o desconhecido assusta. Entretanto, repetir o que é aprendido como verdade absoluta gera sofrimento. Para onde pesa essa balança agora?

    A relação entre homens e mulheres está sendo subvertida, assim como a visão do amor, do casamento e do sexo. O mundo mudou muito, mais da década de 1960 para cá do que do período paleolítico até então. Entretanto, o processo de transformação das mentalidades não atinge todas as pessoas ao mesmo tempo.

    O enfraquecimento da ideologia patriarcal traz nova reflexão sobre o relacionamento entre homens e mulheres, o amor, o casamento e a sexualidade. Pressentimos a destruição de valores estabelecidos como inquestionáveis e nossas convicções íntimas mais arraigadas são abaladas. Os modelos do passado não nos dão mais respostas e nos deparamos com uma realidade ameaçadora, por não encontrarmos modelos em que nos apoiar, em tempo algum, em nenhum lugar.

    Entretanto, essa pode ser a grande saída para o ser humano. Não tendo mais que se adaptar a modelos impostos de fora, as singularidades de cada um encontram novo campo de expressão. No momento em que se rompe com a moral que, durante tanto tempo e através de seus códigos, julgou e subjugou o prazer das pessoas, abre-se um espaço onde novas formas de viver, assim como novas sensações, podem ser experimentadas.

Conclusão

Os percentuais demonstram a realidade inequívoca: a maioria absoluta das pessoas que responderam as questões por mim colocadas no site aceita e concorda com uma nova visão do amor e do sexo. Devemos, é claro, considerar a mídia utilizada como acessível a um segmento ainda minoritário da população, mas precisamos também levar em conta que essa é uma tendência surgida entre formadores de opinião.

Os 71% que admitiram relacionamentos fora do casal expressam uma primeira diferença de comportamento entre os contemporâneos e a realidade de 40 anos atrás. Era impraticável admitir uma vida amorosa paralela. Mas as surpresas continuam, com a aceitação de um possível fim das paixões, independência da mulher, possibilidade de múltiplos amores simultâneos e existência da bissexualidade, entre outros temas de abordagem impensável há poucas décadas. O que mudou?

A quantidade de informação que cada ser humano absorve, depois do surgimento das novas mídias, nos reduz a distância física, mas aumenta a nossa sensação de que mais tempo se passou do que de fato. Os anos 1960, com a maior revolução cultural da História, estão muito próximos. Ainda estamos vivendo, na verdade, o início desta transformação das mentalidades. O pós-guerra aconteceu há apenas 50 anos. Veio abaixo a ideia de perenidade, com a ameaça nuclear. A pílula anticoncepcional dissociou definitivamente o sexo da procriação. Neste caldo cultural é que devemos buscar a origem dos novos anseios e comportamentos.

Importante observarmos a última questão colocada e os percentuais de resposta. "É possível uma pessoa educada pelos padrões tradicionais, modificar sua maneira de pensar e viver?" 96% responderam que sim. Não precisamos esperar pelas próximas gerações para sermos menos oprimidos e opressores.

Agradeço
Aos milhares de internautas que interagiram comigo
no site Cama na Rede, sem os quais o livro não existiria.

À Nina Trindade, que, com paciência e competência,
organizou o material do site.

Este livro foi composto na tipologia Adobe Jenson Pro,
em corpo 11,5/15, e impresso em papel offwhite (soft) 80g/m²
pelo Sistema Cameron da Distribuidora Record
de Serviços de Imprensa S.A.